中文翻译版

小儿经鼻内镜颅底外科学

Pediatric Endoscopic Endonasal Skull Base Surgery

主 编 〔美〕哈明德·辛格（Harminder Singh）

　　　 〔美〕杰弗里·P.格林菲尔德（Jeffrey P. Greenfield）

　　　 〔美〕维贾亚·K.阿南德（Vijay K. Anand）

　　　 〔美〕特奥多尔·H.施瓦茨（Theodore H. Schwartz）

主 审 赵继宗

主 译 马 杰

副主译 赵 阳

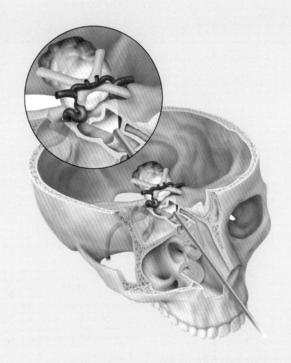

科 学 出 版 社
北 京

图字：01-2021-3869 号

内 容 简 介

　　本书汇聚了多位国际知名小儿颅底外科领域专家，分享了他们在该领域丰富的临床经验。本书分为 3 部分，第一部分为小儿解剖学、手术入路和外科手术相关注意事项，本部分是从业者在开始处理相关病例之前应该熟悉的基本框架。第二部分为小儿颅底外科相关疾病，本部分通过具体的病例，讨论对小儿颅底病例的管理。第三部分为小儿颅底闭合技术、并发症处理和术后护理，通过对本部分的学习，外科医师能够在围术期出现并发症时提前预防或成功应对。各章节均配有手术插图，图文并茂，易读性强。

　　本书对小儿神经外科医师、耳鼻喉科医师具有重要的指导价值，希望能帮助他们迅速而系统掌握近年来在此领域中的手术技术及相关进展。

图书在版编目（CIP）数据

　　小儿经鼻内镜颅底外科学 /（美）哈明德·辛格（Harminder Singh）等主编；马杰主译 .—北京：科学出版社，2023.2
　　书名原文：Pediatric Endoscopic Endonasal Skull Base Surgery
　　ISBN 978-7-03-074659-7

　　Ⅰ . ①小… Ⅱ . ①哈… ②马… Ⅲ . ①内窥镜－应用－小儿疾病－颅底－外科手术 Ⅳ . ① R726.511

　　中国国家版本馆 CIP 数据核字（2023）第 013449 号

责任编辑：王灵芳 / 责任校对：张　娟
责任印制：赵　博 / 封面设计：华图文轩

科 学 出 版 社 出版
北京东黄城根北街 16 号
邮政编码：100717
http://www.sciencep.com

三河市春园印刷有限公司　印刷
科学出版社发行　各地新华书店经销
*

2023 年 2 月第 一 版　　开本：787×1092　1/16
2023 年 2 月第一次印刷　　印张：16 1/2
字数：416 000
定价：180.00 元

（如有印装质量问题，我社负责调换）

译者名单

主　　审　赵继宗

主　　译　马　杰

副 主 译　赵　阳

译者名单　（按姓氏汉语拼音排序）

宫　杰　山东大学齐鲁医院

梁　平　重庆儿童医院

刘景平　中南大学湘雅医院

马　杰　上海交通大学医学院附属新华医院

茅伟伟　上海交通大学医学院附属新华医院

缪亦峰　上海交通大学医学院附属仁济医院

沈志鹏　浙江大学医学院附属儿童医院

田帅伟　上海交通大学医学院附属新华医院

汪立刚　哈尔滨医科大学附属第一医院

王保成　上海交通大学医学院附属新华医院

王佳甲　上海交通大学医学院附属新华医院

王举磊　空军军医大学唐都医院

王　峻　武汉大学人民医院

王　泷　首都医科大学三博脑科医院

王晓媛　上海交通大学医学院

奚之玉　中国科学技术大学附属第一医院

杨福兴　福建医科大学附属第二医院

杨　明　贵阳医科大学附属医院

叶　桓　安徽省儿童医院

张海波　上海交通大学医学院附属新华医院

张　松　上海交通大学医学院附属新华医院

赵　阳　上海交通大学医学院附属新华医院

原著主编

Harminder Singh, MD, FACS, FAANS
Clinical Associate Professor of Neurological Surgery
Director
Stanford Neuroanatomy and Simulation Laboratory
Stanford University School of Medicine
Stanford, California
Chief of Neurosurgery
Santa Clara Valley Medical Center
San Jose, California

Jeffrey P. Greenfield, MD, PhD
Vice Chairman of Academic Affairs
Associate Professor of Pediatric Neurological Surgery
Weill Cornell Medical College
New York, New York

Vijay K. Anand, MD, FACS
Clinical Professor of Otolaryngology
Otolaryngology—Head and Neck Surgery
Co-Director
Institute for Minimally Invasive Skull Base and Pituitary Surgery
Weill Cornell Medical College
New York, New York

Theodore H. Schwartz, MD, FACS
David and Ursel Barnes Professor in Minimally Invasive Neurosurgery
Director
Anterior Skull Base and Pituitary Surgery and Epilepsy Research Laboratory
Co-Director
Institute for Minimally Invasive Skull Base and Pituitary Surgery
Weill Cornell Medical College
New York, New York

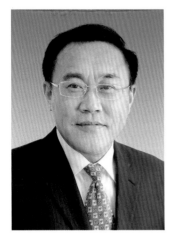

马　杰　主任医师，博士生导师，国家二级教授。现任上海交通大学医学院附属新华医院小儿神经外科主任。上海市优秀学科带头人，上海市领军人才，中华医学会神经外科分会小儿神经外科学组创始组长，上海医学会小儿神经外科学会创始组长，世界神经外科联谊会（WFNS）小儿神经外科分会常委，国际神经内镜联盟（IFNE）常委，亚澳小儿神经外科学会（AASPN）常委及发起人，中国医师协会小儿神经外科专家委员会副主任委员，上海医师协会神经外科专业委员会副主任委员，上海医师协会神经外科专业委员会副会长。　师从国内著名神经外科专家戴钦舜教授及世界神经外科学会副主席 Kil Soo Choi 教授，曾在美国、加拿大、韩国等国家留学，是第一位加入世界小儿神经外科学会（ISPN）的中国大陆神经外科医师。从事小儿神经外科专业 30 余年。在国内首先开展最低年龄的儿童巨大脑肿瘤手术、产房神经外科手术、国内最小年龄的 VNS 手术，首次采用整块切除的方法切除儿童脑肿瘤手术，并取得了满意疗效。

任世界小儿神经外科权威杂志 *Child's Nervous System* 编委，同时任神经外科杂志 *Neurosurgical Imaging and Technique*、*Chinese Neurosurgical Journal* 编委，以及《中华神经医学杂志》《中华小儿外科杂志》《神经疾病与精神卫生杂志》编委。主持"十四五"重点研发计划儿童肿瘤课题、"国家自然科学基金"资助在内的国家级课题近 20 项。是中国儿童脑肿瘤协作组（CNOG）发起人，从 2008 年开始一共举办了十三届神经内镜及小儿神经外科国家继续教育学习班和世界小儿神经外科学习班（ISPN Course）。"中国小儿神经外科论坛"发起人，并连续举办十三届中国小儿神经外科论坛。"中华医学会小儿神经外科大会"发起人，推荐 30 余位中国小儿神经外科医师加入世界神经外科会员（ISPN member）对中国小儿神经外科的发展及国际交流做出了突出贡献。

中译本序

马杰教授要我为他及其团队的译著《小儿经鼻内镜颅底外科学》写几句话，我欣然接受。我与马杰教授相识多年，他现任世界神经外科联谊会（WFNS）小儿神经外科常委、中华医学会神经外科学分会小儿神经外科学组组长、上海医学会小儿神经外科学组组长。同时，他又是上海市领军人才、上海市学科带头人，是我国不可多得的小儿神经外科专家，近二十年来为我国小儿神经外科逐步与国际接轨做出了应有的贡献。

小儿神经外科与成人神经外科不仅仅是年龄的不同。首先，成人与儿童神经系统疾病谱不同，脑肿瘤的发病率、类型各异。其次，由于儿童大脑处于发育阶段，神经系统同种疾病在成人和儿童的治疗方案上也存在差异。国际上将小儿神经外科作为单独的一个专业。与欧美等发达国家相比，我国小儿神经外科起步较晚，新中国成立以后才得到发展。20世纪50年代，在我国小儿外科张金哲院士、首都医科大学宣武医院神经外科白广明教授、上海交通大学医学院附属新华医院小儿外科佘亚雄教授及沈玉成教授等专家的努力下，成立了具有独立病房的小儿神经外科，开始培养我国小儿神经外科专科医师。为加速我国小儿神经外科的发展，2013年经过中华医学会批准，中华医学会神经外科分会成立了小儿神经外科学组，由马杰教授担任组长。近二十年来，马杰教授致力于小儿神经外科事业的发展，是与中国小儿神经外科一起成长的主要实践者之一，为我国的小儿神经外科发展做出了新贡献。

20世纪90年代以来，"经鼻内镜手术"技术在成人神经外科领域已经得到广泛应用。由于儿童生理和颅脑疾病的特殊性，该项技术在小儿神经外科的应用具有挑战性，受到一定影响。小儿神经外科的"经鼻内镜颅底手术"领域关注度明显不足，目前尚无一部较为系统的专业书籍。马杰教授领衔的上海交通大学医学院附属新华医院小儿神经外科团队，联合中华医学会神经外科分会小儿神经外科学组部分委员共同翻译的这本书，是目前国内唯一的小儿经鼻内镜颅底外科学专著，该书的编译出版弥补了该领域的空白，有助于促进我国小儿神经内镜技术发展。

该书介绍了国际小儿神经外科的先进理念与技术，包含儿童颅底发育解剖、经鼻内镜手术入路、儿童颅底病变特点、颅底闭合和手术并发症处理等内容，图文并茂。该书是一部培养小儿神经外科医师迅速、系统地掌握经鼻内镜手术技术的专著，也是一部对小儿神经外科专业医师有价值的参考书，故特此推荐！

中国科学院院士
国家神经系统疾病临床医学研究中心主任
首都医科大学神经外科学院院长
首都医科大学附属北京天坛医院教授、主任医师

2022年10月3日于北京

由我们主译的美国斯坦福大学医学院 Harminder Singh 教授及美国威尔·康奈尔医学院 Jeffrey P. Greenfield 教授、Vijay K. Anand 教授和 Theodore H. Schwartz 教授主编的 *Pediatric Endoscopic Endonasal Skull Base Surgery* 中文版，即将正式出版发行。这是目前国内独具特色的有关小儿经鼻内镜颅底外科学的专著，它的出版是我国小儿神经外科学界的一件喜事，推动着我国小儿神经外科向经鼻内镜颅底外科领域迈出重要的一步。

近年来，我国小儿神经外科在各方面均取得了长足进步，致力于小儿神经外科的临床工作者及基础研究人员也越来越多。但是，与成人神经外科相比，大家对小儿神经外科经鼻内镜颅底外科领域的关注度明显薄弱，截至目前，尚无一本较为系统的专业书，本书的问世无疑将弥补该领域的空白。

由 Harminder Singh、Jeffrey P. Greenfield、Vijay K. Anand 和 Theodore H. Schwartz 4 位教授主编的这本专著图文并茂、内容简明实用、重点突出，几乎涵盖了经鼻内镜颅底外科在儿童这一特殊群体领域的全部内容。本书的译者很好地运用了汉语表达习惯，在严格遵循原著内容和释义的基础上，将"小儿解剖学、手术入路和外科手术相关注意事项""小儿颅底相关疾病""小儿颅底闭合技术、并发症处理和术后护理"这三部分内容以思路清晰、言简意赅的方式呈现给读者，再结合每个章节末尾的结论和参考文献，可以使读者进一步加深对所学内容的理解。在国内，经鼻内镜颅底手术已经是处理成人颅底肿瘤的一项非常成熟的技术，并被广泛接受，而对于儿童这个特殊人群，此技术却存在局限性，主要与儿童特有的发育期鼻腔、颅底解剖结构及特殊的病理类型有关，使得这些手术更具挑战性。因此，从这个角度讲，本书对小儿神经外科领域中青年医师的临床工作及住院医师规范化培训会大有裨益，也将对我国小儿经鼻内镜颅底外科相关专家共识的起草起到积极推动作用。

本书的出版，离不开每一位译者的辛勤劳动，尤其是在做好临床工作的同时，仍高效完成了本书的翻译工作。希望本书能够成为该领域内一本高质量的专科经典书。借此机会，向所有参与本书翻译及出版发行的学者、医师和工作人员表示敬意和感谢。

马 杰

上海交通大学医学院附属新华医院

2022 年 9 月

致 谢

　　我们想把这本书献给书中所提及的疾病患儿的父母，这些父母把他们孩子的健康托付给我们，这或许是给予外科医师最珍贵的礼物。如果没有他们的信仰和意愿，这项工作是不可能完成的。因此，希望未来的患儿能从这些创新的微创方法中获得帮助。我们还想把这本书献给我们的妻子和家人，感谢他们对我们工作的鼓励。

编者

　　感谢我的父母，因为他们向孩子们体现并灌输了勤奋工作、感恩和爱的原则。感谢我的兄弟 Jaspreet，他一直在我身边。感谢我的妻子和最好的朋友 Sawdie，她心甘情愿地牺牲自己的时间帮我一起完成我的工作追求，她理解行医、研究和教学所需花费的时间，没有她和她的父母，我无法做到这一点。感谢我的孩子们：Sofia，Sartaj 和 Kajal，他们对世界的好奇心激发了我，并激励我每天都变得更好。最后，感谢 Waheguru 对我的祝福和帮助。

Harminder Singh

在过去的 20 年，几乎所有的医学学科领域中，微创手术的进步都是变革性的。例如，腹腔镜胆囊切除术、机器人前列腺切除术、冠状动脉疾病或脑动脉瘤的血管内支架置入术，以及微创多层次脊柱减压和固定术，所有这些手术的目的都是减少术后疼痛、缩短住院时间，以及在多数情况下提高生活质量。我们可以肯定地将内镜颅底手术这一新兴领域加入其中。现在，Singh、Greenfield、Anand 和 Schwartz 博士通过《小儿经鼻内镜颅底外科学》证明，微创颅底手术最近已经发展到对颅底和头颈部疾病产生重大影响的地步，其也对儿童有着独特的影响。

很长一段时间，小儿神经外科医师已经能够熟练地利用脑室镜进行第三脑室底造瘘术（ETV）以治疗非交通性脑积水，对有症状的蛛网膜囊肿进行内镜下囊肿造瘘术，将其与基底池打通，进行第三脑室囊肿切除术及孤立侧脑室积水的透明隔造瘘术。然而，先进的内镜技术在小儿颅底的应用在一定程度上依赖于这些技术在成人中的发展；也取决于相关方面专家是否有兴趣与他们的小儿神经外科和耳鼻喉科同事分享"经验教训"和最佳手术方法。

在这样的契机下，出版这本由多位专家参与编写涉及多学科的书，是明智和必要的。我特别高兴看到有专门的章节介绍手术室的设置、所需的特定仪器、联合入路及相当详细地描述了小儿麻醉医师的重要作用。但该书最大的目的也许是为儿童特有的颅底疾病提供最先进的治疗方法，包括蛛网膜囊肿、正中或额底脑膜脑膨出和青少年鼻咽血管纤维瘤。我对目前通过使用内镜下经鼻入路切除具有挑战性的病变组织（如颅咽管瘤和 Rathke 囊肿）所获得的效果印象特别深刻。对于前者，如今内镜下经鼻入路手术方式正迅速成为首选，原因如上所述——并发症发生率低、恢复快、出院早及对内分泌影响小。

最后，很明显，该书中描述的许多复杂疾病的最佳效果来自多学科团队的努力，该团队成员拥有共同的专业知识和对儿童治疗的共同目标。这些努力在该书中得到了很好的界定和清晰的概述。由于该书是儿童颅底外科领域的"第一本书"，我真正期待看到技术的持续发展和完善，这些技术将自然而然地发生，并在此书的未来版本中得到补充。我祝贺编辑和作者在一个最重要的积极研究领域及时编写了这份知识汇编。

James T. Rutka

Division of Pediatric Neurosurgery

The Hospital for Sick Children

RS McLuaghlin Professor and Chair

Department of Surgery

University of Toronto

Toronto, Ontario

原著序二

内镜下经鼻入路手术的优势是无可辩驳的，神经外科实践已经远远超越了怀疑主义时代。扩大的视野、优化的图像分辨率、增强的照明、更大的肿瘤切除范围、更小的手术通道、避免大脑萎缩及改善术后疼痛控制是通过经鼻入路使用高分辨率光学器件治疗颅内病变的部分优势。

Schwartz 博士和 Anand 博士过去对该领域的贡献是巨大的。这个团队利用经鼻入路，将这一学科从模糊的概念变成了由特定解剖学目标定义的方法，同时进行汇编。由于在老年患者中鞍区和鞍旁区域的病变发生率较高，成人神经外科医师传统上已发展为这一领域的专家。相反，由于小儿垂体区域的病变相对少见，这些技术在儿科领域应用的发展一直很缓慢。因此，作为已被证实的外科手术进展的受益者，儿童这一群体在这方面已经滞后了。虽然将儿童这方面的治疗移交给"成人"相关方面的专家是一个解决方案，但它是简化的、被误导的，而且可能是有害的。

长期以来，由于对特定年龄的病理类型、治疗相关影响、当代疾病管理意识和对发育的理解，儿科专家最适合为儿童提供咨询和保护。在儿科患者中确定鞍区周围病变的手术目标，如颅咽管瘤、原发性中枢神经系统生殖细胞肿瘤、朗格汉斯细胞组织细胞增生症（LCH）和下丘脑错构瘤，可能是令人生畏的。将精通治疗理念的外科医师纳入是合乎逻辑的，事实上也是可取的。独特的解剖结构及年龄较小者的鼻道和颅底在不断发育成熟也加强了人们对儿童的关注度。

Jeffrey Greenfield 博士是一位才华横溢且富有洞察力的小儿神经外科医师，他奇妙地将技术进步与儿科特有的结构联系起来，由此填补了空白。作为一个有才华的团队的儿科核心人物，他在定义小儿内镜辅助经鼻入路手术领域方面功不可没。这些有成就的专家利用基于实验室的研究和丰富的临床经验，撰写了这一部内容丰富且必须阅读的论著。

除了精湛的技术细节，该书还传达了一个不太明显但同样有意义的信息，那就是跨学科外科手术的协同作用。耳鼻喉科和神经外科两个领域都对这一领域做出了巨大的贡献。在任何时候、任何级别的培训中，都不应该忽视每个领域所做的贡献。单一领域的治疗会让患者处于劣势，从患者的角度看也是不公平的。

该书不仅是关于儿科鼻内镜手术的第一本专门的教科书，而且可以预见将成为未来几代外科医师长期的参考书。该书是想要提高儿科诊疗技术、想要具备预见性并希望能掌握精湛手术技巧的颅底外科医师的必读佳作。

Mark Souweidane
Weill Cornell Brain and Spine Center
Weill Cornell Medicine
New York, New York

我祝贺 Singh、Greenfield、Anand 和 Schwartz 博士在这本名为《小儿经鼻内镜颅底外科学》一书中将自己的丰富经验得以展示。这是第一本专门强调小儿内镜颅底外科精湛技艺的书。成人和小儿内镜颅底外科的进展，改变了我们通过经鼻入路治疗复杂颅底病变的能力。儿科患者独特的病变需要成人神经外科、小儿神经外科和耳鼻喉颅底外科医师之间技能的高度协作。对于这些复杂的病例，团队合作是必要的，以实现可能的最佳疗效，并扩大这种入路在儿童复杂颅底病变治疗中的应用。

此外，进行微创手术的设想是具有吸引力的，特别是在儿科患者中，但它存在手术风险增大的情况，原因包括手术通道狭窄、在相同光线的条件下需要较细小的内镜设备操作、缺乏气化的蝶窦及为了避免脑脊液漏而需要进行复杂的修复。实施过程也是一个学习的过程，需要仔细计划。在显露、切除和闭合的每个阶段都要有耐心，对每个病例都要进行有价值的总结。处理复杂病变时，需要由团队事先做好计划，并在颅底解剖学实验室中进行研究。在美国斯坦福大学，我们还使用外科多媒体的精确 VR 平台共同规划，优化视野以实现安全切除病变。在我们科室的三维多媒体中心，针对患者的虚拟影像在培训住院医师和研究员演练病例方面也是十分有价值的。我们的团队还发现颅底解剖结构、肿瘤和血管的三维打印有助于了解肿瘤与周围神经血管结构的关系。每周 1 次的多学科内镜颅底会议对为每个讨论的病例制定共识也是至关重要的。

传统的开放颅底手术仅限于安全切除下丘脑以下、视交叉及其周围神经血管结构的颅底病变。我们可以使用有角度的硬质内镜以最大程度扩大切除范围，同时降低患者术后并发症的发生率。很显然，这是硬膜外颅底脊索瘤病灶内切除的理想微创方法，但我们无法进行整块切除。到目前为止，小儿脊索瘤手术病例结合辅助放疗治疗效果是不错的。颅咽管瘤的情况如何呢？在下丘脑和视交叉切除这些肿瘤所面临的挑战，以及由此产生的并发症，使更多的人开始关注这些肿瘤，并导致了在儿童群体中采取更保守的减瘤切除术，然后再进行放疗。但如果我们通过内镜经鼻入路实现清晰的腹侧显露，则现在可能会使这些肿瘤得到锐性分离，更安全和完整切除，这样可避免前期的放疗。我们需要继续严格评估我们的成果，以实现最佳的短期和长期效果。由于这些肿瘤在儿童中的罕见性，我们还需要与其他专业中心密切协作，仔细随访这些儿童的预后。

该书是集所有作者智慧的结晶。每一章都有许多技术上的精妙之处，这将成为各级培训和不同学科的外科医师的绝好资源。感谢主编们将这些内容汇集成册，这将成为再版的基础。

Gerald A. Grant
Endowed Professor in Pediatric Neurosurgery
Professor, by Courtesy, of Neurology
Stanford University Medical Center
Stanford, California

《小儿经鼻内镜颅底外科学》旨在为对这一迅速崛起的领域感兴趣的神经外科医师和耳鼻喉科医师提供全面的多媒体资源。经鼻内镜颅底手术作为处理成人颅底肿瘤的技术已被广泛接受，而在儿科人群中的进展却很有限。发育中的小儿鼻腔和颅底解剖结构比成年患者的局限性大得多，遇到的病理类型通常是儿童特有的，使得这些手术更具挑战性。

在过去的 20 年中，随着成人内镜颅底外科医师对内镜下扩大经鼻入路的熟练掌握，他们将自己的手术技能应用于解决儿童疾病，并在此过程中总结了一些重要的经验教训。目前，全球有几个著名的团队已经发表了有关他们在小儿内镜颅底手术经验方面的文章。然而，在这方面缺乏一本将他们所有的经验凝结成册且组织良好、易于参考的综合性专著。

本书旨在填补这一知识领域的空白，并提供了这一新兴领域当前知识和实践的广泛而详细的汇编。本书共分为 3 部分。第一部分为小儿解剖学、手术入路和外科手术相关注意事项，本部分是从业者在开始处理相关病例之前应该熟悉的基本框架。第二部分为小儿颅底相关疾病，本部分通过具体的病例，讨论对小儿颅底病例的管理。第三部分为小儿颅底闭合技术、并发症处理和术后护理，通过对本部分的学习使外科医师能够在围术期出现并发症时提前预防或成功应对。

大多数外科医师都是视觉和空间学习者。因此，本书在很大程度上依靠高质量的手术插图和术中照片来充实简洁的文字。执业护士和助理医师会发现这是一个有价值的资源，可以帮助他们为这些儿患者做手术准备，并在围术期对患儿进行护理。住院医师和主治医师将受益于了解小儿颅底解剖学的发展，并为这些病例做准备。对于不经常做这些手术的外科医师来说，本书可以作为一个有价值的参考，或者作为想深入研究这个领域的人的"跳板"。

本书是国际专家团队合作的成果，借鉴了国际上该领域专家们的经验。我们希望这些丰富的知识和累积的经验，以及该领域的技术进步，将迎来一个新的手术范式，从而利用内镜下经鼻入路成功地治疗儿科人群中线部位的颅底病变。

邀请您加入我们的旅程。

Andrew Alalade, MD
University College London Hospitals
NHS Foundation Trust
UCLH – Victor Horsley
Department of Neurosurgery
London, United Kingdom

Gustavo J. Almodóvar-Mercado, MD
Assistant Professor
Rhinology and Endoscopic Skull Base Surgery
Otolaryngology - Head and Neck Surgery
Division
University of Puerto Rico, School of Medicine
San Juan, Puerto Rico

Vijay K. Anand, MD, FACS
Clinical Professor of Otolaryngology-Head
and Neck
Surgery
Weill Cornell Medical College
New York Presbyterian Hospital
New York, New York

Muaid I. Aziz-Baban, MD, FICMS
Unit of Otorhinolaryngology
Department of Biotechnology and Life
Sciences (DBSV)
University of Insubria
Ospedale di Circolo e Fondazione Macci
Varese, Italy
Unit of Otorhinolaryngology – Head and Neck
Surgery
Department of Surgery
University of Sulaimani
College of Medicine
Sulaymaniyah, Kurdistan, Iraq

Leonardo Balsalobre, MD
São Paulo Skull Base Center
São Paulo ENT Center
Professor Edmundo Vasconcelos Hospital
São Paulo, Brazil

Jeffrey R. Balzer, PhD
Associate Professor
Director, Clinical Services, Center for Clinical
Neurophysiology
Director, Cerebral Blood Flow Laboratory
Department of Neurological Surgery

University of Pittsburgh Medical Center
Pittsburgh, Pennsylvania

Matei Banu, MD
Neurosurgery Resident
New York Presbyterian Hospital
Columbia University Medical Center
New York, New York

Paolo Battaglia, MD
Unit of Otolaryngology, Department of
Biotechnology and
Life Science (DBSV)
University of Insurbiria
Varese, Italy

Wenya Linda Bi, MD, PhD
Resident
Neurosurgery
Brigham and Women's Hospital
Boston, Massachusetts

Randall A. Bly, MD
Assistant Professor
Center for Clinical and Transitional Research
Otolaryngology, Cranial Base, Vascular
Anomalies, Craniofacial
Seattle Children's Hospital
Seattle, Washington

Douglas L. Brockmeyer, MD, FAAP
Department of Neurosurgery
Primary Children's Medical Center
University of Utah School of Medicine
Salt Lake City, Utah

Paolo Cappabianca, MD
Department of Neurosciences and
Reproductive
and Odontostomatological Science
University of Naples Federico II
Division of Neurosurgery
Naples, Italy

Ricardo L. Carrau, MD, FACS
Department of Otolaryngology-Head & Neck
Surgery
Department of Neurosurgery
The Ohio State University Medical Center
Columbus, Ohio

Paolo Castelnuovo, MD, FRCS (Ed), FACS
Division of Otorhinolaryngology
Department of Biotechnology and Life Science
University of Insubria, Ospedale di Circolo e
Fondazione Macchi Varese, Italy

Luigi Maria Cavallo, MD
Division of Neurosurgery
Department of Neurosciences and
Reproductive
and Odontostomatological Science
University of Naples Federico II
Naples, Italy

Jason Chu, MD
Department of Neurosurgery
Emory University
School of Medicine
Atlanta, Georgia

Jeremy N. Ciporen, MD
Neurosurgery
Tuality Healthcare
Oregon Health and Science University
Hillsboro, Oregon

Vincent Couloigner, MD, PhD
Faculté de Médecine
Université Paris Descartes
Department of Pediatric Otorhinolaryngology
Hôpital Necker – Enfants Malades
Paris, France

Camila S. Dassi, MD
Research Fellow
The Ohio State University
Columbus, Ohio

Harley Brito da Silva, MD
Instructor
University of Washington
Bellevue, Washington

Maria Laura Del Basso De Caro, MD
Department of Advanced Biomedical Sciences
University of Napoli Federico II
Naples, Italy

Fara Dayani
Medical Student

UCSF School of Medicine
University of California
San Francisco, California

Onkar K. Deshmukh, PhD
Junior Consultant
Royal Pearl Hospital
Tiruchirappalli, Tamil Nadu, India

Georgiana Dobri, MD
Assistant Professor of Neuroendocrinology in
Neurological Surgery
Department of Neurosurgery and
Endocrinology
Weill Cornell Medical College
New York Presbyterian Hospital
New York, New York

Ian F. Dunn, MD
Associate Professor of Neurosurgery
Harvard Medical School
Brigham and Women's Hospital
Boston, Massachusetts

Charles S. Ebert, MD, MPH
University of North Carolina at Chapel Hill
Chapel Hill, North Carolina

Michael S.B. Edwards, MD
Lucille Packard Children's Hospital
Professor Emeritus
Pediatric Neurosurgery
Stanford University
Stanford, California

Jean Anderson Eloy, MD
Departments of Neurological Surgery
Otolaryngology-Head and Neck Surgery
Ophthalmology and Visual Sciences
Center for Skull Base and Pituitary Surgery
Rutgers Neurological Institute
Rutgers University
Newark, New Jersey

Mohamed El Zoghby, MD
Ain Shams University
Cairo, Egypt

Walid I. Essayed, MD
Weill Cornell Medical Center
New York, New York

James J. Evans, MD
Department of Otolaryngology-Head and
Neck Surgery
Thomas Jefferson University
Philadelphia, Pennsylvania

Matthew G. Ewend, MD
Department of Neurosurgery
University of North Carolina at Chapel Hill
Chapel Hill, North Carolina

Paolo Farneti, MD
Department of Otorhinolaryngology
Sant' Orsola – Malpighi
University of Bologna
Bologna, Italy

Juan C. Fernandez-Miranda, MD
Professor of Neurosurgery and, by courtesy, of
Otolaryngology Head and Neck Surgery at the
Stanford University Medical Center
Stanford University
Stanford, California

Rafey A. Feroze, MD
MS3 Candidate
School of Medicine
University of Pittsburgh
Pittsburgh, Pennsylvania

Jonathan A. Forbes, MD
Department of Neurosurgery
Weill Cornell Medical College
New York Presbyterian Hospital
New York, New York

Sébastien Froelich, MD
Professor and Chairman
Department of Neurosurgery
Lariboisière University Hospital
Paris VII – Diderot University
Paris, France

Michelangelo Gangemi, MD
Division of Neurosurgery
Department of Neurosciences and
Reproductive and Odontostomatological
Science
University of Naples Federico II
Naples, Italy

Paul A. Gardner, MD
UPMC Center for Cranial Base Surgery
Department of Neurological Surgery
University of Pittsburgh Medical Center
Pittsburgh, Pennsylvania

Nurperi Gazioglu, MD
Department of Neurosurgery
Pituitary Center
Cerrahpasa Medical Faculty
Istanbul University
Istanbul, Turkey

Bernard George, MD
Department of Pediatric Otorhinolaryngology
Hôpital Necker – Enfants Malades
Paris, France

Gerald A. Grant, MD, FACS
Endowed Professor in Pediatric Neurosurgery
Stanford Health Care
Stanford University Medical Center
Stanford, California

Jeffrey P. Greenfield, MD, PhD
Pediatric Neurological Surgery
Department of Neurological Surgery
Weill Cornell Medical Center
New York, New York

Shunya Hanakita, MD
Department of Neurosurgery
Hôpital Lariboisière
Paris, France

Griffith R. Harsh IV, MD
Julian R. Youmans Endowed Chair in
Neurological Surgery
Professor and Chair
Neurological Surgery
UC Davis Medical Group, Sacramento
Sacramento, California

Richard Harvey, MD, PhD, FRACS
Rhinology and Skull Base Research Group
St. Vincent's Center for Applied Medical
Research
University of New South Wales
Sydney, New South Wales, Australia

Allen Ho, MD
Neurosurgery Resident
Stanford University School of Medicine
Stanford, California

Reid Hoshide, MD
The Center for Minimally Invasive
Neurosurgery
Randwick, New South Wales, Australia

Peter H. Hwang, MD
Professor
Otolaryngology – Head and Neck Surgery
Stanford Sinus Center
Stanford University Medical Center
Stanford, California

Gianpiero Iannuzzo, MD
Division of Neurosurgery
Department of Neurosciences and
Reproductive and Odontostomatological

Science
University of Naples Federico II
Naples, Italy

Tiruchy Narayanan Janakiram, MD
Managing Director
Royal Pearl Hospital
Thillainagar, Trichy
Tamil Nadu, India

John Jane Jr., MD
University of Virginia School of Medicine
Charlottesville, Virginia

Ronak Jani, MD
School of Medicine
University of Pittsburgh
Pittsburgh, Pennsylvania

Douglas R. Johnston, MD
Pediatric Otolaryngology
Nemours Pediatric Specialists
Thomas Jefferson University
Philadelphia, Pennsylvania

Apostolos Karligkiotis, MD
Division of Otorhinolaryngology - Head &
Neck Surgery
Forensic Dissection Research Center (HNS &
FDRc)
DBSV
University of Insubria – Varese
Varese, Italy

Joseph R. Keen, DO
Department of Neurosurgery
Ochsner Medical Center
Gretna, Louisiana

John R.W. Kestle, MD
Department of Neurosurgery
Primary Children's Medical Center
University of Utah School of Medicine
Salt Lake City, Utah

Lily Kim, BA
MD Candidate
Stanford University School of Medicine
Stanford, California

Cristine N. Klatt-Cromwell, MD
Department of Otolaryngology
Head and Neck Surgery
University of North Carolina at Chapel Hill
Chapel Hill, North Carolina

Moujahed Labidi, MD, FRCSC
Department of Neurosurgery
Hopital Lariboisiere

Paris, France

Edward R. Laws Jr., MD, FACS
Department of Neurosurgery
Brigham and Women's Hospital
Boston, Massachusetts

James K. Liu, MD
Department of Neurological Surgery
Rutgers University-New Jersey Medical
School
Rutgers Neurological Institute of New Jersey
Newark, New Jersey

Davide Locatelli, MD
Division of Neurological Surgery
Department of Biotechnology and Life
Sciences
University of Insubria-Varese
Varese, Italy

Neil Majmundar, MD
Department of Neurological Surgery
Rutgers Neurological Institute of New Jersey
Rutgers University
New Jersey Medical School
Newark, New Jersey

João Mangussi-Gomes, MD
São Paulo Skull Base Center
São Paulo ENT Center
Professor Edmundo Vasconcelos Hospital
São Paulo, Brazil

Felipe Marconato, MD
São Paulo Skull Base Center
São Paulo ENT Center
Professor Edmundo Vasconcelos Hospital
São Paulo, Brazil

Ana B. Melgarejo, MD
The Ohio State University
Wexner Medical Center
Columbus, Ohio

Zachary Medress, MD
Neurosurgery Resident
Stanford University School of Medicine
Stanford, California

Kris S. Moe, MD, FACS
Professor
Facial Plastic and Reconstructive Surgery
Division of Facial Plastic Surgery
Department of Otolaryngology-Head and Neck
Surgery
University of Washington School of Medicine
Seattle, Washington

Nelson M. Oyesiku, MD, PhD, FACS
Al Lerner Chair and Vice-Chairman
Department of Neurosurgery and Medicine
(Endocrinology)
Program Director
Neurosurgical Residency Program
Emory University School of Medicine
Atlanta, Georgia

Ernesto Pasquini, MD
Ear, Nose, and Throat Metropolitan Unit
Surgical Department
AUSL Bologna, Bellaria Hospital
Bologna, Italy

Daniel M. Prevedello, MD
Department of Otolaryngology
Department of Neurological Surgery
The Wexner Medical Center
The Ohio State University
Columbus, Ohio

Jennifer L. Quon, MD, MHS
Resident
Stanford University School of Medicine
Stanford, California

Mindy R. Rabinowitz, MD
Department of Otolaryngology–Head and Neck
Surgery
Thomas Jefferson University
Philadelphia, Pennsylvania

Khaled Radhounane, MD
Tunis Military Hospital
Medicine Faculty of Tunis
University of Tunis-El Manar
Tunis, Tunisia

Sanjeet V. Rangarajan, MD
Department of Otolaryngology
Head and Neck Surgery
Thomas Jefferson University
Philadelphia, Pennsylvania

Marc R. Rosen, MD
Department of Otolaryngology-Head and Neck
Surgery
Thomas Jefferson University
Philadelphia, Pennsylvania

Seyed Mousa Sadrhosseini, MD
Associate Professor
Department of Otolaryngology-Head and Neck
Surgery
Imam Khomeini Hospital
Tehran University of Medical Sciences
Tehran, Iran

Deanna M. Sasaki-Adams, MD
Department of Neurosurgery
University of North Carolina at Chapel Hill
Chapel Hill, North Carolina

Jacques H. Scharoun, MD
Assistant Professor of Clinical Anesthesiology
Weill Cornell Medical College
Weill Cornell Medicine Anesthesiology
New York, New York

Matthew J. Shepard, MD
Neurosurgery
University of Virginia Health System
Charlottesville, Virginia

Theodore H. Schwartz, MD, FACS
Professor of Neurosurgery, Neurology, and
Otolaryngology
Department of Neurosurgery
Weill Cornell Brain and Spine Center
New York, New York

Vittorio Sciarretta, MD
Department of Otorhinolaryngology
Sant' Orsola – Malpighi Hospital
University of Bologna
Bologna, Italy

Aarti Sharma, MD
Associate Professor of Anesthesiology
Weill Cornell Medical College
New York Presbyterian Hospital
Weill Cornell Medical Center
New York, New York

Shilpee Bhatia Sharma, MD
Consultant Royal Pearl Hospital
Tiruchirapally, Tamilnadu, India

Harminder Singh, MD, FACS, FAANS
Clinical Associate Professor of Neurosurgery
Department of Neurological Surgery
Stanford University School of Medicine
Stanford, California

Alan Siu, MD
Department of Neurosurgery
Thomas Jefferson University
Philadelphia, Pennsylvania

Edward R. Smith, MD
Director
Pediatric Cerebrovascular Neurosurgery
Co-Director
Cerebrovascular Surgery and Interventions
Co-Director
Head, Neck, and Skull Base Surgery Program
Associate Professor
Harvard Medical School
Cambridge, Massachusetts

Carl H. Snyderman, MD, MBA
Center for Cranial Base Surgery
Eye and Ear Institute
University of Pittsburgh Medical Center
Pittsburgh, Pennsylvania

Domenico Solari, MD
Division of Neurosurgery
University of Naples Federico II
Naples, Italy

Aldo C. Stamm, MD, PhD
São Paulo ENT Center
São Paulo, Brazil

Amanda L. Stapleton, MD
Department of Otolaryngology
University of Pittsburgh School of Medicine
Pittsburgh, Pennsylvania

Charles Teo, MBBS, FRACS
Neurosurgeon
Duke Health
Durham, North Carolina

Parthasarathy D. Thirumala, MD
Associate Professor
Department of Neurological Surgery
Co-Director
Center of Clinical Neurophysiology
University of Pittsburgh Medical Center
Pittsburgh, Pennsylvania

Brian D. Thorp, MD
Department of Otolaryngology-Head and
Neck Surgery
University of North Carolina at Chapel Hill
Chapel Hill, North Carolina

Mario Turri-Zanoni, MD
Department of Otorhinolaryngology
University of Insubria
Varese, Italy

Elizabeth C. Tyler-Kabara, MD, PhD
Department of Neurological Surgery
University of Pittsburgh
Pittsburgh, Pennsylvania

Eduardo Vellutini, MD
São Paulo Skull Base Center
DFV Neuro
Neurology and Neurosurgery Group
Sao Paulo, Brazil

Patrick C. Walz, MD
Nationwide Children's Hospital
Columbus, Ohio
Assistant Professor
Pediatric Otolaryngology–Head and Neck
Surgery
Wexner Medical Center
The Ohio State University
Columbus, Ohio

Eric W. Wang, MD
Department of Otolaryngology
University of Pittsburgh
Pittsburgh, Pennsylvania

Kentaro Watanabe, MD
Department of Neurosurgery
Hôpital Lariboisière
Paris, France

Adam M. Zanation, MD
Department of Otolaryngology–Head and
Neck Surgery
Department of Neurosurgery
University of North Carolina School of
Medicine
Chapel Hill, North Carolina

Mehdi Zeinalizadeh, MD
Neurosurgeon
Department of Neurological Surgery
Iman Khomeini Hospital
Tehran University of Medical Sciences
Tehran, Iran

Nathan T. Zwagerman, MD
Department of Neurological Surgery
University of Pittsburgh
School of Medicine
Pittsburgh, Pennsylvania

目　录

第三部分　小儿颅底闭合技术、并发症处理和术后护理

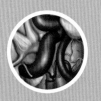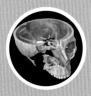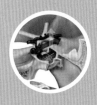

第一部分

小儿解剖学、手术入路和外科手术相关注意事项

第1章 儿童颅底发育解剖

Matei Banu，Jeffrey P. Greenfield，Vijay K. Anand，Theodore H. Schwartz

摘 要： 儿童颅底发育是一个复杂的过程，从胎儿开始，贯穿整个儿童时期。发育过程中，鼻腔结构不断变化。有些颅底病灶只能在发育后期才能手术，而有些则在早期手术更安全。必须注意不要越过生长中心，因为这将不可逆地破坏发育过程。颅底发育不同步，其前部生长迟缓。因此，某些前通道只有在颅底相应部分的生长阶段完成后才可用。重要神经、血管结构走行在蝶窦气化过程中发生连续改变，进一步影响了内镜下经鼻入路（EEA）的手术通道。此外，颅底病变根据其位置和类型，会因发育过程被延迟或改变而对鼻内镜入路产生不同的影响。内镜下扩大经鼻入路手术后使用鼻中隔皮瓣重建颅底需要 10 岁后完成，病程长或发育迟缓的儿童会更晚。因此，了解颅底不同阶段发育情况，是针对颅底病变患儿制订内镜下经鼻入路手术计划中不可缺少的一部分。

关键词： 颅底，颈内动脉，蝶窦，气化，扩大经鼻入路

1.1 概述

颅底发育约从胚胎发育第 4 周开始，持续整个儿童期。发育过程中，儿童的颅底通过颅穹窿的生长和鼻窦气化不断从上到下塑形。这将直接影响颅面部生长及重要神经、血管结构走行。颅底发育不同步，后颅底起源于中胚层，在幼儿期加速生长，而前颅底起源于神经嵴细胞，与中颅底一起在青春期加速生长，至 14 岁结束。蝶窦气化开始于 2 岁，是颅底发育的主要驱动力。蝶窦气化也是内镜下经鼻入路最重要的限制因素，海绵窦水平的颈动脉间距将在 9 岁后达到成人水平。颅底向头尾和前后方向生长，至特定靶部位如蝶鞍或垂体窝，有突然增长的趋势，也与气化过程直接相关。10岁左右时，鼻中隔发育至适合内镜下经鼻入路手术，此时，鼻中隔皮瓣将有合适的长度覆盖前颅底和鞍区缺损。儿童期鼻中隔皮瓣可能不足以修复横断面缺损。而某些肿瘤（如鞍上颅咽管瘤）可破坏生长中心，显著延迟发育过程。

这些方面连同颅底鼻内镜手术，将在本章中详细介绍。

1.2 发育期颅底手术入路的思考

儿童颅底疾病主要是发育异常。颅底肿瘤在儿童相对少见，但由于其对正常发育过程及长期预后的破坏性影响，需重点关注[1, 2]。鉴于手术有产生侵入生长中心和延迟发育的额外风险，侵入性手术、开放显微外科手术入路和内镜手术通常用于严重疾病。肿瘤生长和手术干预会对颅底发育产生不可逆的影响。儿童时期颅底发育会导致手术解剖标志和受限部位不断变化，这将直接影响手术入路和手术器械选择，需要根据年龄和发育阶段进行调整。因此，了解儿童颅底发育过程和模式，对选择合适的治疗方法和设计儿童颅底病变手术入路至关重要。

许多儿童颅底病变可导致严重的功能损害[2, 3]，早期干预有助于纠正，避免永久性损

伤 [4]。而对于儿童来说，进入颅底并不是轻而易举的。颅窝更小、更浅，而且重要的神经、血管结构彼此很接近，使得手术特别具有挑战性 [2, 4-6]。牙齿萌出或鼻旁窦的气化水平会进一步影响入路选择，无论是经面入路还是经鼻入路，在决定手术入路类型时都应加以考虑 [2, 6]。

近年来，内镜下经鼻入路被推荐为这一类型患者群体的首选手术入路。这些方法在儿童中的可行性已在一系列案例中得到证明 [7-12]。由于固有放大作用，内镜可以提供优越的视觉效果，这是儿童显微解剖结构的基本特征。此外，内镜方法更容易适应狭窄的解剖通道，从而安全地到达传统开放手术入路迄今无法到达的手术区域 [5]。对发育中颅底发生的病变进行手术干预会导致畸形，经鼻入路可以达到美容效果，但鼻内镜无意中破坏生长中心也可能导致长期残疾。内镜手术中生长中心的导航仍然是一个主要的挑战。了解发育模式和年龄趋势在围术期规划中是必要的。

儿童颅底较小，没有足够的工作空间容纳内镜和器械。由于手术通道狭窄，儿童内镜手术开展较晚。选择合适入路以使操作空间最大化是儿童内镜下经鼻入路手术的一个关键因素，这在很大程度上是基于最近放射解剖学研究中出现的发育模式。在过去的 10 年，已经开发出了几种测量系统 [4, 10, 13, 14]。定量参数可指导术前规划，建立最佳手术路径，扩大经鞍内镜入路的解剖限制。内镜下经鼻入路的手术限制主要是基于儿童时期不断变化的神经、血管结构 [5]。此外，有些解剖结构在颅底发育过程的某个时间节点更容易达到，而其他一些则只有在成年时才能安全达到。

内镜下经鼻入路手术后适当闭合颅底缺损是非常重要的。鼻中隔皮瓣修复被认为是最有效的重建方法，在成人和儿科患者中都能显示出其可显著降低脑脊液（CSF）漏的发生率。鼻中隔皮瓣是一种保留鼻中隔动脉，于鼻中隔取下的带蒂皮瓣，鼻中隔皮瓣制作已成为大多数多层面重建技术的组成部分。小儿颅底的发育不是一个线性过程。颅底和颌面骨骼的某些部分进化较慢。重要的是，颅底发育在生命最初几年加快了，而鼻腔部分发育却落后。因此，在某些年龄组，尤其是儿童早期，鼻中隔皮瓣因受限于长度或宽度可能不足以修复较大的颅底缺损。因此，对儿童颅底和鼻腔发育过程有一个完整的了解，并在此基础上调整显露是很重要的。影像学解剖测量将进一步帮助根据发育阶段、个体解剖特征和病理调整治疗方法。

1.3　简明颅底解剖

由于颅底病变对发育过程的有害影响，患有颅底病变儿童的颅底解剖结构会明显扭曲。本部分简要介绍正常颅底解剖结构以供参考。颅底由几块不同的颅骨组成，包括颅内表面（分为 3 个不同的部分）和颅外表面。传统意义上，颅内表面被划分为 3 个窝，即颅前窝、颅中窝和颅后窝，每个窝由单独的颅骨组成，在成人中，每个窝有相当明显的边界。大脑额叶位于颅前窝，颅前窝由蝶骨和筛骨组成。在这一水平上，内镜下经鼻入路的一个重要骨结构是筛骨筛板，它连接鼻腔和颅内腔，容纳嗅神经通过。鸡冠是筛骨的前突。颅前窝后缘位于蝶骨小翼水平。

颅中窝是鳞状颞骨和顶骨融合形成。蝶鞍位于颅中窝中央，包括垂体窝。蝶鞍的下方是蝶窦。海绵窦位于蝶鞍两侧，容纳重要解剖结构，包括颈内动脉虹吸部和动眼神经、滑车神经、上颌神经（V_2）、展神经。神经、血管结构通过不同的孔从颅内到颅外。眶上裂通过的结构包括动眼神经、滑车神经及眼神经泪支、额支、鼻睫支和展神经、眼静脉上下段、海绵窦交感神经。上颌神经（V_2）穿过圆孔，而下颌神经（V_3）穿过卵圆孔。

斜坡是内镜下经鼻入路中的另一重要解剖结构。蝶鞍的后缘与蝶骨的后缘和枕骨的基底缘一起形成斜坡。展神经沿着这个倾斜的结构走向海绵窦。颅后窝是最大的颅窝，由外侧的颞骨和枕骨及后方的顶骨组成。枕骨大孔位于此水平，是颈脊髓、椎动脉、脊髓前后动脉和副神经的主要通道。内听道是颞骨岩部的一部分，也位于包含面神经和前庭神经的颅后窝水平。颈静脉孔是颅后窝第 3 个重要通道，其内有舌咽神经、迷走神经和副神经及颈内静脉通过。

颅底的颅外侧包括腭突、颧突、腭骨、蝶骨体、岩骨、枕骨和枕髁。对于儿童内镜下经鼻入路，翼腭窝是一种重要的颅外解剖结构，是位于上颌骨后方、颞下窝前内侧的锥形结构，翼突位于其两侧。翼腭窝包含翼上颌裂，通过不同的孔如圆孔、翼管、眶下裂、蝶腭孔、翼上颌裂、腭大管与鼻腔、颞下窝、眶内、颅中窝相通。翼腭窝内有翼腭神经节、上颌动脉末端的 1/3 和上颌神经通行。

1.4 颅底胚胎学

儿童颅底发育是一个复杂的过程，从胚胎期开始，跨越整个童年。无论是在宫内还是出生后，颅底发育都将直接影响颅面区域和大脑发育。在这一过程中，特别是在儿童早期，颅底不断地被颅穹窿发育和鼻旁窦气化所塑造（图 1.1）。颅骨经历 3 个不同的发育阶段，即膜性阶段、软骨阶段和骨化阶段。颅底和脑

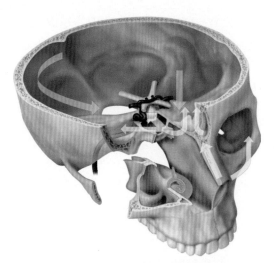

图 1.1 儿童颅底由上至下，通过颅穹窿的生长（黄色箭头）和鼻旁窦的气化（蓝色和绿色箭头）成形。蝶窦气化是颅底发育的主要驱动力（蓝色箭头），它改变了颈内动脉和视神经等重要结构之间的解剖关系

颅的吻侧部分起源于神经嵴细胞的吻侧群。在颅穹窿水平，冠状缝起源于神经嵴细胞和中胚层的交界。发育过程受多种基因和转录因子的相互作用调控，如 Indian hedgehog 基因（*Ihh*）、Sonic hedgehog 基因（*Shh*）、dickkopf 基因家族（*Dkk1-3*）、*Notch*、*Smad*、*Fgf*、*Msx*、*Wnt* 和基质金属蛋白酶（MMP9）。中胚层结构骨化发生于穿过颅底的神经、血管结构形成之后。

神经嵴细胞在神经管形成前发生广泛转移，转化为间充质，其是外胚层、内胚层和中胚层间充质组织的混合物。颅骨起源于前两个神经管，经历了逐渐软骨化过程，软骨化从枕骨水平开始。颅底前部起源于神经嵴细胞，后部起源于中胚层。颅顶骨和面颅骨发生膜内骨化，而颅底骨发生软骨内骨化。骨化过程开始于胚胎发育第 5 周。脊索是颅底发育的起点，在颅底发育中起着重要作用。胚胎发育第 7 周，位于蝶鞍附近的脊索诱导邻近间质组织软骨化，形成枕骨基底和枕骨大孔，然后骨化。随后，枕骨周围的颅底各部分经历类似的软骨化和骨化过程。

脊索的上端也启动蝶鞍和前颅底元件的发育。位于垂体囊两侧的垂体软骨合并形成垂体柄周围的原基。腺垂体囊一直连接到原始口腔口部的顶部，直到软骨化过程完成，形成蝶鞍。蝶骨体由蝶骨前软骨骨化形成，蝶骨前软骨是中位颅底结构最后骨化的部分。因此，在胚胎发育第 3 个月末，蝶骨区与软骨性鼻囊相连，颅底几乎完全形成。一些临时通道，如盲孔、鼻前间隙或前囟，允许其他发育结构（如硬脑膜）通过，通常在胚胎发育接近尾声时关闭。

软骨性鼻囊在胚胎发育第 5 个月经历类似的骨化过程。这一过程中筛骨、筛迷路、眶底和下鼻甲形成。一些起源于鼻囊的结构发生膜内骨化，形成犁骨和鼻骨，而其他部分不发生骨化，形成鼻中隔。同样，耳囊水平的间充质凝固形成耳蜗和半规管。这些水平的软骨结构骨化导致了内耳道和颈动脉管形成。

1.5　鼻窦气化：颅底发育的主要驱动力

鼻窦决定了内镜通道。鼻窦气化是一个渐进的过程。选择经鼻入路前需要鼻窦充分气化。气化在 3 个主要鼻窦（上颌窦、筛窦和蝶窦）之间同时发生但不对称，该过程可通过 CT 或薄层 MRI 观察。气化直接影响钻孔距离，同时影响神经、血管结构和限制部位。而无论气化程度如何，都可以通过未成熟的软骨实现安全钻孔，尤其是在进入中线时[15]。因此，我们认为气化类型是儿童内镜下经鼻入路的相对年龄依赖性限制。

蝶骨最初充满红骨髓。7 个月至 2 岁，红骨髓转化为黄骨髓，最初在蝶骨前板，然后向后方延伸[16]。蝶窦气化始于 2 岁，并贯穿整个儿童时期。这被认为是儿童颅底发育的主要驱动力（图 1.1）[16, 17]。蝶窦气化直接影响经蝶窦入路。鼻道的某些部分比其他部分更早开放，这些解剖差异可以直接影响内镜下鼻窦的入路。基于 CT 检查的研究表明，气化过程从下到上和从内到外[17]。基于薄层 MRI 检查进行的研究表明，气化速度慢[1]。气化起始于鼻窦一个非常精确的位置，即内侧前下方，然后横向扩张，引起蝶骨和鞍区宽度的变化（图 1.2，图 1.3A）。因此，进入鞍旁区域是年龄较大患者的适宜选择。蝶鞍水平体积宽度变化在 11～13 岁发生缓慢（图 1.2）。鞍区宽度和窦体积无性别差异。而在气化高峰期，由于窦宽的变化而不是长度或高度的变化，蝶窦体积也有更高的变异性（图 1.2）。在气化过程中，蝶窦主要在宽度上扩张，在不同年龄组，钻孔距离差异不大。基于这些发现，我们提倡将儿科手术患者分为两组。11 岁及以下的儿童由于通过鼻内径路对侧向扩展病灶的接触有限，可能需要扩大开窗。12 岁后蝶窦气化完全，进入蝶旁区更容易、更安全（图 1.3）。尽管如此，气化通常不完全，13%～25% 的青少年和成年人在发育过程的最后有一种前气化模式[17]。在这种情况下，空气仅局限于蝶鞍前部，需要更多的前入点经蝶窦入路。

筛窦有不同的气化模式，出生后即刻在筛窦最前端出现气化[16]。气化逐渐向后进展直到青春期，持续 8～12 年，这样鼻窦的内侧壁前后平行。通过筛窦前气室的扩张，窦内和窦下部分是最后得到充分气化的。这种中下气化过程也可以从中筛细胞水平开始，形成一个正常的变体——泡状鼻甲。气化也可沿下外侧方向进行，沿上颌窦顶部和下筛骨板延伸。重要的是，虽然筛窦气囊的大小随气化而改变，但与鼻道的关系并没有改变。在选择经筛窦入路时，筛窦气化水平和模式可以帮助充分规划最合适的手术路径。

上颌窦也经历一个渐进的气化过程。初始体积约为 8cm³，位于眶内壁下。随着气化，鼻窦向外侧和下方延伸，约 9 年到达上颌骨和硬腭[16]。气化过程的最后阶段发生在恒牙萌出后，将鼻窦底推至鼻腔底以下。

1.6　颈内动脉和颈动脉间距：颅内限制区域

蝶窦后外壁与颈动脉和视神经管有密切的解剖关系。在鼻窦气化之前，这两个结构都与鼻窦直接接触。而只有颈动脉的位置会因蝶窦气化而改变。视神经管在颅底发育过程中具有恒定的位置[3]。有趣的是，床突气化被认为会影响视神经和颈动脉管的位置[14]。蝶骨气化在两个方面影响颈内动脉（ICA）：突入海绵窦及海绵窦方面颈动脉间距（ICD）（图 1.4）。经蝶窦壁的 ICA 前突水平与气化程度直接相关。窦内过度气化显著增加了 ICA 突入窦内的风险，在计划选择经蝶入路前应仔细通过影像学检查评估。气化过程进一步打开了内镜通道，同时也不断改变 ICA 的位置和关系。这将直接影响硬膜内剥离步骤的操作路径和角度。在儿童人群中，两侧 ICA 之间的距离将是内镜下经鼻入路宽度的直接决定因素。空气进入蝶窦的后上段，推动蝶窦的背侧结构，从而改变颈动脉管的解剖关系[3]（图 1.1，图 1.4）。

然而，气化过程是否真的在海绵窦水平和斜坡水平影响 ICD，ICD 在不同年龄组间是否

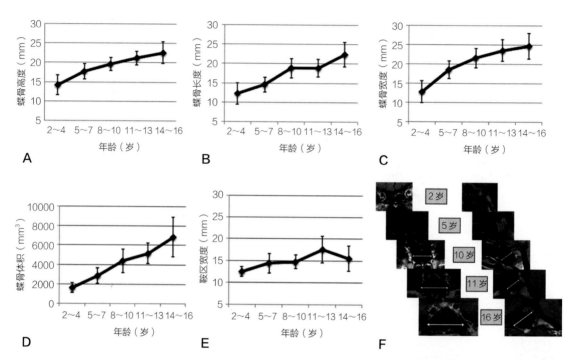

图 1.2   蝶窦气化是一个渐进的过程，改变蝶鞍区高度、长度、宽度、整体体积和宽度（A～E）。这一过程需要 16 年的时间才能完成。气化过程遵循一种典型的模式，即在横向（插图）显著扩张（F）

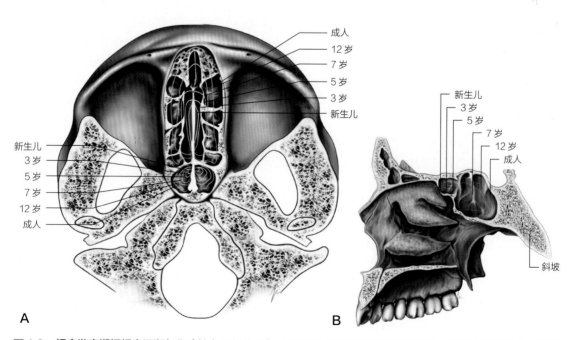

图 1.3   颅底发育期间蝶窦逐渐气化（轴向和矢状面）。气化首先从鼻窦内侧前下段开始，然后向外侧扩张，蝶骨和鞍区宽度发生改变

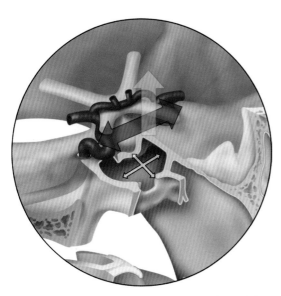

图 1.4　视交叉和颈内动脉的关系及蝶窦气化对这两个结构解剖关系的影响。颈内动脉被侧向推压（红色箭头），将限制鼻内镜通道的横向界限，视交叉向颅侧移位（黄色箭头）

有统计学差异仍存在争议。最近研究显示蝶窦不完全气化可能提示颈动脉间通道狭窄、海绵窦水平工作角度紧张，与年龄无关。仍在进行气化的儿童，与完全蝶窦气化的儿童相比，海绵窦水平 ICD 窄 5mm。此外，经蝶窦角（TA），即在海绵窦水平由两根颈动脉形成的工作角，在鼻窦不完全气化的儿童中较窄（图 1.5）。其他研究发现，海绵窦水平 ICD 9 岁后和斜坡水平 ICD 2 岁后无统计学差异[17]。在某些研究中，成人 ICD 4 倍于儿童[3]。不同的选择标准，测量技术和影像学研究可能解释这些不一致的发现。

　　一般可根据年龄组预测蝶窦气化程度[18]。形态和年龄组可用于大体预测海绵窦水平 ICD。最近研究表明，某些颅底病变可以延迟或停止气化过程。因此，无论年龄大小，只要有机会，就应对 ICD 进行评估，因为某些颅底病变的存在可显著改变其发育过程。这对于内镜下扩大经鼻入路尤其如此，如经海绵窦入路。当 ICD 达到成人水平时，这些方法通常在约 9 岁后变得更加安全。在某些患者中，这个年龄界限可能与发育阶段没有直接关联。由于 MRI

上的肿瘤干扰，直接测量 ICD 和经 TA 可能不可行。因此，在不能通过影像学检查直接测量 ICD 的情况下，（笔者建议利用蝶窦气化程度间接和准确判断 ICD）。此外，鞍区气化型患者，即沿鞍区整个宽度分布的气室，是侧方扩张入路的最佳选择。在这种情况下，工作 TA 足够宽以提供足够的操作空间。ICD 为 10mm 通常被认为是较低的安全限值[19]。值得注意的是，近期对无颅底损伤儿童的研究表明，在 2～4 岁年龄组中，最小的 ICD 为 11.3mm，因此理论上内镜下扩大经鼻入路在所有儿童年龄组中都是安全的。尽管如此，这些距离在有颅底病变的儿童患者中是显著改变的，因此认识到这个解剖限制部位是很重要的。

1.7　颅底前后向生长：后下内镜下经鼻入路工作区间限制

　　小儿颅底的生长是一个不同步的过程，颅底某些区域的生长发育在其他区域开始之前就结束了[20, 21]。这导致在儿童时期的某些阶段，颅底明显不对称。面部和头骨的几个区域在青春期开始时加速生长。中颅底骨（包括梨状孔和后鼻孔）在儿童晚期（11～14 岁）加速生长[22]，与正中矢状位前后扩张高速期一致。尽管在青春期前颅底的生长过程相对协调，但在儿童早期（5～7 岁），背侧发育更为迅速。这导致前后位和头尾位的不对称。最显著的变化发生于生长中心，即颅底最前部和后部。因此，从鼻孔到各种目标（如蝶鞍或齿状突）的距离具有相当陡峭的年龄依赖性增长曲线。一个例外是齿状突的最大可达区域（MaxRZD）是从第 2 颈椎的平台到齿状突线。MaxRZD 随年龄变化不大（图 1.6A～C）。最小距离在生命的前 12 年有加速增长的趋势，然后在发育完成前 4 年（约 16 年）放缓。有趣的是，在极端年龄组，2～4 岁和 14～16 岁，这一距离似乎也存在性别差异。在 14～16 岁年龄组中，女性与男性的最小距离约短 8mm[1]。

　　而颅底后部的几个区域，如犁骨和斜坡，在发育过程中相对于鼻孔的位置变化不明显。

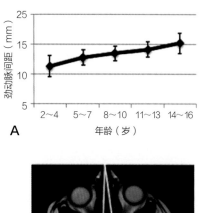

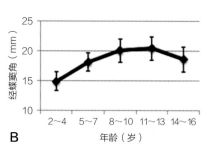

A

B

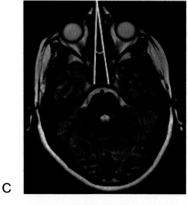

C

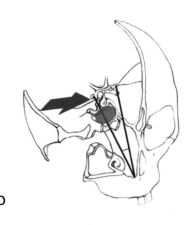

D

图 1.5 颈动脉间距和经蝶窦角（TA）随年龄的变化。TA 是在海绵窦颈内动脉水平上定义的。插图描述了 MRI 检查中 TA 的测量和 TA 的示意图，作为鞍区和鞍上病理扩大经鼻入路的外侧范围的评估

从颅底生长开始到生长结束的发育期，鼻孔到犁骨的距离只增加了 8mm。同样，犁骨到斜坡的距离有一个非常温和的增长斜率，5 岁时即达到高峰期（图 1.6D、E）。前颅底区域在儿童期不断扩大，而后颅底则在早期完成发育过程。一个值得注意的例外是颅颈交界区（CVJ），稍后会介绍。总体来说，颅底的头尾和前后发育是一个完整的过程。从鼻孔到蝶鞍的距离已被证明与到犁骨、斜坡和齿状突的距离直接相关。同样，蝶窦气化阶段也与蝶鞍和齿状突的距离直接相关，显示了一个气化驱动的发育过程。在鞍侧气化型患儿中，从鼻孔到鞍侧的平均距离比不完全气化型患儿长 13mm。这种关系在颅尾正中矢状面更为明显，但在轴向面（如从犁骨到斜坡距离）上则没有统计学意义。气化是在后上方向进行的，因此对斜坡的发育和位置影响不大。

内镜下经鼻入路已被用于筛状板至 CVJ 的手术。这一水平的发育性解剖优势，对儿童人群的颅后窝进行手术尤其是 CVJ 尤为重要。CVJ 解剖区域复杂，包括斜坡、寰枢复合体和枕骨大孔，儿童疾病如基底动脉畸形和肿瘤高发。

虽然经口途径一直是首选的途径，但最近的研究表明，选择内镜下经鼻入路在进入该区域时对生长中心的破坏最小。在发育中的儿童颅底中接入 CVJ 有一定的局限性，因为它位于后方，更重要的是，相对于初始的内镜下经鼻入路通道位置较低。在小儿颅底及脊柱发育过程中，下界及工作距离不断变化。根据年龄，从鼻孔到齿状突的距离有非常陡峭的增长曲线（图 1.6B），在发育过程中距离增加了约 20mm，比经蝶窦入路增加得更多。有趣的是，这种增长主要发生于发育的前 6 年，而在 8～10 岁之后并不显著，无性别差异。这种方法可以扩展到第 2 颈椎水平。虽然具有较高的个体变异性，但 MaxRZD 在颅底发育过程中相对恒定，因此可以在不考虑年龄组的情况下使用（图 1.6C）。

前颅底的发育将直接影响手术角度，并间接影响 CVJ 进入下界。硬腭长度已被证明是一个准确的间接预测鼻孔-齿状突距离的方法[23]。在没有颅底病变的儿童中，硬腭长度增加 1mm，从鼻孔到 CVJ 的距离增加约 1.22mm，进一步证明了头尾和前后颅底发育的不对称

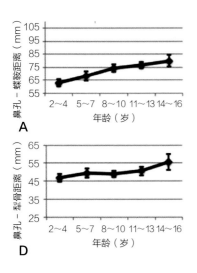

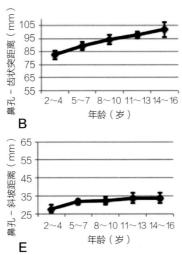

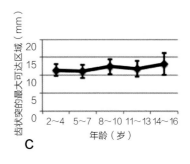

图 1.6　工作距离随年龄的变化。鼻孔 - 蝶鞍距离与鼻孔 - 齿状突距离呈陡峭的增长曲线，齿状突最大可达区随年龄（A~C）变化不大。5 岁时快速到达斜坡平台的距离（D、E）

性。根据年龄和发育阶段，一些研究表明，儿童的 EEA 可以达到齿状突上 1/3 或中间 1/3[23]。CVJ 平面与蝶窦平面的关系是决定下限值的主要因素。在正常生长过程中，这种关系在几种机械力的驱动下不断变化。蝶窦气化从前至后，由下而上，将斜坡和寰枢复合体推至后上方，从而增加工作距离。与此同时，小儿脊髓经历类似复杂的生长过程，从下方影响 CVJ 的位置。由于蝶窦气化主要向外侧发展，脊髓和脊柱的发育可能具有更重要的作用。因此，由于 CVJ 位置受两个独立的发展过程的影响，下限值不能简单地根据年龄来预测。重要的是，此处的肿瘤病变可以打乱正常模式，使依赖年龄的预测更不可靠。因此基于 CT 或 MRI 的测量可以在围术期计划中提供帮助。

1.8　梨状孔和后鼻孔：颅外解剖限制部位与颅底重建

梨状孔和后鼻孔，特别是中鼻甲和下鼻甲，是最重要的浅表限制点。鼻孔相对于颅底其他部分发育过程相对独立。该部分发育主要受中颅底演化的影响，是一个缓慢、渐进的过程，没有前面描述的峰谷期。此外，这是一个在童年中期完成的过程。一些研究发现，仅在极端年龄组，即 2~4 岁和 11~13 岁年龄组，鼻腔孔径（NA）存在显著差异[1]。几项研究表明，NA 在 6~7 岁时结束其生长过程，达到成人水平[17]。也有研究提出 NA 的生长过程会持续到 10 岁以上[23]。总体来说，儿童时期 NA 只增加 3~5mm。文献中内镜下经鼻入路的禁忌证是 NA 小于 3mm[1]。最近基于 MRI 的研究表明，在 2~4 岁年龄组中，最小的 NA 约为 6mm，远远超出限制。此外，软骨结构的 NA 可以容易调整，以增加内镜下经鼻入路的操作空间。因此，我们不认为在儿科人群中 NA 小是绝对禁忌证。在所有的儿童年龄组中，在不需要侵入性面部入路的情况下，在前后方向均可安全地选择内镜下扩大经鼻入路[7, 10.23]。梨状孔的整体体积同样重要，因为它可以直接影响内镜下经鼻入路的工作角度。梨状孔高度从幼儿期（3~6 岁）到青少年期（15~18 岁）增加 5~7mm。高度增加伴随目标地点距离的增加，扩大了工作区间和进入角度。因此，有几种方法，特别是内镜下扩大经鼻入路，实际上可能对年龄更小的儿童更有效。

下一个颅外限制部位位于鼻甲水平，特别是下鼻甲和中鼻甲。鼻甲为骨质结构，比软骨性鼻孔可塑性差，可视为真正的限制部位。蝶窦的气化向上进展，对这个区域没有影响。筛窦和上颌窦气化可能影响鼻甲的相对位置，但影响程度尚不清楚。因此，直接测量下鼻甲和中鼻甲之间的最大距离是必要的。后鼻孔的高度和宽度已经被证明在极端的儿童年龄组（3～6 岁和 15～18 岁）有显著性差异，在这些年龄组中，后鼻孔高度差 5mm，宽度差 3mm[23]。一些学者得出结论，10.25mm 的单侧后鼻孔是内镜下经鼻入路的一个重要限制，单鼻孔入路仅适用于 10 岁或以上的儿童。其他研究表明，鼻甲之间（包括下鼻甲和中鼻甲）的最大距离在年龄组中是恒定的[1]。该区域存在高度的个体差异性，因此需要进行围术期测量以评估中鼻甲或后鼻中隔切除术的必要性及双鼻孔和单鼻孔入路的必要性。

鼻孔的发育会影响经鼻内镜通道进入颅底病灶和术后颅底重建。鼻中隔皮瓣是一种取自鼻中隔的带神经血管蒂的皮瓣，利用鼻中隔皮瓣进行颅底重建已成为内镜下经鼻入路的金标准，可有效降低脑脊液漏的发生率。手术前制作皮瓣，以提供足够的颅底缺损覆盖（图 1.7）。虽然颅底大部分结构在生命早期加速生长，但前颅底、中颅底及鼻中隔在后期生长。在 10 岁时，颅骨和颅底达到成年人的 95%，而面部在 10 岁时仅达到成年人生长过程的 85%[13]。

正如前文提到的，这种发育中的不同步对鼻腔和后鼻孔的影响很小，但会影响颅底重建。使用基于 CT 测量，一些学者假设鼻中隔皮瓣可能不是 10 岁或 10 岁以下儿童的适当选择[13]。在 10～13 岁，鼻中隔经历了一个急剧生长时期，鼻中隔皮瓣的大小显著增加，在 14 岁时达到成人水平。基于鼻内镜通道位置的差异也被描述。鼻中隔皮瓣的长度与鼻中隔的大小成正比，其是最重要的限制因素，皮瓣的宽度已被证明与年龄无关。对于扩大入路继发的前颅底缺损，13 岁后的鼻中隔皮瓣具有足够的长度和宽度。另外，鼻中隔皮瓣早在 6～7 岁时就具有适合经鞍或扩大经蝶骨平台 / 鞍结节入路的尺寸。儿童鼻中隔皮瓣的长度不足以支持经斜坡入路。对儿童患者进行内镜下经鼻入路手术时需要考虑这个局限性，一些其他的颅底重建方法可以用来补充鼻中隔皮瓣。

1.9 颅底病变对颅底发育的影响

颅底发育是一个高度调节的过程，整个儿童时期都有适时加速生长和平稳期。某些区域停止生长，以允许颅底其他区域发育，同时也影响未来神经、血管结构的走行轨迹。这一过

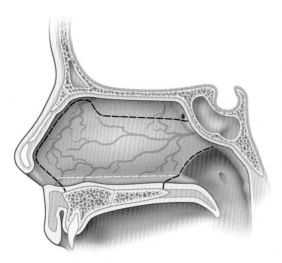
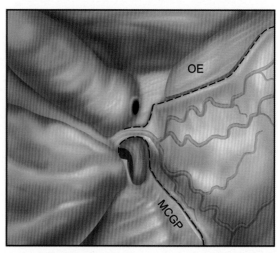

图 1.7　鼻中隔皮瓣示意图。这种带蒂皮瓣已成为扩大经鼻入路后颅底重建的金标准。鼻中隔皮瓣的大小在颅底发育的不同阶段发生变化。鼻中隔皮瓣的长度是最重要的限制因素，而宽度已被证明与年龄无关。对于前颅底缺损，鼻中隔皮瓣约 13 岁后就有足够的长度和宽度，而对于经鞍或扩大经平面入路，鼻中隔皮瓣最早可在 6～7 岁后使用。OE. 嗅上皮；MCGP. 上颌嵴生长板

程在有颅底病变的儿童中可能发生显著改变。颅底病变通过破坏鞍区气化依赖性生长趋势，延缓发育过程并减弱年龄依赖性差异。某些类型的病变如肿瘤，更有可能使这一过程变得混乱。常见的儿童肿瘤如膨胀性鞍上颅咽管瘤已被证明有最显著的影响[1]。颅底肿瘤通过侵蚀骨骼和生长中心而从下方侵入颅腔。无论是颅底肿瘤还是颅咽管瘤和侵袭性垂体腺瘤，向蝶窦扩张都会阻断气化，从而抵消颅底发育的主要驱动力。另外，颅底病变也可增加下鼻甲间的最大宽度，使经鼻入路更容易进入。病变的位置也很重要，会导致某些区域发育的显著改变。斜坡或齿状突两个活跃生长区域的病变，显著延迟生长过程而可缩短到鞍的距离，最长可缩短 14mm。同样，位于鞍上区域的病变如颅咽管瘤，已被证明可以显著延迟 CVJ 复合体的扩张，并缩短从鼻孔到齿状突的距离约 27mm。此外，上颌窦或筛窦的病变及鞍区病变影响前后轴平面的生长。儿童颅底病变，尤其是垂体或鞍上肿瘤，使鞍底宽度明显扩大，从而使内镜下经鼻入路通道向外侧扩张。这种差异在 11～13 岁尤为明显，这一时期是颅底发育高峰期。总体来说，颅底病变对神经、血管结构的影响微乎其微。尽管如此，位于鞍区或斜坡的病变仍可使经蝶窦和颈动脉间角分别缩小 4.5° 和 6°。颅底病变会掩盖重要的解剖标志，使围术期计划困难。基于 MRI 或 CT 的颅底测量系统在这种情况下特别有用[1, 13, 17, 23]。

这些颅底病变的影像学测量不能简单地根据儿童的年龄预测。基于 MRI 或 CT 的测量可用于评估蝶窦气化模式、蝶窦体积、钻孔距离、到达各种颅内病灶的距离、限制部位和鼻中隔皮瓣大小[13, 16, 17, 23]。CT 测量可以充分评估颅骨解剖，特别是在侵蚀性肿瘤中，但可能会错过发育不完全的儿童颅底软骨结构，最近的研究采用了基于 MRI 的测量以克服这些限制。这些参数已被用于围术期计划以建立最安全的手术入路和最佳的颅底重建。大多数研究表明，在正常人群中，之前被认为是儿童内镜下经鼻入路限制的参数，如颈动脉海绵腔距离或后鼻孔宽度，在 5 岁后的所有年龄组中都远远超过限制阈值。2～4 岁年龄组可能是唯一一个入路非常狭窄的年龄组。尽管如此，最近的研究也表明，由于颅底病变，这些测量值可能会发生显著改变。因此，建议在手术前进行这些测量，无论何种年龄组，特别是在评估限制参数时，鼻孔 - 蝶鞍距离、鼻孔齿状突距离鼻孔 - 犁骨距离或鼻孔 - 斜坡距离与气化程度相关。其他测量如 MaxRZD，硬腭线，后鼻孔宽度和长度，鼻腔孔径与气化阶段无关。鼻孔至蝶鞍距离已被证明与其他工作距离密切相关，并可作为一种间接测量来预测这些工作距离。它可用于获得颅底发育阶段的概述，并在颅底病变影响其他测量的情况下粗略评估限制参数。最后，对于患有颅底病变的儿童，特别是侵袭性肿瘤越过生长中心的儿童，预计工作通道狭窄，手术操作距离短。术前测量可用于手术计划，但建议术中导航了解实时解剖和生长中心，以提高儿科内镜下经鼻入路的安全性。

参考文献

[1] Banu MA, Guerrero-Maldonado A, McCrea HJ, et al. Impact of skull base development on endonasal endoscopic surgical corridors. J Neurosurg Pediatr. 2014; 13(2):155–169

[2] Tsai EC, Santoreneos S, Rutka JT. Tumors of the skull base in children: review of tumor types and management strategies. Neurosurg Focus. 2002; 12(5):e1

[3] Başak S, Karaman CZ, Akdilli A, Mutlu C, Odabaşi O, Erpek G. Evaluation of some important anatomical variations and dangerous areas of the paranasal sinuses by CT for safer endonasal surgery. Rhinology. 1998; 36(4):162–167

[4] de Divitiis E, Cappabianca P, Gangemi M, Cavallo LM. The role of the endoscopic transsphenoidal approach in pediatric neurosurgery. Childs Nerv Syst. 2000; 16(10–11):692–696

[5] Munson PD, Moore EJ. Pediatric endoscopic skull base surgery. Curr Opin Otolaryngol Head Neck Surg. 2010; 18(6):571–576

[6] Teo C, Dornhoffer J, Hanna E, Bower C. Application of skull base techniques to pediatric neurosurgery. Childs Nerv Syst. 1999; 15(2–3):103–109

[7] Chivukula S, Koutourousiou M, Snyderman CH, Fernandez-Miranda JC, Gardner PA, Tyler-Kabara EC. Endoscopic endonasal skull base surgery in the pediatric population. J Neurosurg Pediatr. 2013; 11(3):227–241

[8] Locatelli D, Massimi L, Rigante M, et al. Endoscopic endonasal transsphenoidal surgery for sellar tumors in children. Int J Pediatr Otorhinolaryngol. 2010; 74(11):1298–1302

［9］ Kassam A, Thomas AJ, Snyderman C, et al. Fully endoscopic expanded endonasal approach treating skull base lesions in pediatric patients. J Neurosurg. 2007; 106(2) Suppl:75–86

［10］ Banu MA, Rathman A, Patel KS, et al. Corridor-based endonasal endoscopic surgery for pediatric skull base pathology with detailed radioanatomic measurements. Neurosurgery. 2014; 10 Suppl 2:273–293,–discussion 293

［11］ Stapleton AL, Tyler-Kabara EC, Gardner PA, Snyderman CH. Endoscopic endonasal surgery for benign fibro-osseous lesions of the pediatric skull base. Laryngoscope. 2015; 125(9):2199–2203

［12］ Ma J, Huang Q, Li X, et al. Endoscopic transnasal repair of cerebrospinal fluid leaks with and without an encephalocele in pediatric patients: from infants to children. Childs Nerv Syst. 2015; 31(9):1493–1498

［13］ Shah RN, Surowitz JB, Patel MR, et al. Endoscopic pedicled nasoseptal flap reconstruction for pediatric skull base defects. Laryngoscope. 2009; 119(6): 1067–1075

［14］ Tatreau JR, Patel MR, Shah RN, et al. Anatomical considerations for endoscopic endonasal skull base surgery in pediatric patients. Laryngoscope. 2010; 120 (9):1730–1737

［15］ Cavallo LM, de Divitiis O, Aydin S, et al. Extended endoscopic endonasal transsphenoidal approach to the suprasellar area: anatomic considerations–part 1. Neurosurgery. 2008; 62(6) Suppl 3:1202–1212

［16］ Scuderi AJ, Harnsberger HR, Boyer RS. Pneuma- tization of the paranasal sinuses: normal features of importance to the accurate interpretation of CT scans and MR images. AJR Am J Roentgenol. 1993; 160(5):1101–1104

［17］ Tatreau JR, Patel MR, Shah RN, McKinney KA, Zanation AM. Anatomical limitations for endoscopic endonasal skull base surgery in pediatric patients. Laryngoscope. 2010; 120 Suppl 4:S229

［18］ Hamid O, El Fiky L, Hassan O, Kotb A, El Fiky S. Anatomic variations of the sphenoid sinus and their impact on trans-sphenoid pituitary surgery. Skull Base. 2008; 18(1):9–15

［19］ Wolfsberger S, Neubauer A, Bühler K, et al. Advanced virtual endoscopy for endoscopic transsphenoidal pituitary surgery. Neurosurgery. 2006; 59(5): 1001–1009, discussion 1009–1010

［20］ Szolar D, Preidler K, Ranner G, et al. The sphenoid sinus during childhood: establishment of normal developmental standards by MRI. Surg Radiol Anat. 1994; 16(2):193–198

［21］ Szolar D, Preidler K, Ranner G, et al. Magnetic resonance assessment of agerelated development of the sphenoid sinus. Br J Radiol. 1994; 67(797):431–435

［22］ Barghouth G, Prior JO, Lepori D, Duvoisin B, Schnyder P, Gudinchet F. Paranasal sinuses in children: size evaluation of maxillary, sphenoid, and frontal sinuses by magnetic resonance imaging and proposal of volume index percentile curves. Eur Radiol. 2002; 12(6):1451–1458

［23］ Youssef CA, Smotherman CR, Kraemer DF, Aldana PR. Predicting the limits of the endoscopic endonasal approach in children: a radiological anatomical study. J Neurosurg Pediatr. 2016; 17(4):510–515

第 2 章

儿童鼻科学思考

Gustavo J. Almodóvar-Mercado and Vijay K. Anand

摘　要：儿童鼻窦发育与成人不同，因此鼻外科医师需要在小儿内镜下经鼻入路颅底手术中发挥重要作用。本章将详细讨论儿童鼻腔和四对鼻旁窦的发育解剖，比较其与成人鼻旁窦的解剖与功能的区别。在此过程中，特别是在鼻中隔后部切除时应小心处理鼻腔内面部生长中心以避免面部发育异常。这些要点对于实施有效、安全的小儿鼻内镜颅底手术必不可少。

关键词：小儿鼻内镜颅底手术，鼻窦发育，面部生长中心

2.1　鼻窦胚胎学与发育解剖学

　　掌握鼻腔、鼻旁窦和周围结构的胚胎发育解剖，对安全实施小儿鼻内镜颅底手术必不可少，此外，有助于更好地理解内镜手术中的空间关系。由于鼻旁窦结构是由多块骨骼而不是单一骨骼发育形成，在术前计划和术中必须仔细考虑到达术区的途径。

　　鼻腔和鼻旁窦结构主要包括上颌骨、筛窦、蝶骨和额骨，而泪骨和颧骨对鼻旁窦发育的影响较小。鼻中隔的发育主要由垂直的筛骨板、上颌骨或嵴、犁骨和四边形软骨构成。

2.1.1　鼻腔

　　在胚胎发育第 4～8 周，鼻侧壁出现一系列的嵴或褶皱，预示鼻腔发育（图 2.1）。此时可以看到鼻中隔分隔了未来鼻腔的左右两侧，额鼻突和上颌突连接在一起。额鼻突生长位于正在发育的前脑之上，形成鼻嗅觉基板。在胚胎发育第 8 周时，鼻中隔以额鼻突后中线生长和上颌突中胚层中线延伸的形式出现，部分分化为软骨[1]。鼻中隔下部与上腭融合，形成两个不同的鼻腔。

　　从胚胎发育第 8 周开始，一些嵴沿着鼻侧壁发育持续整个胎儿发育过程直至出生[1]，形成筛鼻甲骨。筛鼻甲骨被认为是筛窦和上颌骨的起源，并最终发展为筛窦的鼻堤区（第一鼻甲或鼻窦的上部分）、中鼻甲（第二鼻甲）、上鼻甲（第三鼻甲）及最高鼻甲（第四鼻甲和第五鼻甲）[2, 3]。在胚胎发育第 9～12 周，中鼻甲和下鼻甲之间形成了与钩突相对应的单独软骨和软组织芽[1, 3]。胚胎发育第 15～16 周时，下

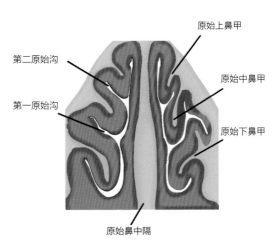

图 2.1　胚胎发育第 8～12 周时鼻腔示意图

鼻甲、中鼻甲、上鼻甲在胚胎切片上清晰可见[3]。

与此同时，筛鼻甲骨之间形成了三道沟，最终形成了原始鼻道和分隔鼻甲骨的凹陷[4,5]。第一道沟形成于第一筛鼻甲骨和第二筛鼻甲骨之间，向下形成漏斗筛、半月裂孔和中鼻道，上升面可形成额隐窝。第二道沟在第二鼻道和第三鼻道之间形成，第三道沟在第三鼻道和第四鼻道之间形成，形成上鼻道。

2.1.2　嗅觉黏膜

胚胎发育第 8 周时，鼻腔发育中心周围形成一个超细胞间充质囊，鼻腔上部可见嗅上皮。胚胎发育第 14～16 周时筛状板呈软骨状。出生后，嗅上皮部分退化，占据了位于鼻拱、鼻中隔上部、上鼻甲内侧表面、中鼻甲内侧表面扇区和筛状板的区域[6]。成人的总嗅觉黏膜面积平均为 1～2m²，但婴儿的面积更大[7]。

2.1.3　鼻旁窦

鼻甲发育与其间沟之间内陷和外翻的程度不同，鼻窦气化和发育的程度也因人而异[4]。在新生儿中所有的鼻窦发育程度都不同，每一个都有特定的快速生长时期。筛窦是最先发育完全的，其次是上颌窦、蝶窦和额窦（图 2.2）。

（1）筛窦：如前所述，筛窦是在胎儿中最先发育完成且可检测到的气化腔隙。胚胎发育第 11～12 周，早期筛前细胞包括筛泡软骨，由中鼻道出芽形成[1,5]。筛窦前细胞形成于胚胎发育第 14～16 周时[1]。胚胎发育第 17～18 周时，筛后芽开始从上鼻道发育。筛窦骨化和筛骨形成于胚胎发育第 20～24 周[1,5]。

在出生时，筛窦是最发达的鼻窦，在不同的发育阶段有不同数量的小腔间隔[8]。它们在儿童 10 岁前发育迅速，12 岁时就达到成年状态[8,9]。然而，这些腔隙间隔可以扩展到筛骨边界以外，延伸到额隐窝（额气房、筛泡上气房、额泡气房）、蝶骨 [蝶筛（欧诺迪）细胞] 和上颌骨 [眶筛（哈勒）细胞]。

筛骨包含的结构比筛窦多，其他结构包括中鼻甲、上鼻甲、下鼻甲、筛孔板和鼻中隔后

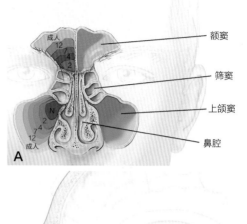

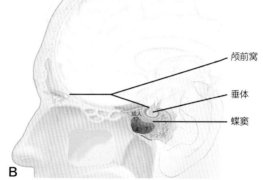

图 2.2　A. 鼻腔、额窦、筛窦和上颌窦的冠状图。注意额窦和上颌窦的发育模式。N. 新生儿。B. 颅前窝、垂体和蝶窦矢状图。注意蝶窦发育的模式。数字标示了患者大致年龄

上部分（垂直于筛孔板）。

（2）上颌窦：上颌骨在胚胎发育第 11～12 周时开始骨化，早期筛窦还正在发育[1]。上颌漏斗在胚胎发育第 14～16 周时明显，表现为上颌骨内陷，位于钩嵴外侧。然而，此时仍没有真正的上颌窦腔。胚胎发育第 17～18 周时，钩突发育时外侧可见明显的气化腔隙，向上颌骨的编织骨突出[3]。在这个阶段，上颌窦的发育与鼻泪管的发育也可以被区分开[3]。在妊娠中期和晚期，上颌窦从上颌漏斗部继续扩大。

上颌窦在出生时就存在，但较小，影像学检查不可见。上颌窦的快速生长约从 3 岁开始，但 7～8 岁时，当恒牙列萌出时才会发生二次直接扩张。上颌窦底在 8 岁时接近下鼻道，12 岁时达到鼻底水平，青春期中期长至成人水平。

（3）蝶窦：蝶窦的发育开始于胚胎发育第

3~4 个月。鼻腔黏膜内陷入鼻软骨囊的后部，形成囊状腔体，称为鼻腔软骨性隐窝[10]。软骨周围壁在胎儿发育的最后几个月发生骨化，这个复合体称为贝蒂尼小听骨或贝蒂尼骨[4,8]。在这个阶段，蝶骨有 2 个骨化中心，被咽管分开[8]。2~3 岁时，中间的软骨被再吸收，贝蒂尼小听骨附着于蝶骨上。

蝶窦直到 4~5 岁才开始有临床意义的气化，并在 6~7 岁时进展。12 岁时，前斜突和翼突可发生气化。蝶窦气化通常在 9~12 岁完成，而蝶骨气化高度可变，成年后可能仍会持续。

（4）额窦：鼻窦最后一个发育的部位是额窦。额隐窝起源于额隐窝区中鼻道的一个突起，位于第一筛鼻甲骨和第二筛鼻甲骨间沟的上侧面[2]。

额窦在出生时不存在，4 岁时开始形成，一直持续到青春期。额窦气化类似蝶窦，高度可变，直到青少年早期均无明显临床意义，继续气化直到成年早期。额窦的后、底薄壁分别与颅前窝和眶结构有重要的解剖关系。

2.2　面部生长应用解剖学

传统上，由于儿童的鼻部比较小，手术显露的范围比较小，手术的危险性比较高。尽管具有挑战性，但随着合适尺寸的仪器和内镜设备的开发，儿童颅底区域的鼻内镜手术开展情况已得到改善。

有文献已经报道，对由于内镜辅助下鼻窦和颅底手术而患者面部发育中断的影响表示担忧。对猪仔的研究导致人们怀疑经鼻内镜手术可能导致面部生长中断[11, 12]。1995 年 Wolf 第一次开展了儿童鼻窦手术与面部发育影响的研究，该研究指出儿童的面部生长没有中断[8]。研究显示，一组接受鼻窦内镜手术的儿童平均年龄 3.1 岁，将其术后 10 年的面部生长情况与另外一组未接受手术的患者进行了比较[13]。面部整形外科医师进行定性定量面部分析。结论是，没有证据表明接受手术的儿童面部发育出现畸形。这一观点也可以应用于儿童内镜颅底手术，因为采用了同样的手术入路。

在小儿内镜颅底手术中，取鼻中隔皮瓣和切除鼻中隔后区时，要特别注意保留邻近的面部生长中心（图 2.3）。鼻的生长中心位于蝶背区和蝶嵴区[14]。鼻骨的长度和高度随着上颌骨的生长而增加。试验表明，对这些生长中心的损伤会以一种可预测的方式中断鼻部和面部的生长，从而导致鼻部畸形[14-16]。

儿童患者鼻内镜入路手术技术与成人相似。如前所述，在根据患者的年龄评估手术过程中，涉及鼻窦气化模式时需要特别注意。例如，对 3 岁患儿行鼻内镜辅助下切除先天性脑膨出时，不会遇到额窦气化，颅底更靠前。如果不考虑这一点，可能会无意间穿透颅底。同一例患者，蝶窦很可能发育不全，在视颈动脉隐窝附近操作应特别注意，因为该年龄段蝶窦气化不良，视颈动脉隐窝边界不清。

2.3　结论

儿童解剖结构随发育变化，在进行儿童鼻内镜颅底手术时，外科医师需要仔细考虑涉及鼻窦发育的复杂机制。尽管有试验证据表明某些入路对面部中线结构生长的影响小，但外科医师应该在面部中线结构发育成熟之前就认识到潜在的畸形。

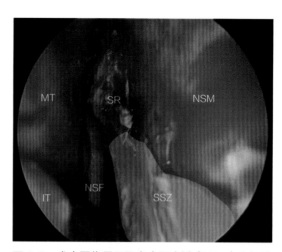

图 2.3　术中图像显示取鼻中隔皮瓣（NSF）和切除鼻中隔后区（SSZ），以黄色阴影部分显示。MT. 中鼻甲；IT. 下鼻甲；SR. 蝶形鼻骨；NSM. 对侧鼻中隔黏膜

参考文献

［1］ Wake M, Takeno S, Hawke M. The early development of sino-nasal mucosa. Laryngoscope. 1994; 104(7):850–855

［2］ Stammberger H. Functional Endoscopic Sinus Surgery: the Messerklinger Technique. Philadelphia, PA: B.C. Decker; 1991

［3］ Bingham B, Wang RG, Hawke M, Kwok P. The embryonic development of the lateral nasal wall from 8 to 24 weeks. Laryngoscope. 1991; 101(9):992–997

［4］ Wise SK, Orlandito RR, DelGaudio JM. Sinonasal development and anatomy. In: Kennedy DW, Hwang PH, eds. Rhinology: Diseases of the Nose, Sinuses, and Skull Base. New York, NY: Thieme; 2012:1–20

［5］ Wang RG, Jiang SC, Gu R. The cartilaginous nasal capsule and embryonic development of human paranasal sinuses. J Otolaryngol. 1994; 23(4):239–243

［6］ Escada PA, Lima C, da Silva JM. The human olfactory mucosa. Eur Arch Otorhinolaryngol. 2009; 266(11):1675–1680

［7］ Naessen R. The identification and topographical localisation of the olfactory epithelium in man and other mammals. Acta Otolaryngol. 1970; 70(1):51–57

［8］ Wolf G, Anderhuber W, Kuhn F. Development of the paranasal sinuses in children: implications for paranasal sinus surgery. Ann Otol Rhinol Laryngol. 1993; 102(9):705–711

［9］ Shah RK, Dhingra JK, Carter BL, Rebeiz EE. Paranasal sinus development: a radiographic study. Laryngoscope. 2003; 113(2):205–209

［10］ Vidić B. The postnatal development of the sphenoidal sinus and its spread into the dorsum sellae and posterior clinoid processes. Am J Roentgenol Radium Ther Nucl Med. 1968; 104(1):177–183

［11］ Mair EA, Bolger WE, Breisch EA. Sinus and facial growth after pediatric endoscopic sinus surgery. Arch Otolaryngol Head Neck Surg. 1995; 121(5): 547–552

［12］ Carpenter KM, Graham SM, Smith RJ. Facial skeletal growth after endoscopic sinus surgery in the piglet model. Am J Rhinol. 1997; 11(3):211–217

［13］ Bothwell MR, Piccirillo JF, Lusk RP, Ridenour BD. Long-term outcome of facial growth after functional endoscopic sinus surgery. Otolaryngol Head Neck Surg. 2002; 126(6):628–634

［14］ Verwoerd CD, Verwoerd-Verhoef HL. Rhinosurgery in children: developmental and surgical aspects of the growing nose. GMS Curr Top Otorhinolaryngol Head Neck Surg. 2010; 9:Doc05

［15］ Nolst Trenité GJ. Rhinoplasty in children. In: Papel ID, Frodel JL, Larrabee WF, et al., eds. Facial Plastic and Reconstructive Surgery. 3rd ed. New York, NY: Thieme; 2009:605–617

［16］ Bae JS, Kim ES, Jang YJ. Treatment outcomes of pediatric rhinoplasty: the Asan Medical Center experience. Int J Pediatr Otorhinolaryngol. 2013; 77(10): 1701–1710

第 3 章

儿科患者麻醉的注意事项

Aarti Sharma，Jacques H. Scharoun

摘　要：对于儿科麻醉医师来说，为应用鼻内镜进行神经外科手术的儿童进行麻醉是一项有趣的挑战。近年来，鼻内镜下颅底手术技术有了很大的发展，已成为一种切除前颅底及垂体瘤较为成熟的方法。垂体肿瘤可以是激素分泌过多的功能性肿瘤，也可以是无激素分泌的非功能性肿瘤。内镜下经鼻入路手术治疗垂体瘤已被证明能显著降低并发症的发生率、缩短手术时间和住院时间、减少患者的术后不适。成功的儿童前颅底手术治疗需要多学科参与的诊疗方案，以及缜密的围术期护理。在本章中，我们将讨论这些患者的术前评估、与鼻内镜手术入路相关的术中考虑及与手术入路和下丘脑垂体轴的完整性相关的术后并发症。

关键词：小儿麻醉，鼻内镜，垂体瘤，神经外科，体位，颅咽管瘤

3.1　麻醉前的注意事项

3.1.1　儿科患者的一般注意事项

患儿在等待手术时会感到焦虑，可以适量使用抗焦虑药物以改善焦虑。过度禁食会增加患儿痛苦及引起脱水，应加以避免。禁食水（nil per os，NPO）指南鼓励术前 2 小时可以饮水。在严重失血早期，患儿机体可以代偿，低血压是血容量减少的晚期症状。

3.1.2　儿童颅底手术解剖学相关注意事项

在出生时，蝶骨是实心骨质，之后逐步气化，至青春期后气化才完成[1]。因此，神经外科医师在到达鞍区之前所面对的是不同气化程度的蝶骨[1]，术中能磨除蝶骨的程度也根据其气化程度而定，而对于 3～4 岁以上的儿童而言，限制内镜下经鼻入路的最大障碍是能否有足够的空间到达鞍区。中颅底内侧面有颈内动脉和海绵窦，这个区域的任何手术都有大出血的风险[2]。

3.1.3　常见病变

颅咽管瘤、Rathke 囊肿和垂体腺瘤是儿童典型的颅底病变[1]。多发性内分泌肿瘤 1 型（MEN 1）临床上可有垂体腺瘤和甲状腺功能亢进症的相应表现[3]。

3.1.4　颅底肿瘤产生的占位效应

颅底肿瘤压迫第三脑室引起脑积水，进而导致颅内压升高[4]。视交叉受压导致视觉缺陷[4]。垂体受压可引起一种或多种垂体激素分泌不足，导致甲状腺功能减退、生长迟滞、继发性肾上腺功能不全或尿崩症[2]。

3.1.5　垂体激素分泌过量

垂体腺瘤可导致多种激素分泌增加，最常见的是催乳素瘤，该类肿瘤通常先采用药物治疗，如果效果不理想，即使后续手术治疗，该型垂体腺瘤分泌过多的催乳素也不会对麻醉产生大的影响[4]。

促肾上腺皮质激素（adrenocorticotropic hormone，ACTH）过量可引起库欣综合征，并会增加麻醉风险[4]。患者可出现向心性肥胖，并伴有胃食管反流病（gastroesophageal reflux disease，GERD）和误吸的风险。库欣综合征的典型面容可能会妨碍面罩通气。高血压和高血糖亦很常见。患者的皮肤很容易破损，所以如需胶带固定，应小心谨慎。另外，轻度阻塞性睡眠呼吸暂停（obstructive sleep apnea，OSA）也很常见[4]。

生长激素分泌过多可导致儿童患巨人症或青少年患肢端肥大症。肢端肥大症患者可出现巨舌、咽喉部组织肥大和喉部狭窄。阻塞性睡眠呼吸暂停和插管困难等在这两类人群中都很常见。高血糖和高血压也很常见[2]。促甲状腺激素（TSH）分泌过多在儿科人群中较为罕见[4]。

3.1.6　实验室检查

电解质应密切监测。对于尿崩症（diabetes insipidus，DI）患者，如粗心大意过度治疗，患者可出现低钠血症，如治疗不足，又会出现高钠血症。高钙血症可发生于 MEN 1。高血糖是库欣病的常见症状，ACTH 缺乏又会引发低血糖[3]。

由于术中存在大血管出血的风险，术前应进行血型鉴定、抗体筛查、全血细胞计数和凝血功能检查[4]。

垂体功能评估包括血清皮质醇、ACTH、TSH、胰岛素样生长因子 1（IGF-1）和催乳素水平测定，以上任何激素缺乏都应及时补充[4]。

3.1.7　影像学检查

通过 MRI 和 CT 可评估脑积水、病变的侵袭性、重要结构的压迫或包裹情况，影像学检查也可以作为神经导航的一个组成部分[1]。

3.1.8　手术当天处理

垂体功能低下的患者应继续采取激素替代治疗（包括糖皮质激素应激剂量）[4]。

体格检查时应判断是否有库欣综合征面容或肢端肥大症的迹象，上述体征会导致面罩通气困难或气管插管困难。嗜睡、呕吐和视神经盘水肿提示颅内压升高，如存在，需要紧急气管插管[3]。

当排除颅内压升高后，可以给予适当镇静药物以缓解患儿与父母分离的焦虑，提高患儿的依从性，如口服咪达唑仑 0.5mg/kg，如果麻醉前评估可能存在气道困难，可以应用格隆溴铵以达到抗唾液分泌的作用。

3.2　术中注意事项

3.2.1　麻醉诱导

内镜下经鼻入路颅底手术避免了脑组织牵拉和其他经额叶开颅入路的相关并发症[5]。这项技术可以应用于 3～4 岁的儿童，小于该年龄的患儿会因为鼻腔空间太小，内镜无法顺利通过。

在颅内压不升高的情况下，吸入还是静脉麻醉诱导可由家长、患儿和麻醉医师共同决定。除非儿童患有肢端肥大症或库欣病，否则应当按常规进行气道管理，必须使用带气囊的气管插管，以防止大量血液和分泌物从鼻腔吸入。由于术中有出血的风险，应该放置两个大口径的外周静脉导管。

如果患者有垂体功能减退症，则应给予应激剂量的糖皮质激素。

3.2.2　术中监测

除常规的麻醉监测之外，患者还需要进行持续的动脉血压监测，一是为了帮助监测血流动力学变化，二是因为有突然大量失血的风险，三是为了尿崩症时进行电解质监测，因此，导尿是必要的，因为患者可能正在接受甘露醇治疗，需要监测尿量以便早期发现尿崩症发生风险。而中心静脉压（CVP）通常不是必要监测的项目。

3.2.3　体位

患者取仰卧位，头部抬高约 30°，稍伸展并转向左侧，用梅菲尔德头架固定。然后应将手术室的手术台与麻醉医师成 90° 旋转。在手术操作过程中,气管插管应固定好以防止移位,外科医师在咽喉处放置一个填充物以帮助胃和肺内血液排出。

麻醉维持可通过单独使用挥发性麻醉药物或全静脉麻醉(TIVA),或两种方式联合使用(更常见)完成。如果患者的颅内压升高,应首选 TIVA[6]。

通过连续输注丙泊酚和瑞芬太尼可以轻松实现 TIVA。TIVA 还具有减少术后恶心的优点。

尽管不是常规检查,但视觉诱发电位(VEP)监测有助于保持视觉通路的完整性。TIVA 可提高 VEP 变化的预测价值[7]。

神经肌肉阻滞剂经常被用于防止潜在的灾难性患者移动。

外科医师术前使用利多卡因和肾上腺素进行鼻腔准备,上述药物可诱导血管收缩,导致心动过速和高血压,这种暂时的问题可以通过增加麻醉深度解决。

外科医师可能会选择放置腰大池引流管以进行检测(使用鞘内荧光素)并降低部分高危患者的脑脊液(CSF)漏的发生率[8]。新的手术闭合技术显著降低了脑脊液漏的可能性[9]。

预防性使用抗生素抗菌谱必须覆盖鼻咽部经常发现的革兰氏阳性细菌。

正常的血碳酸水平是理想的状态,以防止垂体收缩向上突出蝶鞍。血压应维持在麻醉诱导前的水平。低血压可导致脑缺血,而高血压则增加出血的可能性。

3.2.4　静脉输液管理

预防脑水肿和低血容量是静脉输液(intravenous fluid,IVF)的主要目标,同时必须避免低钠血症,而输注血浆或生理盐水可以实现这两个目标;同时,输注血浆还具有避免高氯性代谢性酸中毒的优点[10]。在没有低血糖的情况下,建议避免使用含葡萄糖的溶液,因为在脑缺血区,葡萄糖代谢可增强病变组织酸中毒,进而增加神经外科围术期并发症的发生概率[11]。

为了避免脑水肿,术中可以考虑使用甘露醇。

3.2.5　潜在的术中并发症

如果术中垂体破坏太多,则术中可发生尿崩症,但通常在术后发生,在没应用利尿剂或血糖未升高的情况下,尿量增加大于 4ml/(kg·h),血清钠浓度大于 145mmol/L,血浆渗透压大于 300mmol/L 且尿渗透压小于 300mmol/L,则意味着出现了尿崩症。如果发生这种情况,静脉输注血管升压素的起始剂量应为 0.5mU/(kg·h),加量直到尿量减少。低血容量得到改善后,静脉输液量应维持在正常值的 2/3 水平。

空气栓塞虽然在手术中很少见,但可能由于头部被抬高而发生,应考虑与原因不明的进行性高血压相鉴别。

虽然预期会有渗血,但大出血的可能性不大。于颈内动脉海绵窦段附近操作,应做好大量输血的准备。

3.2.6　苏醒

术后恶心和呕吐很常见,所有患者都可以给予 5- 羟色胺 3(5-HT₃)型受体拮抗剂。如果患者没有给予应激剂量类固醇,则应给予地塞米松以减少术后恶心和呕吐发生。

术后移除咽喉填充物,经口插胃管洗胃,去除神经肌肉阻滞剂。

术后避免咳嗽或高血压,如出现,则需要紧急处理,这两者都可能导致手术部位出血。气管拔管前应清除口咽处血液和分泌物。在气管拔管后,患者应该能够立即听从命令,以便进行神经学评估。

3.3　术后注意事项

这些术后患者需要随访,且建议在儿科重症监护室中进行,以监测血流动力学指标和术后并发症。垂体术后并发症可能与垂体的解剖位置及其对内分泌轴的调节作用有关。水、电解质紊乱可在术后立即出现。尿崩症是一种常见的并发症,可能是由于压迫或破坏神经垂体,垂体供血阻断或垂体柄水肿。在评估容量状态的同时，还需要反复进行血清钠水平监测以便及时了解尿崩症或抗利尿激素分泌不当综合征（syndrome of inappropriate antidiuretic hormone，SIADH）或脑性盐耗（cerebral salt wasting，CSW）综合征的发生和鉴别诊断。

尿崩症通常是一种短暂的现象，患者可以通过口渴刺激饮水维持体液平衡。然而，睡前使用去氨升压素（1-deamino-8-D arginine vasopressin，DDAVP）可能是有益的，以使患者舒适地睡眠，避免不断起床饮水的干扰[12]。

SIADH 可能发生于术后后期，定义为由抗利尿激素分泌不当导致低钠血症和低渗透压，水排出受限。SIADH 导致体内水潴留，首先是限制水的摄入。如果低钠血症持续存在（血清钠水平低于 120mmol/L），可以考虑使用高渗盐水治疗。

CSW 综合征是一种罕见的低钠血症，它应该与 SIADH 鉴别，因为限制 CSW 综合征患者对水的摄取是有害的。两者之间的临床诊断及处理的区别具有一定难度。CSW 综合征患者存在细胞外液不足的迹象，如积液负平衡、中心静脉压低、尿素增多和心动过速；治疗方法为补充流失的钠和液体。

经蝶窦切除腺瘤后，少数患者可能出现预期以外的垂体功能低下。可以通过各种检测手段检测垂体相关激素状况，如血清皮质醇、游离甲状腺素、TSH、IGF-1、生长激素、卵泡刺激素、黄体生成素、睾酮和雌二醇水平。

垂体腺瘤患者围术期常应用糖皮质激素治疗。对于术前证实 ACTH 缺乏的患者，建议糖皮质激素治疗从术前开始持续至术后 48 小时。对于术前下丘脑-垂体-肾上腺（HPA）轴功能完整且可选择性切除腺瘤的患者，围术期不需要应用糖皮质激素治疗。术后的早期评估依赖于患者日常临床评估和早晨血清皮质醇水平。

在临床监测患者的神经和视觉状态时必须保持警惕，部分患者可能会出现血肿、鼻出血、缺血性事件、脑积水、脑脊液漏和脑膜炎等并发症。部分患者术后早期鼻腔内常出现分泌物，但如果从鼻腔排出过多的透明液体，如果患者

感觉随着分泌物分泌咽喉后部有咸味，且由头部前屈运动导致引流液加重并伴有头痛，那么应该注意脑脊液漏可能。收集引流液并送往实验室检测特异性脑脊液标志物，还应进行头部 CT 检查以评估是否有颅内积气。脑脊液漏的处理是立即重新手术探查和修复。术中脑脊液漏被认为是术后发生脑膜炎的危险因素。当临床高度怀疑脑膜炎时，应进行腰椎穿刺，并开始经验性应用抗生素[13, 14]。

术区出血可导致手术部位或脑室血肿；后者可能导致术后脑积水。脑垂体卒中患者术后偶发血肿。这可能会导致神经功能恶化、脑卒中和癫痫发作，需要及时处理。另外，任何原因引起的神经功能恶化都需要再次气管插管和机械通气[15]。

术后出血导致的血肿可能压迫视神经导致视野恶化。其他导致视力下降的原因可能为视神经直接损伤、脑血管痉挛、眼眶骨折、颅内积气、视交叉下陷至空蝶鞍内、感染性病变、脂肪或肌肉填充过多[16]。

术后恶心呕吐（PONV）是神经外科术后常见的并发症。经蝶手术后 PONV 的发生率较低，因为手术的侵入性较小，使得化学感受器触发区受到的干扰最小。更小的切口和对周围结构的最小破坏可导致较轻的炎症和疼痛，从而降低 PONV 的发生率。脑脊液漏、脂肪填充和腰椎置管引流可能是导致 PONV 发生率增高的一些危险因素。可以使用 5-HT$_3$ 受体拮抗剂治疗 PONV[17]。

手术部位的疼痛和头痛可以应用镇痛药缓解，但是经蝶窦垂体手术患者术后很少需要阿片类药物。其原因可能是在中枢神经系统中垂体内源性阿片类物质浓度最高，可能是在手术过程中对垂体的操作促使其释放了这些内源性阿片类物质，从而减少了术后阿片类镇痛药的需要量[17]。

参考文献

[1] Khalili S, Palmer JN, Adappa ND. The expanded endonasal approach for the treatment of intracranial skull base disease in

the pediatric population. Curr Opin Otolaryngol Head Neck Surg. 2015; 23(1):65–70

［2］ Smith M, Hirsch NP. Pituitary disease and anaes- thesia. Br J Anaesth. 2000; 85 (1):3–14

［3］ Dunn LK, Nemergut EC. Anesthesia for trans- sphenoidal pituitary surgery. Curr Opin Anaesthesiol. 2013; 26(5):549–554

［4］ Nemergut EC, Dumont AS, Barry UT, Laws ER. Perioperative management of patients undergoing transsphenoidal pituitary surgery. Anesth Analg. 2005; 101(4):1170–1181

［5］ Chivukula S, Koutourousiou M, Snyderman CH, Fernandez-Miranda JC, Gardner PA, Tyler-Kabara EC. Endoscopic endonasal skull base surgery in the pediatric population. J Neurosurg Pediatr. 2013; 11(3):227–241

［6］ Cole CD, Gottfried ON, Gupta DK, Couldwell WT. Total intravenous anesthesia: advantages for intracranial surgery. Neurosurgery. 2007; 61(5) Suppl 2:369–377, discussion 377–378

［7］ Nakagawa I, Hidaka S, Okada H, Kubo T, Okamura K, Kato T. Effects of sevoflurane and propofol on evoked potentials during neurosurgical anesthesia. Masui. 2006; 55(6):692–698

［8］ Tien DA, Stokken JK, Recinos PF, Woodard TD, Sindwani R. Cerebrospinal fluid diversion in endoscopic skull base reconstruction: an evidence-based approach to the use of lumbar drains. Otolaryngol Clin North Am. 2016; 49 (1):119–129

［9］ Garcia-Navarro V, Anand VK, Schwartz TH. Gasket seal closure for extended endonasal endoscopic skull base surgery: efficacy in a large case series. World Neurosurg. 2013; 80(5):563–568

［10］ McFarlane C, Lee A. A comparison of Plasmalyte 148 and 0.9% saline for intraoperative fluid replacement. Anaesthesia. 1994; 49(9):779–781

［11］ Rovlias A, Kotsou S. The influence of hyperglycemia on neurological outcome in patients with severe head injury. Neurosurgery. 2000; 46(2):335–342, discussion 342–343

［12］ Nemergut EC, Zuo Z, Jane JA, Jr, Laws ER, Jr. Predictors of diabetes insipidus after transsphenoidal surgery: a review of 881 patients. J Neurosurg. 2005; 103(3):448–454

［13］ Halvorsen H, Ramm-Pettersen J, Josefsen R, et al. Surgical complications after transsphenoidal microscopic and endoscopic surgery for pituitary adenoma: a consecutive series of 506 procedures. Acta Neurochir (Wien). 2014; 156(3): 441–449

［14］ Dumont AS, Nemergut EC, II, Jane JA, Jr, Laws ER, Jr. Postoperative care following pituitary surgery. J Intensive Care Med. 2005; 20(3):127–140

［15］ Naunheim MR, Sedaghat AR, Lin DT, et al. Immediate and delayed complications following endoscopic skull base surgery. J Neurol Surg B Skull Base. 2015; 76(5):390–396

［16］ Magro E, Graillon T, Lassave J, et al. Complications related to the endoscopic endonasal transsphenoidal approach for nonfunctioning pituitary macroad enomas in 300 consecutive patients. World Neurosurg. 2016; 89:442–453

［17］ Flynn BC, Nemergut EC. Postoperative nausea and vomiting and pain after transsphenoidal surgery: a review of 877 patients. Anesth Analg. 2006; 103 (1):162–167

第**4**章 患儿手术体位和手术室设置

Fara Dayani，Zachary Medress，Vijay K. Anand，Theodore H. Schwartz，Harminder Singh

摘　要：患儿手术体位摆放和手术室设置是确保小儿内镜手术成功的关键。对于因年龄太小而无法进行硬性头钉固定的患儿来说，可选择基于面罩的导航系统。理想的头部体位能够有助于以符合人体工程学的方式通过内镜有效到达鞍区、鞍上、蝶骨平台和斜坡区域。同样，对手术室内的手术人员、手术台、内镜设备和手术助手进行合理布局和精心设置，对实施高效、安全的手术也起着重要作用。在本章中，我们将讨论患儿手术体位和手术室设置的细节，为小儿内镜手术的成功铺平道路。

关键词：患儿手术体位，手术室设置，颅骨固定，神经导航

4.1 概述

　　患儿手术体位摆放和手术室设置是保证小儿内镜颅底手术成功和安全的关键。随着近年来神经内镜手术技术的进步，颅底外科的医疗设备成倍增加，不同的器械在手术室中占据的空间和干扰注意力的程度不同。因此，优化手术室设置、患儿体位和导航技术的使用，以确保工作流程顺利进行，改善人体工程学，并最大限度减少杂乱无章的情况是至关重要的。本章概述更新的关于小儿内镜颅底手术特有的手术体位和手术室设置。

4.2 患儿手术体位

　　患儿手术体位摆放是每台手术的关键环节，因为它决定了手术目标的可及性、可视性及在此过程中对患儿造成的任何潜在伤害。患儿的头部可以使用基于夹子 / 头钉的系统（图4.1）进行固定，该系统提供刚性固定，或者使用基于面罩的系统（图4.2）进行固定，该系统允许在手术期间自由转动头部。每种方法都有其优缺点，在不同的病例中，会倾向选择更有利的那一种方法。

　　Mayfield 头架（3 个头钉）或 Sugita 头部固定器（4~6 个头钉）可以通过分散多个钉位的压力来稳定头部。固定头部的钉数越多，每个钉位的压力就越小，使低龄患儿发生骨折的可能性越小。当头部固定在一定的位置后，手术中头部位置的任何改变都是不可行的。其缺点是无法适应手术过程中需要大范围的操作。小儿刚性头钉固定的另一个缺点是增加了颅骨

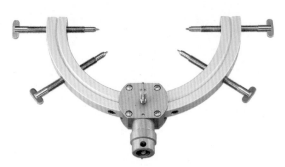

图 4.1　Sugita（杉田）头架。该器械展示了基于夹子 / 头钉的系统的基本原理。将患儿的头部放置在框架内，通过 4~6 个头钉将其稳定在固定位置，该图片由 Mizuho（瑞穗）公司提供

骨折、头皮裂伤或头钉部位血肿的风险。据报道，儿童头钉部位发生硬膜外血肿的概率为0.65%[1]。目前，对于颅骨固定头钉的应用尚无指南，但通常 3 岁以下的患儿应避免使用[2, 3]。

　　基于面罩的系统解决了刚性头部固定的缺点。患者的头部被放置在一个柔软的头枕托中（图 4.2A、B），这使得手术过程中头部可以轻松移动。这种头部移动的灵活性允许外科医师以符合人体工程学的方式弯曲、伸展或旋转患者的头部以进入颅底的不同区域。这将在本章后面进一步讨论。基于面罩的导航系统（图4.2C）被放置在患者的面部 / 前额，以允许通过准确的立体定向定位病变部位。需要注意的是，不固定头会增加手术过程中不必要的头部移动风险。另一种不需要颅骨固定的精确立体定向定位的选择是将定位栓直接拧入患者的颅骨。然而，这对于骨质较薄的低龄患儿来讲，可能不是一个很好的选择。

　　头部位置：根据病变的位置，头部可以定位于正中位，或沿矢状面的不同点屈曲或伸展（图 4.3B）。斜坡病变要求头部处于中立位至微屈位。位于鞍内的病变要求头部处于中立位或稍伸展的位置。鞍上和鞍膈平面的病变要求头部进一步伸展至与中立位约成 15° 角。根据病变的位置，头部倾斜度的变化是必要的，以改善人体工程学并方便直接到达病变。然而，由

于内镜本身可以定位于任何角度，头部位置设定的主要目标是提高外科医师舒适度，而不是提高病变可视化程度。如果有鞍膈平面病变的患者头部呈中立位或屈曲位，0° 内镜的位置就会离患者胸部太近，无法"仰视"，影响手术器械操作。同样的，如果患者存在斜坡病变，被夹在伸展的位置，为了能"向下看"，0° 内镜的位置会离患者的胸部太高，给外科医师提供尴尬的工作角度。

　　头部旋转，包括沿轴向平面转动头部（图 4.3A）和头部倾斜，即头部在冠状面旋转（图 4.3C），是头部位置固定的其他方法。通常，头部向主刀医师站立的一侧旋转和倾斜10°~15°，以改善人体工程学。对于右利手的外科医师，头部向右方旋转和倾斜，反之亦然。在患者头部处于刚性钉固定的情况下，最佳的头部位置是最重要的，因为这是整个手术中头部将保持的位置。更重要的是，为了尽量减少出血和减少静脉充血，应将头部抬高到心脏水平面以上，并进行背部弯曲或头高足低位，这一点非常重要。为了达到足够的头部抬高，手术床通常放置在离地面较低的位置。

4.3　手术室设置

　　在目前的手术中，每台手术都需要不同的团队成员在手术的不同阶段参与。此外，可以

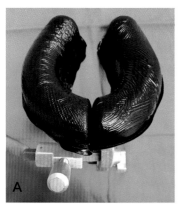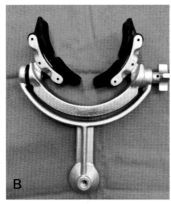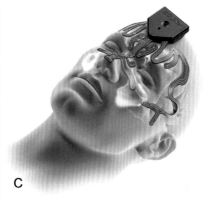

图 4.2　基于面罩的立体定向鼻内镜手术系统。A、B. 患者的头部被放置在头托枕上，不需要使用任何头钉和夹子，允许头部在手术过程中进行大范围的转动。C. 用于立体定向定位的基于面罩的导航系统。史赛克面罩被放置在患者的面部，用来注册患者的三维位置以便与术前影像相匹配（图像由美国史赛克公司提供）

从手术器械、术中成像、立体定向定位、神经监测、手术抽吸和消融装置等设备方面看到医疗技术的进步（参见第 5 章和第 6 章）。由于多

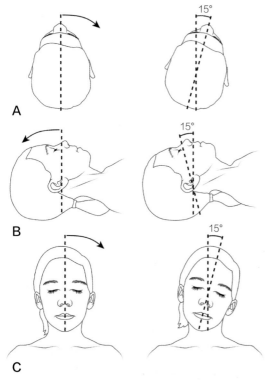

图 4.3　头部沿 3 个不同轴线定位，以获得最佳的手术入路和视野。A. 头部旋转（轴向平面）；B. 头部伸展或弯曲（矢状面）；C. 头部倾斜（冠状面）

种设备和人员的存在，最重要的是要有一个系统的手术室设置方式，以提升手术室的配置。

图像引导是内镜手术的重要组成部分。外科医师可以使用先前获得的 CT/MRI，或利用术中实时 CT（iCT）或术中 MRI（iMRI）。这种变化需要不同的手术室设置。使用先前获得的 CT/MRI 引导的手术室设置如图 4.4 所示。外科医师和助手站在手术台的两侧，他们都面对着图像引导显示器。内镜和图像引导显示器朝向患者头部放置。用于跟踪图像引导的红外摄像机也朝向患者头部放置。麻醉团队坐在手术助手的后面。

使用 iCT 的图像引导的手术室设置如图 4.5 所示。在这种情况下，CT 扫描仪环被放置在靠近患者头部的位置。外科医师和助手都站在手术台的同一侧，以便容纳 CT 扫描仪环。内镜和图像引导显示器被放置在外科医师和助手的对侧。这种设置的缺点是，一次只能有一名外科医师使用安装在对侧的内镜支架上的内镜进行手术。需要注意的是，红外摄像机放置在床尾，靠近患者足部，使其与三棱镜参考阵列及 CT 扫描仪环面的定位标记处于直接视线内，以便实时进行图像引导注册。最后，麻醉团队被安置在 CT 扫描仪环的后方[4]。

在这两种情况下，如果需要从大腿上取筋膜进行颅底修复，则应从患者的对侧大腿上取

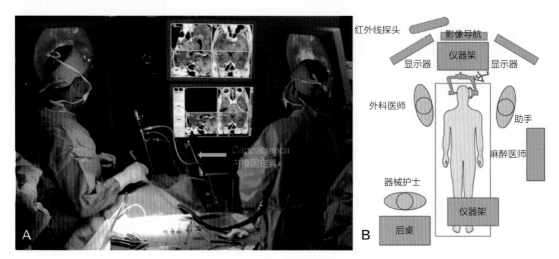

图 4.4　A. 利用术前 CT/MRI 进行立体定向定位的鼻内镜病例的手术室设置照片；B. 手术室设置示意图

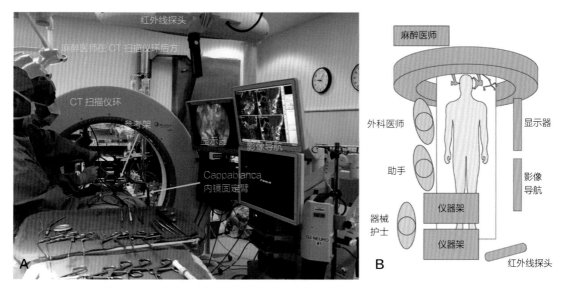

图 4.5   A. 术中 CT 图像引导立体定向定位的鼻内镜病例的手术室设置照片；B. 手术室设置示意图

材，而不是从外科医师所站的位置取材。这样，外科医师可以继续进行颅底手术，而助手则可以取皮瓣。

4.4   结论

在儿童内镜颅底手术中，患者的体位和手术室设置是确保手术安全和效率的关键。在儿童患者中，立体定向系统定位可以通过利用基于头钉／夹子系统或基于面罩的系统来实现。3 岁以下的儿童不适合用基于夹子或头钉的头架。根据病变的位置，患者头部可以沿着不同的轴线移动，以便更容易入颅和达到更好的视野显露。手术室的设置可以根据手术过程中使用的图像引导类型而有所不同。

参考文献

[1]   Vitali AM, Steinbok P. Depressed skull fracture and epidural hematoma from head fixation with pins for craniotomy in children. Childs Nerv Syst. 2008; 24 (8):917–923, discussion 925

[2]   Berry C, Sandberg DI, Hoh DJ, Krieger MD, McComb JG. Use of cranial fixation pins in pediatric neurosurgery. Neurosurgery. 2008; 62(4):913–918, discussion 918–919

[3]   Reavey-Cantwell JF, Bova FJ, Pincus DW. Frame-less, pinless stereotactic neurosurgery in children. J Neurosurg. 2006; 104(6) Suppl:392–395

[4]   Singh H, Rote S, Jada A, et al. Endoscopic endonasal odontoid resection with real-time intraoperative image guided computed tomography (CT). J Neurosurg. 2018; 128(5):1486–1491

第5章 器械

Walid I. Essayed，Khaled Radhounane，Theodore H. Schwartz，Harminder Singh

摘　要： 在本章中，我们将介绍经鼻内镜手术的器械进展及其在小儿神经外科中的应用。在回顾了内镜的技术创新后，我们将介绍其在不同手术阶段应用的进展。

关键词： 器械，内镜技术，颅底，三维内镜，小儿神经外科

5.1　概述

在过去的 10 年中，经鼻内镜手术（EES）逐渐成为成人前颅底病变的经典手术方法。随着手术器械和技术的不断发展，可通过经鼻入路治疗的手术范围将不断扩大。这种手术主要是在成人中发展起来的，因为成人中线部位颅底肿瘤的发病率较高，而且鼻窦的气化程度大；然而，随着手术经验的丰富和特别设计的精细手术器械的发展，小儿进行经鼻内镜手术的情况越来越多[1]。经鼻内镜手术的主要原则在儿童中与成人保持一致，但在小儿颅底内镜手术中必须考虑潜在的解剖学和生理学的局限性，如梨状孔的大小、蝶窦气化程度、斜坡水平颈动脉间距及上颌骨生长板的保护等[2]。

在这一章中，我们将回顾使内镜手术能够适应儿童患者的器械设备的进展。这些进展将根据手术中使用的情况进行讨论，首先讨论的是内镜的改进。

5.2　内镜和相关器械

5.2.1　内镜

内镜技术的不断改进，使颅底手术逐渐发生了革命性的变化。第一代内镜需要笨重的镜头，而且提供的图像清晰度低，照明效果差。随着技术的不断进步，这些局限性逐渐被打破，使得目前的内镜和高清摄像机能够呈现出前所未有的宽广、高清的术野图像。内镜的直径可以小到 2.7mm，鉴于幼儿鼻腔和鼻窦腔较小，这对幼儿来说是非常有用的[3]。

目前，颅底手术使用的内镜多为硬性内镜，长度为 18cm 或 30cm，直径为 2.7mm 或 4.0mm。由于大直径内镜的镜头较大，光线透射效果较好，因此直径 4.0mm 的内镜最常使用。从解剖学角度看，与成人相比，7 岁以下儿童的鼻腔明显狭窄[4]。在这种情况下，可以使用较窄的 2.7mm 内镜。然而，一些学者报道，体重超过 2.2kg 的婴儿可以使用直径为 4mm 的内镜[5]。鉴于儿童鼻腔空间小，当使用直径为 4mm 的内镜时，通常需要结合另一侧鼻腔操作，而不像成人那样可以通过同一鼻腔操作器械。内镜的长度较长（30mm），在这种情况下使用内镜支架是有帮助的。支架臂通常连接到内镜的长轴上，较长的支架臂可使大部分的固定装置远离鼻腔。这使得外科医师有足够的空间操纵手术器械，而不被支架臂阻碍。

使用经典的二维内镜时缺乏深度感应，目前使用三维内镜可以弥补这一不足[6]。解剖结

构之间的空间关系的可视化提高了手术的灵活性，同时缩短了内镜外科医师的学习曲线[6]。第一代三维内镜受到了多重限制：轴径大、缺乏角透镜、分辨率低。目前，新的技术正在克服这些限制，新一代的内镜能够呈现前所未有的手术区域的三维视图[6]。更好的深度感知有助于对解剖的理解和鼻腔内器械的安全操作，这对于具有变异的解剖标志和有限的鼻内空间的患儿至关重要。鉴于其 4mm 的直径，Visionsense 三维内镜一直是最常用于鼻内手术的器械。然而，由 Karl Storz 设计的新的三维内镜提供了类似的直径和双透镜技术，可以提供更好的颜色和光学效果（图 5.1）。

市面上有很多种角度的内镜镜头。标准套装通常包括 0°、30° 和 45° 物镜。0° 透镜提供手术视野的正面视图，是最常用的。30° 透镜有助于在拐角处操作，旋转透镜使可见的术野更大。45° 和 70° 的内镜多有助于观察。在这样的锐角下操作，不仅在技术上有一定的难度，而且对大多数外科医师来说也是非常具有迷惑性的。随着可调视角内镜的发展，如 EndoCAMeleon(Karl Storz，Tuttlingen，德国)，外科医师可以通过拨动调节旋钮，快速改变镜头角度，改变范围为 0°～120°，可以瞬间查看全景手术区域（图 5.2）。

在照明方面，内镜通常通过光缆与光源连接。有不同类型的光源可用(如钨丝灯、卤素灯、氙灯)，但由于氙灯的光谱特性，其可提供比经典的黄色卤素灯更白的光，氙灯是目前内镜颅底手术的首选光源[3]。通过内镜的荧光成像技术使包括荧光素、5- 氨基乙酰丙酸（5-ALA）和靛青绿（ICG）的可视化得以实现。荧光素常用于鉴别脑脊液漏[7-9]，而 5-ALA 和 ICG 已被用于在实验条件下区分肿瘤和正常腺体[10-12]。

5.2.2　内镜支架

内镜支架的使用是可选择的，因为许多中心更喜欢手持内镜操作。然而，稳定的术区视野对于促进双目显微手术解剖是有利的。因此，内镜支架可以成为内镜设备的一个有用的辅助工具[3]。它们必须确保稳定和安全的支撑，同时具备在整个手术过程中方便和快速调整的能力。

目前应用最广泛的是机械内镜固定臂，在固定到最终所需的位置后，可能会出现漂移的情况。然而，其低矮的外形使其易于安装（图 5.3）。它们的价格也比最新一代的气动和电子夹持臂低得多，尽管它们很笨重，但有助于确保更稳定的定位和平稳的驱动[3]。最常见的是 Mitaka 臂，它既可以安装在床上，也可以放置在地面上（图 5.4）。

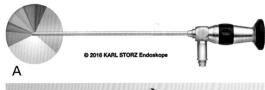

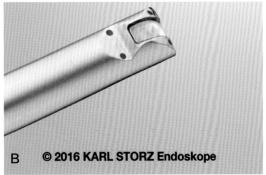

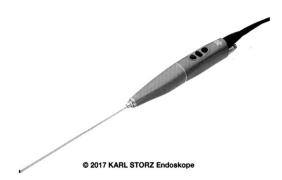

图 5.1　30° KARL STORZ 全高清三维内镜（此图片由 KARL STORZ Endoscopy-America,Inc. 提供）

图 5.2　A.EndoCAMeleon：Karl Storz 的可调视角内镜；B. 可调视角镜头的特写（此图片由 KARL STORZ Endoscopy-America, Inc. 提供）

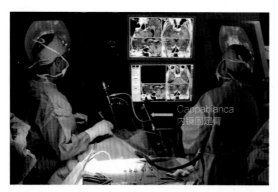

图 5.3   Karl Storz 的 Cappabianca 机械内镜固定臂

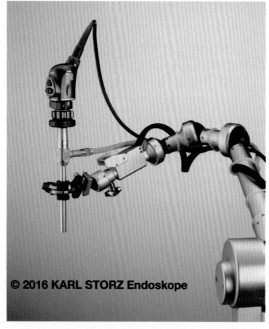

图 5.4   Mitaka 臂是气动内镜固定臂（此图片由 KARL STORZ Endoscopy-America, Inc. 提供）

更常见的情况是在手术过程中由助手协助握持内镜。二维内镜的动态活动可以帮助外科医师获得关于解剖和术野深度的反馈。明显的缺点是助手（持镜者）在长时间手术中出现疲劳，以及外科医师和助手的手在鼻腔附近交叉产生干扰。我们发现，在手术病例的入颅过程中可以使用手持内镜，然后在精细的颅内解剖操作和切除病变以获取病理的过程中可以用支架固定内镜，这种方式是很实用的。

5.2.3   冲洗系统

由于内镜镜头离术野很近，其经常被血液、液体和骨粉污染。市面上有多种内镜冲洗系统，其可以冲洗镜头，解决内镜被污染而视线经常模糊的问题，而不必从鼻腔取出内镜。其中一个可用的工具是抽吸式冲洗鞘（CLEARVISION II / K-ENDOSHEATH），它可以在术中同时进行冲洗和抽吸，由电动踏板启动泵控制。

一个较简便的替代方法是用连接到鞘上的生理盐水注射器和静脉输液管冲洗内镜。注射器施加持续的负压（通过轻轻向后拉动柱塞完成），以防止水滴积聚在镜头上，助手可以控制不同强度和持续时间的间歇性冲洗以保持镜头清晰。这种技术也有助于冲洗术野，特别是在颅底打磨过程中，如骨质表面变得高度反光和高温时。另一种选择是将液体从内镜外侧滴下，也可以清洁内镜，但这种做法一般不被选择。

5.3   术前规划与手术

5.3.1   神经导航和虚拟现实系统

病变组织经常会使发育中的小儿颅底的解剖结构变形，并使鼻内手术的标志模糊不清。因此，术前应用薄层 CT 和（或）MRI（含血管造影）对解剖进行全面评估是必要的。目前可用的软件工具能够将 CT、MRI 和血管造影的信息进行融合，以全面了解病灶周边的解剖结构。神经外科手术的术前演示已被证明有助于动脉瘤手术，也可能对内镜颅底手术有帮助[13, 14]。增强现实技术也可能对术中规划和手术导航有帮助[15]。

在这些手术入路中，标准的无框神经导航通常是非常有用的。考虑到发育中的解剖结构较难预测，以及缺乏蝶窦气化而经常需要进行广泛的颅底磨除，无框神经导航在儿童病例中显得尤为重要。当在磨钻一个非气化的窦时，CT 血管成像（CTA）也许是最有帮助的，它可以确定相邻的颈内动脉（ICA）的位置和到达病变的路径。钻头或其他手术器械的实时导航也很有帮助。

5.3.2 神经监测

术中神经监测（IONM）常用于开放性颅底手术，以确定和保留近端脑神经的功能。由于经鼻内镜手术应用逐渐扩展到鞍区以外的颅底疾病，其中包含从筛板到颈髓交界处的疾病，以及横向到海绵窦、Meckel 腔和颞下窝的疾病，全面的术中神经监测也成为扩大经鼻内镜手术的有用辅助监测技术[16]。外科医师应该熟悉目前可用的神经监测技术，以便更好地根据计划中的手术进行监测，并与神经生理学家进行更有效的沟通（表 5.1）。目前的直轴式监控显微解剖仪，可以允许外科医师在从海绵窦或岩骨尖切除肿瘤的同时，持续监测脑神经的活动。

5.3.3 微型钻头

颅底病变的显露和切除通常需要在靠近关键神经、血管结构的地方进行钻孔。现在，轻巧且符合人体工程学的微型钻头可用于经鼻内镜手术。锥形的手柄特别有用，因为它们通过其头端出色的可见性，增强鼻腔内的可操作性。鼻内钻头现在有直的和有角度的，可与神经导航一起使用（图 5.5）。

磨钻的使用通常从鼻腔内开始，首先使用切割钻头，然后在接近硬膜和颈内动脉时，在鼻窦内改用金刚石钻头。切割钻头具有侵袭性，可用于快速去除骨质，但无法止血。金刚石钻头具有良好的止血作用，但使用起来比较

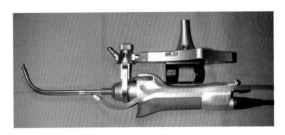

图 5.5　Medtronic-Xomed 的角钻，连接神经导航系统

烦琐，而且会产生过多的热量。为了避免切割钻头直接造成软组织损伤及金刚石钻头产生弥漫性热量，一些学者主张使用粗（或混合）金刚石钻头[17, 18]。在儿科中这可能是一个很好的选择，因为未气化的鼻窦可能使外科医师更易钻过软的颅骨。在实践中，一旦中线硬膜安全显露，周围骨蛋壳化改变，我们会更倾向于使用 Kerrison rongeurs 公司的器械逐步扩大颅底显露。

Sonopet 超声骨刀是去除骨质的另一种选择[19]。Sonopet 超声骨刀能够缓慢去骨，对下层硬膜或神经、血管结构的损伤风险较小。然而，在去除厚的骨质时，进度相当缓慢。

5.3.4 多普勒超声检查

在幼儿中，颈内动脉间的距离比成人小，不完全的蝶窦气化可能需要广泛钻孔，导致缺乏经典的解剖标志。所有这些特点导致易发生颈内动脉损伤及其潜在的严重并发症，突出了硬膜开放前准确定位颈内动脉的重要性[20, 21]。

表 5.1　术中神经监测[29]

中　线		侧　面	中线 EEG+EMG
经筛骨、经筛板		眶尖	动眼神经、滑车神经、展神经
经蝶窦、经鞍上、经鞍膈、经鞍结节	EEG、SSEP、MEP	至海绵窦	动眼神经、滑车神经、展神经
		翼状体	三叉神经
经斜坡		经斜坡 / 经岩骨	展神经、面神经
颈髓交界处		经枕髁 / 经颈静脉	舌咽神经、迷走神经、副神经、舌下神经

注：EEG. 脑电图；EMG. 肌电图；MEP. 运动诱发电位；SSEP. 躯体感觉诱发电位

术中微型多普勒超声是一种快速、简单、可靠的工具，因为它提供了关于颈内动脉或任何其他主要血管的准确实时数据[20]。肿瘤切除可能导致神经解剖学的改变，进而使神经导航缺乏准确性，而多普勒超声的实时反馈在这种情况下极为实用。

5.3.5　内镜微型仪器

传统的显微外科器械不适合用于经鼻内镜手术。这些卡口式的双轴器械很难在鼻腔内操作，因为鼻腔内的手术通道很窄，对于小儿来说，更是如此。因此，为经鼻内镜手术开发了各种不同长度（11～25cm）、小体积、单轴器械，可以沿着内镜的同一轴线进入鼻腔（图 5.6），这些器械是根据人体工程学设计的，其重心位于外科医师的手部，以更好地控制和平衡。

伸缩式刀片提供了更安全的插入方式，降低了损伤鼻黏膜的风险，同时刀片还能穿过狭窄的鼻腔。市面上有双重功能器械，可以同时进行缝合和抽吸，减少了不断切换器械的需求。已开发出的可旋转单轴器械，可以调整到任何所需的角度，而无须从鼻腔中取出器械（图 5.7）。有角度的器械和抽吸套管允许外科医师在只有通过有角度的内镜下才能看到的手术区域内进行操作。

经鼻内镜手术仪器有两种不同的手柄配置：手枪式手柄和镊子式手柄。手枪式手柄器械坚固耐用，与镊子式手柄器械相比，具有更高的扭矩和更强的咬合力。另外，镊子式手柄器械提供了良好的触觉反馈，并允许通过鼻腔进行精细、尖锐的解剖（图 5.8）。最受欢迎的手枪式手柄器械是由 Karl Storz 和 Integra（Wormald）生产的，而镊子式手柄器械包括 Sepehrnia（Karl Storz）和 Evans 可旋转器械（Mizuho America，Inc.）。现在，进一步的创新已经推动了可延展的单轴钳夹器械的发展，这种器械可以轻轻弯曲，以适应患者特定的鼻内解剖学结构。

5.3.6　肿瘤切除

超声外科吸引器（CUSA，Sonopet）现在已经被改进用于经鼻内镜手术，可以安全快速

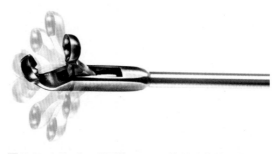

图 5.7　Mizuho 公司的 Evans 旋转式套装中的旋转式抓取器（该图片由 Mizuho America, Inc. 提供）

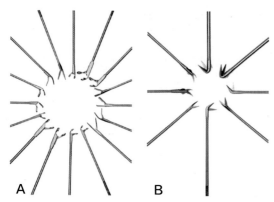

图 5.6　Mizuho 公司的 Evans 旋转套装中的单轴抓取器（A）和剪刀（B）的组合（该图片由 Mizuho America, Inc. 提供）

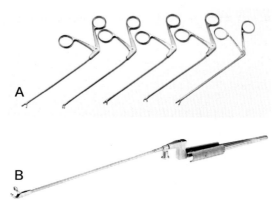

图 5.8　手枪式手柄（A）和镊子式手柄（B）器械。镊子式手柄器械来自 Mizuho 公司的 Evans 可旋转套装（此图片由 Mizuho America, Inc. 提供）

地用于切除肿瘤，特别是纤维性肿瘤。它们比显微外科的同类产品更紧凑、更轻、更纤细。但是，在重要的神经、血管结构附近使用时，应考虑热扩散的问题。

侧切抽吸装置（NICO Myriad，NICO，Indianapolis，IN）是一种有用的替代选择，因为它是纯粹的机械装置，在切除部位或沿其轴线不会产生热量。它的旋转尖端有利于引导切割孔远离关键的神经、血管结构[22]。在靠近血管结构的地方使用该仪器时应谨慎，因为其可能会被不小心吸进切割孔[22,23]。

另一种选择是 Surgi-Max（Elliquence，LLC，Baldwin，NY），它使用高频、低温无线电波气化纤维瘤，而不会有明显的热扩散和对邻近结构造成损伤[23]。器械的轴也可以弯曲，以适应鼻内解剖学结构，它有不同的尖端附件（图 5.9）。

5.3.7　止血

经鼻内镜手术期间出血是经常遇到的，而且处理起来很烦琐。鼻腔内可进行单极电针烧灼，并结合吸引器吸出烟雾，但不建议在鼻窦内和硬膜内进行。之所以不建议在鼻窦内和硬膜内使用，是因为此部位非常靠近重要的神经、血管结构。

单轴双极止血钳具有一系列不同的尖端，可以帮助外科医师在手术过程中进行止血[17,24]。常用手枪式手柄双极止血钳包括 Take-Apart

（Karl Storz）和 Stammberger（Karl Storz）。常用镊子式手柄双极止血钳包括 Stamm（Integra）和 Calvian Endo-pen（Sutter）。低流速的出血（毛细血管、静脉和小动脉出血）可以通过局部应用可吸收生物材料来止血（表 5.2）[25, 26]。

5.4　未来展望

随着技术的不断进步，内镜颅底外科医师可用的器械将继续增加，通过这种途径可进一步扩大手术范围。事实证明，虚拟现实和手术模拟是对受训者进行解剖评估和手术演练有益的练习工具。然而，其在手术室中的实施仍然有限。

增强现实技术可能打破限制，成为神经导航的下一个阶段，可以让外科医师将之前分割的结构（神经、血管、骨骼、肿瘤等）实时叠加到手术屏幕上[15]，通过显示屏，外科医师可在病例中根据需要获取图像、生命体征、参考文献等。

机器人技术将逐步成为未来手术室中不可缺少的一部分。语音控制的机器人内镜支架的使用已经有报道[27]。机器人化的柔性内镜和触觉器械的使用已经有报道，可能使外科医师能更有效地处理一些目前受到手术区域和自由度限制的病例[28]，甚至允许外科医师开展远程协助或指导手术。

新的生物材料和三维打印技术的发展也将提高颅底重建的可靠性，根据患者个体病变情

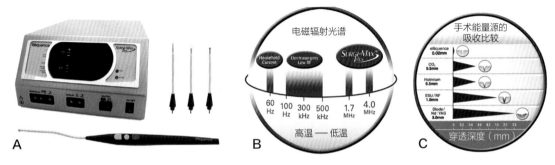

图 5.9　A.Surgi-Max（Elliquence，LLC）使用高频、低温无线电波气化纤维瘤，将热量扩散到周围组织的程度降到最低；B. 与传统的 Bovie 电灼术相比，Surgi-Max 的电磁辐射频谱几乎不产生热量；C. 手术能量源的吸收比较（图片由 Elliquence, LLC 提供）

表 5.2　内镜下手术中常用的生物材料汇总 [25, 26, 30]

生物材料	机　制	作用开始时间	不良反应
外用抗纤维蛋白溶解剂（氨甲环酸）	与蛋白酶原上的赖氨酸位点竞争性结合	在 2、4、6 分钟内改善术野止血的效果	无明显不良影响
明胶 - 凝血酶基质（SURGIFLO, FLOSEAL）	栓塞损伤血管，并在组织表面快速形成凝血	平均 2 分钟达止血效果	上皮细胞上纤毛消失，粘连增加，肉芽组织形成
微孔多聚糖止血球（ARISTA）	使血液脱水，浓缩血液成分，包括血小板、红细胞和凝血因子	30~45 秒达止血效果	无明显不良影响。不适用于神经系统和眼科手术
氧化甲基纤维素（SURGICEL）	激活内在凝血途径，形成凝胶状层（基质），保持凝结	应用后 2~8 分钟实现止血	无已知不良影响
纤维蛋白胶（TISSEEL）	形成纤维蛋白凝块	约 10 秒	可能接触到肝炎病毒、微小病毒 B19，可能出现过敏或过敏性反应
微纤维胶原蛋白（INSTAT MCH, AVITENE）	增强血小板聚集，释放蛋白质形成纤维蛋白	10 分钟内	潜在的感染、粘连形成、过敏反应
明胶海绵（GELFOAM）	形成有利于凝血的机械基质，血小板释放凝血酶	6 分钟 ±2 分钟	增加细菌生长，会在狭窄的空间中膨胀，造成潜在的问题

况进行定制。随着精准医疗和个体化医疗的发展，我们不难想象，不久的将来，即使是手术器械，也将为手术医师个人定制，进而针对患者个体化病变开展手术。届时，器械将真正成为外科医师双手的延伸。

参考文献

[1] Banu MA, Rathman A, Patel KS, et al. Corridor-based endonasal endoscopic surgery for pediatric skull base pathology with detailed radioanatomic measurements. Neurosurgery. 2014; 10 Suppl 2:273–293, discussion 293
[2] Banu MA, Guerrero-Maldonado A, McCrea HJ, et al. Impact of skull base development on endonasal endoscopic surgical corridors. J Neurosurg Pediatr. 2014; 13(2):155–169
[3] Gaab MR. Instrumentation: endoscopes and equipment. World Neurosurg. 2013; 79(2) Suppl:14.e11–14.e21
[4] Rastatter JC, Snyderman CH, Gardner PA, Alden TD, Tyler-Kabara E. Endoscopic endonasal surgery for sinonasal and skull base lesions in the pediatric population. Otolaryngol Clin North Am. 2015; 48(1):79–99
[5] Holzmann D, Bozinov O, Krayenbühl N. Is there a place for the endoscope in skull base surgery in children less than 5 years? J Neurol Surg A Cent Eur Neurosurg. 2014; 75(2):133–139
[6] Tabaee A, Anand VK, Fraser JF, Brown SM, Singh A, Schwartz TH. Threedimensional endoscopic pituitary surgery. Neurosurgery. 2009; 64(5) Suppl 2:288–293, discussion 294–295
[7] Banu MA, Kim JH, Shin BJ, Woodworth GF, Anand VK, Schwartz TH. Low-dose intrathecal fluorescein and etiology-based graft choice in endoscopic endonasal closure of CSF leaks. Clin Neurol Neurosurg. 2014; 116:28–34
[8] Jakimovski D, Bonci G, Attia M, et al. Incidence and significance of intraoperative cerebrospinal fluid leak in endoscopic pituitary surgery using intrathecal fluorescein.World Neurosurg. 2014; 82(3–4):e513–e523
[9] Raza SM, Banu MA, Donaldson A, Patel KS, Anand VK, Schwartz TH. Sensitivity and specificity of intrathecal fluorescein and white light excitation for detecting intraoperative cerebrospinal fluid leak in endoscopic skull base surgery: a prospective study. J Neurosurg. 2016; 124(3):621–626
[10] Hide T, Yano S, Shinojima N, Kuratsu J. Usefulness of the indocyanine green fluorescence endoscope in endonasal transsphenoidal surgery. J Neurosurg. 2015; 122(5):1185–1192
[11] Litvack ZN, Zada G, Laws ER, Jr. Indocyanine green fluorescence endoscopy for visual differentiation of pituitary tumor from surrounding structures. J Neurosurg. 2012; 116(5):935–941
[12] Rapp M, Kamp M, Steiger HJ, Sabel M. Endoscopic-assisted visualization of 5-aminolevulinic acid-induced fluorescence in malignant glioma surgery: a technical note. World Neurosurg. 2014; 82(1–2):e277–e279
[13] Chugh AJ, Pace JR, Singer J, et al. Use of a surgical rehearsal platform and improvement in aneurysm clipping measures: results of a prospective, randomized trial. J

Neurosurg. 2017; 126(3):838–844

［14］Kockro RA, Killeen T, Ayyad A, et al. Aneurysm surgery with preoperative three-dimensional planning in a virtual reality environment: technique and outcome analysis.World Neurosurg. 2016; 96:489–499

［15］Li L, Yang J, Chu Y, et al. A novel augmented reality navigation system for endoscopic sinus and skull base surgery: a feasibility study. PLoS One. 2016; 11(1): e0146996

［16］Elangovan C, Singh SP, Gardner P, et al. Intraoper-ative neurophysiological monitoring during endoscopic endonasal surgery for pediatric skull base tumors. J Neurosurg Pediatr. 2016; 17(2):147–155

［17］Vaz-Guimaraes F, Su SY, Fernandez-Miranda JC, Wang EW, Snyderman CH, Gardner PA. Hemostasis in endoscopic endonasal skull base surgery. J Neurol Surg B Skull Base. 2015; 76(4):296–302

［18］AlQahtani A, Castelnuovo P, Nicolai P, Prevedello DM, Locatelli D, Carrau RL. Injury of the internal carotid artery during endoscopic skull base surgery: prevention and management protocol. Otolaryngol Clin North Am. 2016; 49 (1):237–252

［19］Cappabianca P, Cavallo LM, Esposito I, Barakat M, Esposito F. Bone removal with a new ultrasonic bone curette during endoscopic endonasal approach to the sellar-suprasellar area: technical note. Neurosurgery. 2010; 66(3) Suppl operative:E118–, discussion E118

［20］Dusick JR, Esposito F, Malkasian D, Kelly DF. Avoidance of carotid artery injuries in transsphe-noidal surgery with the Doppler probe and micro-hook blades. Neurosurgery. 2007; 60(4) Suppl 2:322–328, discussion 328–329

［21］Tatreau JR, Patel MR, Shah RN, et al. Anatomical considerations for endoscopic endonasal skull base surgery in pediatric patients. Laryngoscope. 2010; 120 (9):1730–1737

［22］McLaughlin N, Ditzel Filho LF, Prevedello DM, Kelly DF, Carrau RL, Kassam AB. Side-cutting aspiration device for endoscopic and microscopic tumor removal. J Neurol Surg B Skull Base. 2012; 73(1):11–20

［23］Dhandapani S, Negm HM, Cohen S, Anand VK, Schwartz TH. Endonasal endoscopic transsphenoidal resection of tuberculum sella meningioma with anterior cerebral artery encasement. Cureus. 2015; 7(8):e311

［24］Kassam A, Snyderman CH, Carrau RL, Gardner P, Mintz A. Endoneurosurgical hemostasis techniques: lessons learned from 400 cases. Neurosurg Focus. 2005; 19(1):E7

［25］Antisdel JL, Matijasec JL, Ting JY, Sindwani R. Microporous polysaccharide hemospheres do not increase synechiae after sinus surgery: randomized controlled study. Am J Rhinol Allergy. 2011; 25(4):268–271

［26］Sindwani R. Use of novel hemostatic powder MPH for endoscopic sinus surgery: initial impressions. Otolaryngol Head Neck Surg.. 2009; 140(2):262–263

［27］Nathan CO, Chakradeo V, Malhotra K, D'Agostino H, Patwardhan R. The voicecontrolled robotic assist scope holder AESOP for the endoscopic approach to the sella. Skull Base. 2006; 16(3):123–131

［28］Cabuk B, Ceylan S, Anik I, Tugasaygi M, Kizir S. A haptic guided robotic system for endoscope positioning and holding. Turk Neurosurg. 2015; 25(4): 601–607

［29］Singh H, Vogel RW, Lober RM, et al. Intraoperative neurophysiological monitoring for endoscopic endonasal approaches to the skull base: a technical guide. Scientifica (Cairo). 2016; 2016:1751245

［30］Gall RM, Witterick IJ, Shargill NS, Hawke M. Control of bleeding in endoscopic sinus surgery: use of a novel gelatin-based hemostatic agent. J Otolaryngol. 2002; 31(5):271–274

第6章 经鼻内镜颅底手术中神经电生理监测

Parthasarathy D. Thirumala，Rafey A. Feroze，Ronak Jani，Jeffrey R. Balzer

摘 要： 在小儿患者中，内镜下经鼻入路（EEA）手术已成为除开放手术外治疗颅底肿瘤的另一种选择。然而，EEA 有损伤神经血管结构和颅神经的风险，导致短暂或永久性的神经功能损伤。术中神经电生理监测（IONM）已被证明可以降低颅底开颅手术中神经功能损伤的风险。在成人 EEA 手术中，多模态的 IONM 可以实时连续监测神经血管结构和脑神经。在笔者所在中心，IONM 已成为成人 EEA 手术的常规流程。在小儿 EEA 手术治疗过程中应该使用 IONM，因为它具有发现和减少围术期损伤的功能。本章简要介绍了 4 种常用的 IONM 方法。

关键词： neuromonitoring, somatosensory evoked potentials, brainstem auditory evoked potentials, motor evoked potentials, electromyogram, juvenile nasopharyngeal angiofibroma

6.1 躯体感觉诱发电位

颅底手术有神经、血管损伤的风险，躯体感觉诱发电位（SSEP）是一种常见的术中 IONM 模式。在 EEA 手术中，可以通过真皮下的针电极刺激双侧上肢尺神经/正中神经和下肢胫神经/腓神经进行监测。体感电位记录是沿着神经轴向上，从 Erb 点、颈椎到对侧体感皮质区的头皮（国际 10-20 系统头皮脑电图记录电极）。这可以同时评估周围神经、脊髓背侧神经束、脑干内侧丘系通路和体感丘脑皮质的神经连接完整性[1]。当患者的体位、颈椎体感通路的缺血/梗死或脑干的内侧丘系通路，或控制 SSEP 的皮质（包括体感皮质和丘脑）改变时会引起 SSEP 振幅和潜伏期的改变[2]。因此，在 EEA 手术中，SSEP 是一种敏感的诊断工具，它可以监测沿体感通路的神经、血管是否损伤。

与传统的开放手术相比，EEA 手术降低了小儿颅底肿瘤切除术的并发症发生率和死亡率，但仍存在血管损伤的风险。青少年鼻

咽血管纤维瘤（nasopharyngeal angiofibroma，JNA）是一种富含血管的肿瘤，通常在儿童患者中通过 EEA 手术进行治疗，在切除过程中有明显的出血和脑缺血风险（图 6.1）[3]。斜坡区肿瘤，如脊索瘤，可压迫脑干，损害脑干血流灌注[3]。在切除这类肿瘤时 SSEP 监测有助于识别术中血管损伤。在成人 EEA 手术研究中，SSEP 监测在预测神经功能缺损方面的阳性预测值为 80%，阴性预测值为 99.79%[2]。提示神经、血管损伤的 SSEP 变化表现为实时的、突然的或隐匿的 SSEP 波形变化[2]。

IONM 过程中 SSEP 波形的相关参数是皮质和皮质下波形的反应幅度和潜伏期[1]。美国神经电生理监测学会（ASNM）建议，SSEP 反应幅度降低 50%，潜伏期增加 10%，显著的变化有可能是神经损伤的征兆，应告知外科团队[4]。当 SSEP 发生显著变化时，可以找到变化的原因并进行合适的手术操作，以防止神经损伤。在成人 EEA 手术经验中，手术过程中监测参数出现明显改变而被逆转，患者出现

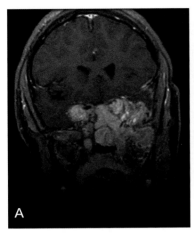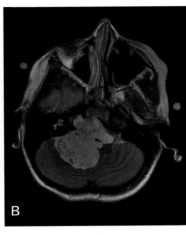

图 6.1　A.1 例 14 岁鼻咽血管纤维瘤患者，内镜下经鼻入路（EEA）手术，术中应用躯体感觉诱发电位（SSEP）、脑干听觉诱发电位（BAEP）和肌电图（EMG）进行神经监测；B.1 例 10 岁患者的 MRI T_2 加权像诊断为斜坡脊索瘤并进行手术，术中应用 SSEP、BAEP、EMG 进行神经监测

神经损伤的概率较小。影响神经传导的因素如神经纤维直径、髓鞘形成程度或突触发生影响 SSEP 振幅和潜伏期[5]。这些因素在婴幼儿期是不稳定的，在儿科患者中必须考虑到这些。由于受生理发育程度的影响，在手术过程中，解释基线数据及评估手术过程中 SSEP 的变化时，应将这些因素考虑在内。

同时记录皮质和皮质下神经组织电位变化通常可以区分 SSEP 变化的起源。例如，外科术后皮质缺血，表现为皮质记录电位的变化，而在颈椎层面的 SSEP 无明显变化。相反，患者体位的改变或手术环境的干扰，如钻孔或剥离组织，可能导致两个记录部位的 SSEP 发生改变。

动物模型中已经证实 SSEP 对皮质和皮质下缺血的敏感度。动物实验已证明脑血流量（CBF）下降至低于 $10\sim20ml/$（$100g \cdot min$）可引起 SSEP 反应幅度可逆衰减。动物研究也表明，随着平均动脉压（MAP）的增加，CBF 使被抑制的 SSEP 波幅恢复到正常范围[6]。同样，人类 CBF 减少至约 $14ml/$（$100g \cdot min$）已被证明可导致 SSEP 振幅降低 50%[7]。一个需要理解的重要概念是，在 IONM 期间，SSEP 反应（电波动）的消失发生在"离子泵故障"或细胞死亡之前[8]。因此，在 EEA 手术期间实时连续采集、监测 SSEP，可以在发生显著围术期神经损伤之前，通过恢复血流灌注而逆转脑缺血后的 SSEP 振幅下降[2]。

据笔者所知，SSEP 记录在儿童 EEA 手术中的应用只有笔者所在团队进行的一项研究。笔者报道了 129 例颅底肿瘤患儿在接受 EEA 手术过程中应用了 SSEP 监测[3]。SSEP 监测按如前所述，进行。图 6.2 显示 1 例接受 EEA 颅底手术的儿童 SSEP 图示。术前麻醉会引起 SSEP 变化及 MAP 变化，但术中均未见 SSEP 变化，术后无神经损伤[3]。

考虑到 SSEP 在成人颅底手术中的有效性及其在上述儿科研究中的成功实施，SSEP 在儿科 EEA 手术中可能也有价值。作为一种连续的 IONM 方法，振幅显著降低及潜伏期增加对鉴别缺血引起的躯体感觉通路损伤特别敏感。然而，SSEP 不提供关于运动通路的信息，需要多途径保护脑干降支通路免受缺血性损伤。

6.2　脑干听觉诱发电位

脑干听觉诱发电位（brainstem auditory evoked potential，BAEP）已成为颅底手术中涉及脑干、蜗神经和椎基底动脉系统 IONM 的常规操作。接收到听觉刺激后单侧头皮上可记录到 BAEP（通过置于外耳道的泡沫耳塞记录，$9.1\sim17.5Hz$ 的频率范围，$85\sim99dB$ 强度的 $100\mu s$ 长脉冲组成的脉冲声）。BAEP 监测上行听觉通路的功能完整性，起源于前庭蜗神经远

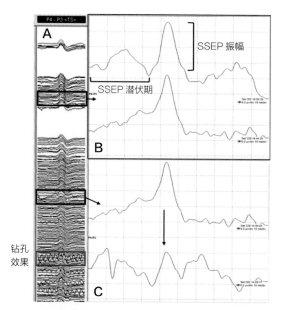

图 6.2 　 A.1 例接受内镜下经鼻入路 (EEA) 手术的儿童术中躯体感觉诱发电位 (SSEP) 监测，红色显示钻孔效果；B. 显示振幅和潜伏期测量的正常 SSEP 波形；C.EEA 手术中 SSEP 振幅的变化

端，至耳蜗核、上橄榄核、外侧丘系，终止于中脑下丘[9]。除了评估蜗神经传导通路外，BAEP 还对这些通路中组织缺血改变比较敏感。而且，BAEP 可用来评估经鼻内镜手术中小脑收缩的程度及其对蜗神经功能的影响，以及耳蜗、脑干在听觉通路中的血流灌注情况。

青少年鼻咽血管纤维瘤和斜坡肿瘤在切除时容易损伤血管，有必要在 EEA 手术过程中采取 BAEP 监测。BAEP 可以监测到听觉信号到脑干或通过脑干的通路受损，帮助识别术中血管受压和损伤情况。同时利用 SSEP 和 BAEP 联合监测提供了一种复合监测方法，除了利用 SSEP 监测 SSEP 的通路外，还可以通过脑干的 BAEP 监测听觉通路。

获得 BAEP 的监测基线需要在麻醉下完成、体位摆放后，并且要在手术进入脑干结构之前进行。合成波形通常由 5 个峰组成，这 5 个峰值对应远端听神经、近端听神经、耳蜗核、上橄榄复合体和下丘[9]。每一个解剖结构都是神经元活动的发生器，并可以耐受局部缺

血。图 6.3 是 1 例接受 EEA 手术的儿科患儿的 BAEP 波形。

每个峰的振幅和从一个峰到下一个峰的潜伏期（峰间潜伏期）可以用来评价 BAEP 的反应。考虑大多数 EEA 手术涉及位于或高于上橄榄核水平的脑干，V 峰的振幅和潜伏期的改变代表了所观察到的大部分变化[9]。一般来说，当 BAEP 发生振幅持续下降或潜伏期增加时需要告知外科医师，因为这表明沿听觉神经元的信号传输通路受损。ASNM 建议，如果与基线相比，潜伏期增加 10%（1ms）和（或）V 峰值幅度减少 50%，就应提醒外科医师[4]。然而，这些指南并不是针对儿童的，需要进行对照研究，为儿童患者建立警报标准。

与 SSEP 类似，血管因素可引起 BAEP 波形的改变。远端后循环血管闭塞（如大脑后动脉）可导致后期 BAEP 峰消失，近端血管闭塞则会阻止听觉刺激向耳蜗或蜗神经核传播，导致所有 BAEP 峰消失。针对灵长类动物的研究表明，脑干血流量减少 [12～15ml/（100g·min）] 导致的脑干缺血增加了 BAEP 波形的潜伏期[10]。类似地，在人类 EEA 手术过程中也观察到与

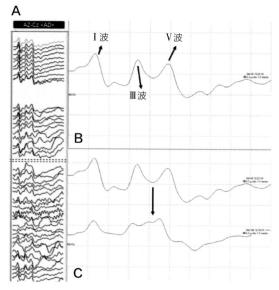

图 6.3 　 A. 小儿内镜下经鼻入路（EEA）手术中脑干听觉诱发电位 (BAEP) 的监测；B. 有Ⅰ、Ⅲ、Ⅴ波的 BAEP 波形变化图示；C.EEA 手术中Ⅴ波振幅的变化

肌肉动作电位（MAP）下降相关的 BAEP 可逆性变化[1]。在 EEA 手术过程中 V 峰值反应的显著变化表明灌注减少或收缩压下降而导致的神经损伤[9]。

在儿童患者 EEA 手术过程中应用 BAEP 监测的报道比较少。笔者所在团队报道了 16 例儿童患者应用 BAEP 监测[3]。笔者监测到 2 例患者的 V 波振幅随着肌肉动作电位增加而发生一过性变化，他们都未出现术后功能障碍。BAEP 改变的 2 例患者均为青少年鼻咽血管纤维瘤[3]。因此，BAEP 可用于评价 EEA 手术期间桥小脑角（CPA）结构和脑干灌注情况。

6.3　运动诱发电位

运动诱发电位监测（MEPs）传统上用于脊柱手术，但现在普遍用于幕上和幕下手术。经颅 MEP 是通过头皮电极使用一系列 50～75μm 持续时间的方波持续恒压刺激初级运动皮质而产生的。采用复合肌肉动作电位（CMAP）的形式记录对侧上肢和下肢骨骼肌肉系统。因此，MEP 可以评估皮质脊髓束运动神经元的功能完整性及皮质下行通路和脊髓下行通路。每个刺激 / 反应周期提供了对皮质脊髓束的即时评估。因此，它不是一个连续的 IONM 方法。

在 EEA 手术过程中，MEP 可以帮助评估锥体皮质脊髓束的功能。尽管尚未就预警标准达成共识，但振幅一致降低 50% 被认为是显著变化[11, 12]。据笔者所知，迄今为止没有研究报道 MEP 在儿科或成人 EEA 手术中的应用。脑神经（CN）MEP 对经颅电刺激的反应也有记录，由于经颅刺激引起的电扩散，MEP 监测结果与术后神经预后相关性较差，但尚未成为 IONM 的主要监测方法。

6.4　肌电图

肌电图（EMG）是一种在成人颅底手术中监测单个脑神经功能的常用技术，在发现和预防脑神经损伤方面显示出了良好的效果[13]。脑神经的粗细不同，走行曲折，具有精细的神经外膜，使得它们在肿瘤压迫和切除的情况

下更容易受损。神经损伤可由手术器械的机械创伤、意外操作和手术中缺血引起。手术切除靠近脑神经的肿瘤时可出现不自主的机械激活自发肌电活动，导致脑神经去极化和由此产生的运动神经元动作电位。手术显露脑神经也可以借助电生理信号定位，诱发电位是神经支配的肌肉组织产生一个复合肌肉动作电位（CMAP）。由于 EEA 手术的性质，如果不使用电刺激和诱发肌电图（t-EMG）技术，通常很难在术中清楚地识别脑神经。

虽然许多脑神经有运动和感觉成分，但是 EMG 监测只是评估这些神经的运动功能。笔者的监测方案包括眼外肌如内直肌、上斜肌和外直肌的 EMG 记录。这些记录允许在肿瘤切除过程中分别评估动眼神经、滑车神经和展神经的完整性[13]。咬肌用于评估三叉神经的运动成分，而眼轮匝肌、口轮匝肌和颏肌用于评估面神经[14]。双极记录电极分别放置于软腭、声带、斜方肌和舌，用于监测舌咽神经、迷走神经、副神经或舌下神经[15]。

大量的研究报道了在桥小脑角听神经瘤切除时面神经功能的 EMG 评估，提示使用 EMG 监测有利于保护神经功能[14]。脑神经肌电监测也已被用于成人 EEA 手术过程定位和预防脑神经损伤[13, 15]。肌电监测有两种方式，即自由描记肌电图和诱发肌电图。

6.4.1　自由描记肌电图

自由描记肌电图（f-EMG）是对肌肉活动的实时连续记录，表现形式为棘波、脉冲和神经紧张性放电，这些肌肉活动可能由手术器械或手术野冲洗引起[15]。笔者使用 2 个标准的 13mm 针电极，放置于对应特定脑神经支配的肌肉组织中，用于监测 f-EMG 活动。在基线上，f-EMG 是没有电活动的。在 EEA 手术期间刺激脑神经时，可记录到低频（10～30Hz）、振幅 50～2000μV 的短周期单相或多相脉冲。这些放电通常是可逆性。相反，以高频（＞100Hz）、持续时间长（＞100ms）和高振幅为特征的神经紧张性放电表明有神经损伤。笔者

所在团队根据有限的认识提供 f-EMG 活动的实时音频反馈给外科团队，作为改变手术策略的警示。

虽然 f-EMG 在 EEA 手术中有显著的效用，但仅在颅底手术中对面神经的诊断准确性进行了评估。根据笔者的经验，成人 EEA 手术中有舌下神经的紧张性放电。然而，切断神经不会导致 f-EMG 活动，这突出了该技术的重大局限性。笔者所在团队的分析显示 f-EMG 在定位脑神经方面具有很高的灵敏度，但在识别脑神经缺陷方面价值有限[13, 15]。

据笔者所知，Elangovan 等的研究是唯一一项描述 f-EMG 在小儿 EEA 手术过程中用于术中电生理监测的报道。对 62 例小儿 EEA 手术患者的 321 条神经进行 f-EMG 监测[3]。55 条神经有 f-EMG 显著的肌电活动，266 条神经无 f-EMG 电活动。在 f-EMG 显著组和 f-EMG 无显著活性组中，脑神经受损的发生率分别为 9% 和 1.5%[3]。f-EMG 监测在鉴别脑神经损伤时具有灵敏度（55%），但是具有高特异度（83%）和高阴性预测值（98%）[3]。有显著变化的 f-EMG 组，术后神经受损的发生率较高，反映了术中对脑神经的更多波及，增加了损伤的可能性。f-EMG 的低灵敏度可以通过使用诱发肌电图技术来改善。

6.4.2　诱发肌电图

诱发肌电图（t-EMG）是以复合肌肉动作电位的形式来记录，这些肌电位是由脑神经支配的肌肉受到刺激引起的。与 f-EMG 不同，t-EMG 不是一种连续的脑神经监测方法。在手术过程中，将单极刺激器放入手术区域，并在需要时将回路电极放置在患者的前额或肩上，从而提供电流。根据笔者的经验，分离式单极刺激器也可在提供电刺激的同时进行显微外科操作。笔者在脑神经监测中使用恒定电压刺激，因为电流传递的一致性不易受电阻率变化影响。神经生理学工作人员为外科团队提供实时

的 t-EMG 活动反馈。

由于 f-EMG 通常不能提供神经离断的预警，补充 t-EMG 已被广泛用于听神经瘤切除过程中的面神经功能保护，以达到更精细的定位和更精确的测量[14]。t-EMG 波形可以通过记录波形的刺激阈值（mV）、起始潜伏期（ms）和复合肌肉动作电位（CMAP）振幅（μV）来评估。刺激阈值被定义为诱发目标肌肉产生 CMAP 所需的最小电流，这些电流可以显示出接近神经结构的程度或神经功能的保留程度。研究表明，脑神经损伤伴随着刺激阈值的改变[14]。因此，如果可能，笔者通常在切除前后在 EEA 手术中获得阈值反应。CMAP 振幅与受刺激肌纤维的数量成正比，因此反映了目标脑神经中完整轴突的数量。反应程度一般以最大多相波形的峰间振幅来测量（图 6.4B）。最后，起始潜伏期是刺激到 CMAP 开始的时间（图 6.4B）。在神经损伤的情况下潜伏期可能增加，但也受刺激电极与脑神经距离的影响。

不幸的是，在儿童 EEA 手术过程中使用 t-EMG 的数据很少。然而，笔者所在团队在儿童 EEA 手术电生理监测中常规使用 t-EMG[3]。图 6.4 记录了 1 例儿科患者的 t-EMG 反应示例。据笔者所知，尚未有报道证明 t-EMG 在预防脑神经损伤或影响儿童或成人 EEA 手术过程中的疗效。然而，基于传统颅底手术方法的经验，笔者相信 t-EMG 术中监测可能对小儿 EEA 手术有益。

6.5　结论

在传统颅底手术过程中使用的各种术中监测方法在小儿 EEA 手术过程中也显示出了有效性。然而，对这些技术在儿童中的应用进行评估的研究相对较少。还需要更多的研究来标准化术中 IONM 技术和警报提示，进一步巩固上述 IONM 技术在儿科 EEA 手术过程中的应用。

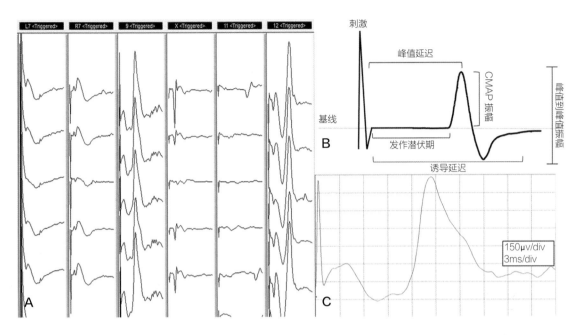

图 6.4　A. 1 例 10 岁脑肿瘤患者在接受 EEA 手术时进行 2000mV 刺激后脑神经（Ⅶ、Ⅸ、Ⅹ、Ⅺ、Ⅻ）的 t-EMG 反应；B. 典型 t-EMG 波形的感兴趣参数；C. 对图 A 中描述的患者进行舌咽神经 2000mV 刺激后的示例反应

参考文献

［1］Thirumala P, Lai D, Engh J, Habeych M, Crammond D, Balzer J. Predictive value of somatosensory evoked potential monitoring during resection of intraparenchymal and intraventricular tumors using an endoscopic port. J Clin Neurol. 2013; 9(4):244–251

［2］Thirumala PD, Kassam AB, Habeych M, et al. Somatosensory evoked potential monitoring during endoscopic endonasal approach to skull base surgery: analysis of observed changes. Neurosurgery. 2011; 69(1) Suppl operative:64–76, discussion ons76

［3］Elangovan C, Singh SP, Gardner P, et al. Intraoperative neurophysiological monitoring during endoscopic endonasal surgery for pediatric skull base tumors. J Neurosurg Pediatr. 2015:1–9

［4］American Electroencephalographic Society. Guideline eleven: guidelines for intraoperative monitoring of sensory evoked potentials. J Clin Neurophysiol. 1994; 11(1):77–87

［5］Gilmore R. The use of somatosensory evoked potentials in infants and children. J Child Neurol. 1989; 4(1):3–19

［6］Symon L. The relationship between CBF, evoked potentials and the clinical features in cerebral ischaemia. Acta Neurol Scand Suppl. 1980; 78:175–190

［7］Lopez JR. Intraoperative neurophysiological monitoring. Int Anesthesiol Clin. 1996; 34(4):33–54

［8］Astrup J, Symon L, Branston NM, Lassen NA. Cortical evoked potential and extracellular K + and H+ at critical levels of brain ischemia. Stroke. 1977; 8(1): 51–57

［9］Thirumala PD, Kodavatiganti HS, Habeych M, et al. Value of multimodality monitoring using brainstem auditory evoked potentials and somatosensory evoked potentials in endoscopic endonasal surgery. Neurol Res. 2013; 35(6): 622–630

［10］Baik MW, Branston NM, Bentivoglio P, Symon L. The effects of experimental brain-stem ischaemia on brain-stem auditory evoked potentials in primates. Electroencephalogr Clin Neurophysiol. 1990; 75(5):433–443

［11］Macdonald DB. Intraoperative motor evoked potential monitoring: overview and update. J Clin Monit Comput. 2006; 20(5):347–377

［12］Singh H, Vogel RW, Lober RM, et al. Intraoperative neurophysiological monitoring for endoscopic endonasal approaches to the skull base: a technical guide. Scientifica (Cairo). 2016; 2016:1751245

［13］Thirumala PD, Mohanraj SK, Habeych M, et al. Value of free-run electromyographic monitoring of extraocular cranial nerves during expanded endonasal surgery (EES) of the skull base. J Neurol Surg Rep. 2013; 74 (1):43–50

［14］Acioly MA, Liebsch M, de Aguiar PH, Tatagiba M. Facial nerve monitoring during cerebellopontine angle and skull base tumor surgery: a systematic review from description to current success on function prediction. World Neurosurg. 2013; 80(6):e271–e300

［15］Thirumala PD, Mohanraj SK, Habeych M, et al. Value of free-run electromyographic monitoring of lower cranial nerves in endoscopic endonasal approach to skull base surgeries. J Neurol Surg B Skull Base. 2012; 73(4): 236–244

第 7 章 经鼻通道和入路

Harminder Singh，Jeffrey P. Greenfield，Gustavo J. Almodóvar-Mercado，Vijay K. Anand，Theodore H. Schwartz

摘 要：许多鼻内手术入路已经在文献中描述过。这些文献使用了各种各样的术语和手术入路，有时对于新手来说很难理解。在这一章中，我们提出一个简单的算法来概念化这些方法。这些方法基于 5 种不同的入路，必须通过这些入路才能到达不同的前颅底区域。

关键词：经蝶窦入路，经筛窦入路，经翼突 / 上颌窦入路，经鼻入路，经额入路

7.1 经蝶窦入路

蝶窦被称为"通向前颅底的大门"，经蝶窦可进入蝶鞍、鞍结节、蝶骨平台、上斜坡、内侧海绵窦（CS，图 7.1）。

经蝶窦入路手术首先将中鼻甲（图 7.2）和上鼻甲推向一侧，并识别位于上鼻甲后蝶筛隐窝的蝶窦口（图 7.3）。

根据病理情况，可使用磨钻选择单侧或者双侧扩大蝶窦口以进入蝶窦。必须注意不要从下外侧刺入蝶腭动脉（SPA）的范围，因为这会导致不必要的出血。SPA 为鼻中隔黏膜供血动脉。在必须取鼻中隔黏膜瓣（NSF）修复颅底时，保护供血动脉至关重要（图 7.4）。

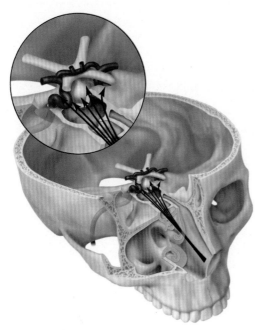

图 7.1 经蝶窦入路是最常用的入路，可到达蝶鞍、鞍上池、内侧海绵窦和上斜坡区域

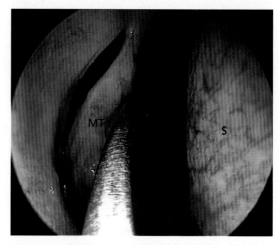

图 7.2 右侧鼻腔。将中鼻甲（MT）推向一侧可以扩大进入上鼻甲空间。鼻中隔在右侧。S. 蝶鞍

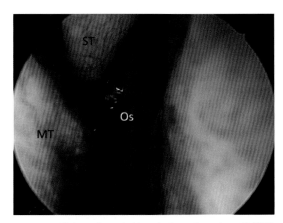

图 7.3 蝶窦口（Os）位于上鼻甲（ST）后的蝶筛隐窝。MT. 中鼻甲

前方）。

3 型：蝶鞍型（蝶窦后壁位于蝶鞍前壁、后壁之间）。

4A 型：蝶鞍后型：蝶窦后壁位于蝶鞍后壁后方。

4B 型：蝶鞍后型：蝶窦后壁位于蝶鞍后壁的后方，蝶鞍后壁气化。

在儿童经鼻内镜手术过程中，甲介型蝶窦是相对局限的，因为可以很容易地钻开骨松质到达蝶鞍（图 7.7）。

外侧可移除视神经与颈动脉之间的骨质，或内侧颈动脉隐窝，以显露颈内动脉内侧。该

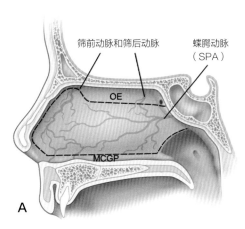

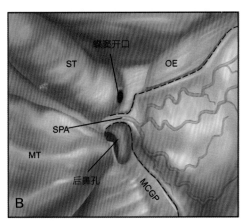

图 7.4 蝶腭动脉（SPA）相对于蝶窦口和蝶窦的位置，以及摘取鼻中隔黏膜瓣时需要的手术切口（虚线）。在儿科患者，需要保留嗅上皮（OE）和上颌嵴生长板（MCGP）。A. 矢状面视图；B. 冠状面视图。ST. 上鼻甲；MT. 中鼻甲

切除蝶窦前壁以获得蝶窦区域全貌（图 7.5）。切除鼻中隔后 1/3（由上方筛骨的垂直板和下方的犁骨组成）可以通过双侧鼻腔进入蝶窦。如果使用 NSF 重建颅底，也应移除犁骨的后下部分（"龙骨"）。该操作可防止 NSF 血管蒂扭结，并使皮瓣与颅底齐平，促进愈合[1]。

在儿童中，蝶窦可发生不完全气化。在矢状面，描述了 5 种不同的气化模式[2]（图 7.6）。

蝶窦分型如下。

1 型：甲介型（完全缺失或蝶窦极小）。

2 型：蝶鞍前型（蝶窦后壁位于蝶鞍前壁

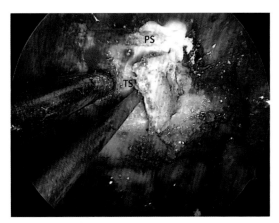

图 7.5 蝶窦内视图。从上到下，识别出以下结构：蝶鞍（S）、蝶鞍结节（TS）、蝶骨平台（PS）、斜坡（C）

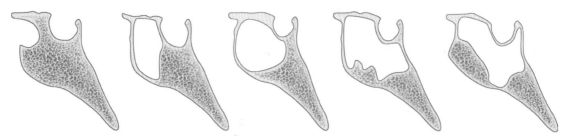

图 7.6　矢状面蝶窦气化模型。从左到右为 1 型甲介型、2 型蝶鞍前型、3 型蝶鞍型、4A 型蝶鞍后型、4B 型蝶鞍后（蝶鞍后壁空气化）型

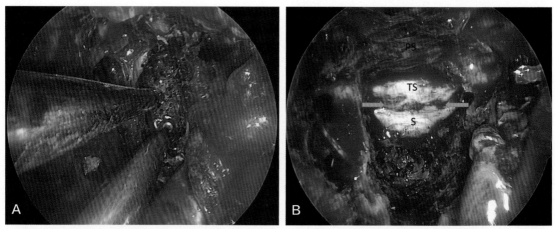

图 7.7　A. 类型 1：甲介型，可以很容易钻开骨松质到达蝶鞍；B. 用高速钻头磨除蝶窦内骨松质，显示蝶骨平台（PS）、蝶鞍结节（TS）和蝶鞍（S）

开口可向下侧方延伸以显露内侧海绵窦（CS）中的颈内动脉虹吸段。为了进入外下侧部分海绵窦，必须切除内侧翼板（mPP），以获得更好的显露（图 7.8）。

7.2　经筛窦入路

通过经筛窦入路可以从前面的额窦到后面的蝶窦进入外侧前颅底。通过这条入路可以到达眶尖、外侧海绵窦和颅前窝（虽然是筛房）。筛前动脉和筛后动脉是重要的标志，必须烧灼并切断（图 7.9A、B）。

首先去除钩突（上）以显露筛泡，然后采用从前向后方式，外侧达上鼻甲行全筛窦切除术（图 7.10），显露上方的蝶筛隐窝（筛窦顶部，通向颅前窝）和外侧筛板（通向内侧眼眶；图 7.11，图 7.12）。

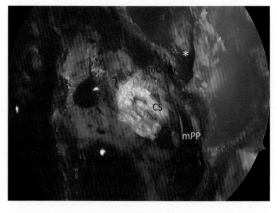

图 7.8　蝶窦左侧内镜视图，显示内侧视神经 – 颈动脉内隐窝（mOCR）和内侧翼板（mPP）。海绵窦（CS）内侧的骨质已被钻头钻开。为了进入海绵窦外上方（*），已将蝶窦外前方的筛窦气房移除。为了进入海绵窦的外下方，必须切除部分上方内侧翼板（mPP）

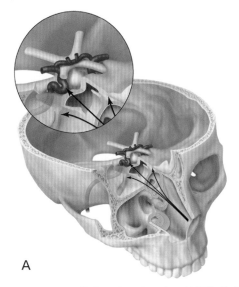

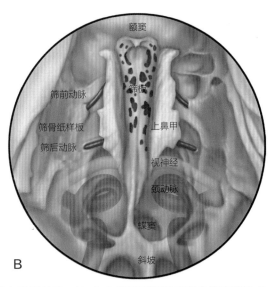

图 7.9 A. 经筛窦入路显露眶尖、外侧海绵窦和筛前房的颅前窝；B. 在上鼻甲两侧进行完全筛窦切除术。注意筛前动脉和筛后动脉的位置

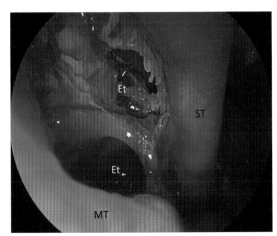

图 7.10 全筛窦切除术，外侧到上鼻甲（ST），头端到中鼻甲（MT）等。Et. 筛窦气房

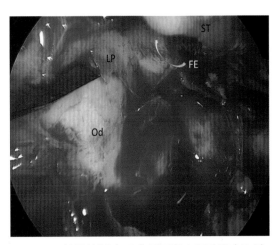

图 7.12 摘除筛板（LP）显示眶内硬脑膜（Od）。上方的蝶筛隐窝（FE）被上鼻甲（ST）遮蔽

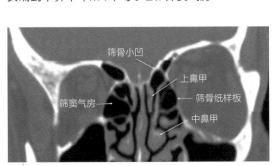

图 7.11 冠状 CT 图像显示筛窦气房与鼻甲、上方筛骨小凹和侧方筛板

经蝶窦联合筛窦入路可到达海绵窦的外上方。为了进入海绵窦的外下方，必须移除内侧翼板的上部分（图 7.8）。

在使用该入路之前，必须研究后筛窦解剖结构的个体化变异。筛窦气房为筛窦后部延伸至蝶骨，毗邻视神经（图 7.13）。蝶窦外侧壁颈内动脉的走行可能有变化，蝶窦的气化也可能有变化[3]，这些变异使神经、血管结构存在受损风险（图 7.14）。

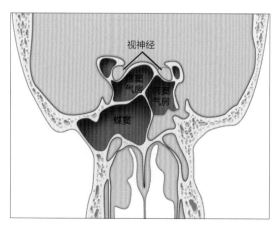

图 7.13 筛窦气房。后方筛窦延伸至蝶窦上的蝶骨，在外上方与视神经相邻

7.3 经翼突 / 上颌窦入路

经翼突 / 上颌窦入路可以进入翼腭窝、颞下窝、Meckel 囊区，还有外侧岩尖（图 7.15）。

该入路开始需要将中鼻甲置于中间，并鉴别钩突和筛泡（EB，图 7.16）。上颌窦口（在半月裂孔内）被钩突遮蔽。

切除钩突，并于上颌窦口行扩大造口。打开筛泡和筛窦气房（图 7.17）。筛嵴或筛窦嵴

（CE），是蝶腭动脉（SPA）穿出蝶腭孔的良好定位标志。切除腭骨垂直板和上颌窦后壁显露翼腭窝（图 7.18，图 7.19）。腭骨的垂直板形成翼腭窝的内侧壁。上颌窦后壁形成翼腭窝前壁。

翼腭窝神经、血管解剖图如图 7.20 所示。

SPA 是上颌内动脉（IMA）的一个分支，通过蝶腭孔由翼腭窝至鼻腔。电凝并切断 SPA，将翼腭窝内容物向外侧推，显示翼管神经（VN，图 7.21）。VN 进入位于蝶窦底与 mPP 交界处的翼状管，沿蝶窦底走行。沿着 VN 进入翼状管将引导我们找到颈内动脉，这是鼻内镜手术的一个重要标志。

进一步向外侧穿透翼腭裂（PMF），将显露颞下窝，其中有下颌神经（V$_3$，图 7.22）。颞下窝的顶是蝶骨大翼的下表面，包含两个颅底孔隙，即卵圆孔（通过 V$_3$）和棘孔（通过脑膜中动脉）。

在内侧翼板内侧和后方钻孔可显露蝶窦外侧隐窝和海绵窦硬膜。脑膨出有时起源于蝶骨窦外侧隐窝内的 Sternberg 管，这是由于蝶骨大翼和蝶骨基底部未完全闭合形成外侧颅咽管。

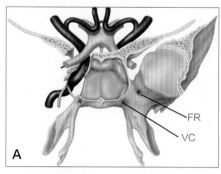
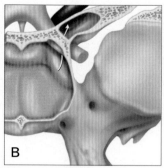
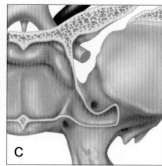
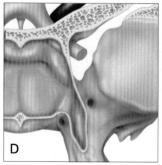
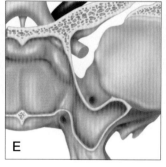

图 7.14 冠状面蝶窦的气化变异。A. 体型：气化局限于蝶窦体；B. 小翼型：气化的蝶窦通过视柱（箭头）进入前斜突；C. 大翼型：气化蝶窦在圆孔（FR）和翼管（VC）之间向外侧延伸进入蝶骨大翼；D. 翼状型：气化蝶窦在圆孔和翼管之间向外侧延伸，向下延伸至翼突；E. 全外侧型：蝶窦向外侧延伸至蝶骨大翼和翼突

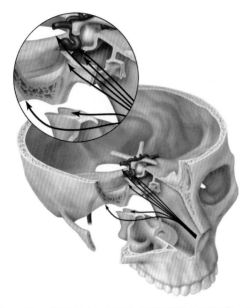

图 7.15　经翼突 / 上颌窦入路便于进入翼腭窝、颞下窝、Meckel 囊区和岩尖

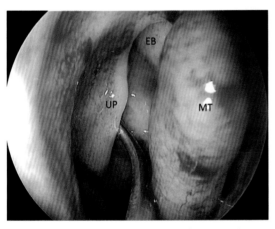

图 7.16　右侧鼻孔。中鼻甲（MT）被置于中间，以显示钩突（UP）和筛泡（EB）。上颌窦开口被钩突遮挡。探针尖端位于上颌窦开口

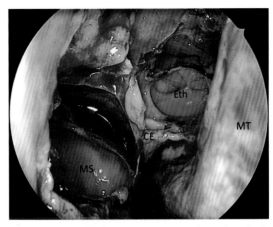

图 7.17　钩突被移除，并行上颌窦（MS）口扩大造口术。打开筛泡后，显露筛骨（Eth）气房。利用筛嵴（CE）定位蝶腭动脉，因为它起源于蝶腭孔。MT. 中鼻甲

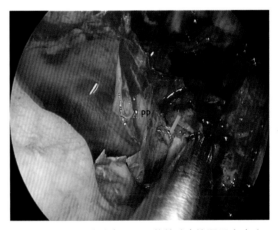

图 7.18　蝶腭动脉（SPA, 蓝箭头）从翼腭窝穿出。切除腭骨垂直板（PP）显露翼腭窝

　　沿翼状管后方在翼骨内侧钻孔，可到达颈内动脉的斜坡旁段和破裂孔交界处。然后使用标准"蛋壳"技术从颈内动脉内侧钻到外侧，显露颈内动脉。需要时可推开颈内动脉以到达外侧岩尖病变（图 7.23）

　　在翼管和圆孔（通过 V$_2$）之间钻孔有助于四边形间隙显露，可到达海绵窦和 Meckel 腔的病变。翼管和颈内动脉相连。四边形间隙（图 7.23 蓝色阴影）内侧是颈内动脉斜坡旁段，下方是颈内动脉破裂孔段，外侧是上颌神经（V$_2$）外侧，上侧是展神经（第Ⅵ对脑神经）和眼神经（V$_1$）。沿 V$_2$ 打开四边形间隙硬脑膜，显露 Meckel 腔病变（图 7.23）。

7.4　经鼻入路

　　所有的鼻内镜入路都以鼻孔为入口。经鼻入路被定义为一个不需要越过鼻窦腔就能到达

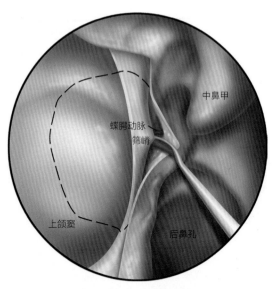

图 7.19　为了进入翼腭窝，需要切除腭骨垂直板和上颌窦后壁

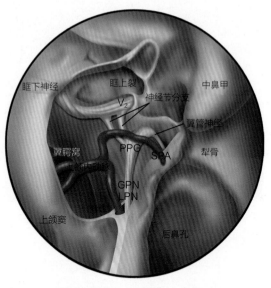

图 7.20　翼腭窝的神经、血管解剖。蝶腭动脉（SPA）是上颌内动脉（IMA）的一个分支，在蝶腭孔穿出。电凝 SPA 并切断，向外侧推翼腭窝内容物，显示进入翼状管的翼腭神经。V₂. 圆孔处上颌神经；PPG. 翼腭神经节；GPN. 腭大神经；LPN. 腭小神经；PMF. 翼上颌裂

术区的入路。从前到后，这些解剖结构是筛板、内侧岩尖、颈静脉孔、斜坡下 2/3、颅颈交界区和齿状突（图 7.24）。

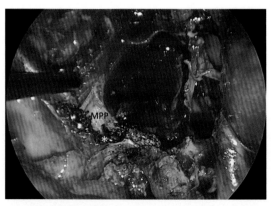

图 7.21　电凝蝶腭动脉（SPA）并切断(*)。翼腭窝的内容物被推向一侧以显露翼管神经（VN，蓝箭头）进入翼状管。MPP. 内侧翼板

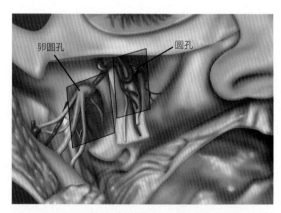

图 7.22　翼腭窝（黄色阴影）和颞下窝（红色阴影）

筛板位于鼻中隔外侧、中鼻甲内侧，是一个狭窄的通道，通常位于上鼻甲内侧（图 7.9A）。筛板经常是脑膨出的部位，当到达颅前窝时，如果有神经母细胞瘤和嗅沟脑膜瘤，必须将筛孔连同蝶筛隐窝一起切除（图 7.25）。

沿着鼻底与硬腭平移，可以到达斜坡和齿状突。在儿童中，凸出的咽扁桃体有时会阻塞后鼻孔（图 7.26）。使用 Bovie 烧灼术于咽后肌垂直切开，可切除咽扁桃体，并可到达下斜坡和第 1 颈椎前弓（图 7.27）。可以钻开第 1 颈椎椎弓到达齿状突尖端。

颈内动脉破裂孔段（C₃ 段）和岩骨段（C₂ 段）是颈内动脉的外侧界限，通过保持在 C₃ 水平翼腭神经和 C₂ 下方咽鼓管内侧可避免

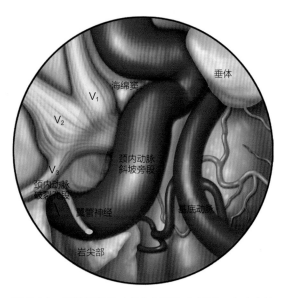

图 7.23　四边形间隙（蓝色阴影）内侧是颈内动脉斜坡旁段，下方是颈内动脉破裂孔段，外侧是上颌神经（V₂）外侧，上侧是展神经（第Ⅵ对脑神经）和眼神经（V₁）。沿 V₂ 打开四边形间隙硬脑膜，进入 Meckel 腔病变。V₃. 下颌神经

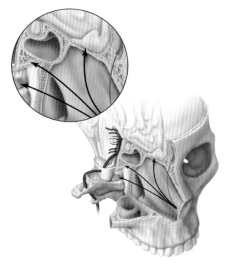

图 7.24　经鼻入路不涉及任何鼻窦腔隙。经筛板入路可以到达斜坡下 2/3 和齿状突。额窦可通过额部入路（紫色箭头）到达

损伤（图 7.28）。内侧岩尖也可到达咽鼓管内侧；然而，到达颈静脉孔可能需要移动咽鼓管。

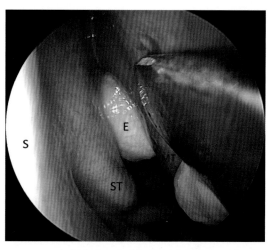

图 7.25　左侧鼻孔。鼻中隔外侧出现脑膨出（E）。中鼻甲（MT）被器械推向一侧。S. 鼻中隔；ST. 上鼻甲

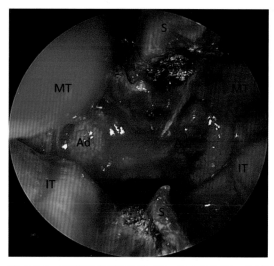

图 7.26　采用双鼻道鼻咽入路，鼻中隔切除，儿童患者中，大的 Ad 腺样体会阻塞后鼻孔。S. 鼻中隔；MT. 中鼻甲；IT. 下鼻甲。Ad. 腺样体

7.5　经额入路

经额入路可进入额窦和颅前窝（图 7.24）。通常需要 30° 或 45° 的神经内镜观察额隐窝（额窦向鼻腔开放）、中鼻甲外侧和筛窦气房内侧。额窦口（隐窝）可通过 Draf Ⅲ 型改良神经内镜广泛打开，可以观察双侧额窦全景。可打开额窦后壁进入颅前窝，为到达鸡冠处提供手术通道（图 7.29）。

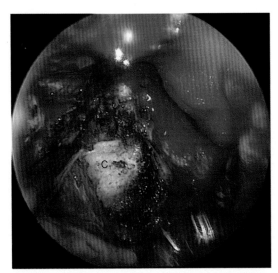

图 7.27　咽扁桃体被切除，用 Bovie 电灼在咽后肌做一个垂直切口，显露下方第 1 颈椎环（C_1）的前弓。也可以烧灼斜坡黏膜以显露斜坡（C）

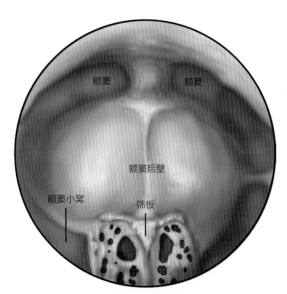

图 7.29　可双侧打开额窦口，获得额窦全景

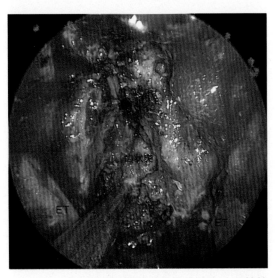

图 7.28　取下第 1 颈椎前弓显露齿状突。咽鼓管（ET）标志着咽鼓管的外侧解剖边界

有些患者可能存在额窦气房，被错认为额窦后壁。为了到达额窦后壁，必须移除这些额外的气房。查看术前 CT 图像时，应告知外科医师前颅底存在这些额外的气房及其位置。

7.6　结论

本书第二部分介绍了上述入路单用或联合应用治疗儿童前颅底的病变。对这些手术入路及其局限性和固有缺陷有了解剖学上的了解，将为外科医师通过鼻内入路安全、成功治疗该部位的病变做好准备。

7.7　额外资料

通过在线解剖视频，全面了解通过鼻内镜观察前颅底解剖结构的方法。

● The Rhoton Collection：Anterior Skull base part 1 and 2,2D 视频，AANSNeurosurgery。YouTube 频道。

● The Rhoton Collection：The Nose for Neurosurgeons, 2D 视频 ,AANSNeurosurgery。YouTube 频道。

参考文献

[1]　Schwartz TH, Fraser JF, Brown S, Tabaee A, Kacker A, Anand VK. Endoscopic cranial base surgery: classification of operative approaches. Neurosurgery. 2008; 62(5):991–1002, discussion 1002–1005

[2]　Güldner C, Pistorius SM, Diogo I, Bien S, Sesterhenn A, Werner JA. Analysis of pneumatization and neurovascular structures of the sphenoid sinus using cone-beam tomography (CBT). Acta Radiol. 2012; 53(2):214–219

[3]　Wang J, Bidari S, Inoue K, Yang H, Rhoton A, Jr. Extensions of the sphenoid sinus: a new classification. Neurosurgery. 2010; 66(4):797–816

第8章　经颅鼻联合入路

Jennifer L.Quon，Gerald A.Grant，Peter H.Hwang，Griffith R.Harsh IV，Michael S.B.Edwards

摘　要：经颅鼻联合入路被用于治疗多种不同的颅底病变。这种术式在成人中已被广泛应用。在儿童患者中，单纯的经鼻入路会受到鼻道狭窄和鼻窦气化不足的限制。对于一些广泛向幕上扩展生长的病变，单纯经颅入路固然可获得足够的显露，但如果肿瘤沿颅底生长或进入鼻腔，则需要应用联合入路以获得最佳切除通道。神经外科医师与耳鼻喉科医师合作是这个术式的关键。

关键词：联合入路，颅底肿瘤，小儿颅底

8.1　患者选择

前颅底病变患者因肿瘤侵犯眶周、视神经管、眶上裂、蝶鞍、海绵窦等部位，可表现为内分泌功能障碍、脑神经受压等多种症状[1]。病变继续向幕上蔓延可导致视交叉受压或导致第三脑室阻塞和脑积水。

8.1.1　经颅入路

（1）解剖优势：对于直径大于 4cm 或体积大于 80cm³ 的肿瘤，采用经颅入路实现全切除是可行的[2]。

（2）局限性：经颅入路需要明显的脑塌陷才能显露蝶鞍。对扩展到蝶窦和鼻腔的肿瘤，这种入路具有挑战性。

8.1.2　经鼻入路

（1）解剖优势：单纯内镜下经鼻入路有利于切除颅外向鼻旁窦侵犯的肿瘤，其可通过经蝶窦、经筛窦、经翼突间隔等入路显露。当肿瘤明显侵犯第三脑室和侧脑室时，仅用内镜就很难充分显露[3]，需要通过切除鞍结节和蝶鞍平台而扩大经蝶窦入路，并配合使用角度内镜

才能进入鞍上池和第三脑室[3]。

（2）局限性：肿瘤侵犯侧脑室是很难通过单纯的内镜下经鼻入路进入的。向颈内动脉外侧延伸的肿瘤也不能采用单纯的内镜下经鼻入路进行全切除[4]。对于超出筛板的肿瘤，特别是向眶外扩展的肿瘤，则可能需要开颅[5]。蝶窦气化最早在 2 个月时开始，但可能要到 9 岁左右才能气化完全[6]。所以对于低龄儿童，内镜下经鼻入路可能会受到颈内动脉间距离小和蝶窦气化不足的限制。

8.1.3　联合入路

（1）解剖优势：联合入路在减少对周围解剖损伤的同时，实现对肿瘤进行更广泛的切除。该入路适用于肿瘤向鞍下和鞍上广泛生长的情况[4]。联合入路可通过扩展进入不同的通道显露肿瘤，当肿瘤侵犯眶周、视神经管、海绵窦或颅前窝、颅中窝时，单路手术不能安全全切时，需要制订联合入路手术计划。联合入路可通过结合各单一入路的优点而获益，同时可避免各单一入路的缺点。

内镜下经鼻入路可显露从额窦后壁到枕骨

大孔前方范围内的颅底病变。联合入路的经颅入路部分则可在内镜下经鼻入路的基础上加上额下、翼点或眶颧入路[3]。内镜下经鼻入路甚至可以与乙状窦后入路相结合[4]。单一内镜下经鼻入路在显露额窦和颅前窝外侧及瞳孔中线外侧时会受限。在鞍旁区，肿瘤向颈内动脉外侧延伸是内镜下经鼻入路的相对禁忌证。广泛累及硬膜或颞叶的肿瘤侵犯翼腭窝和颞下窝是单纯内镜下经翼点入路的手术禁忌。在单一入路全切肿瘤失败后，也可以在短期内（首次手术选择的入路无法全切肿瘤）或稍后（肿瘤复发后，选择另一入路更有利肿瘤切除，而非首次手术入路）使用联合入路。联合入路手术是为了达到对肿瘤的完全切除。

（2）肿瘤病理：某些肿瘤亚型因其具有的特性而更适合一些特定的入路。联合入路对恶性颅底肿瘤如神经母细胞瘤、斜坡脊索瘤及额筛骨瘤和巨大垂体腺瘤特别适合。联合入路也适用于一些富血管病变，如青少年鼻咽血管纤维瘤（juvenile nasopharyngeal angiofibroma，JNA）。对于这类肿瘤，外科医师在仅采用内镜下经鼻入路时，会面临难以控制的术中出血[1-5, 7]。对于恶性肿瘤，显露肿瘤边缘正常组织对全切除肿瘤至关重要[5]。例如，对于脑组织广泛受累的鼻窦癌，采用联合入路手术治疗可能切除更彻底和安全。联合入路也可用来治疗合并向下、向外侧侵犯鼻旁窦的蝶骨嵴脑膜瘤；这些肿瘤通常广泛累及硬脑膜，单纯经颅入路切除肿瘤后合并术后脑脊液漏概率极高[1]。虽然大多数前颅底的脑膜膨出可以通过单纯内镜下经鼻入路治疗，但对于大面积的脑膜膨出，或者鼻窦的解剖结构发生了显著的改变时，则可能需要采用联合入路治疗[8]。

（3）特别注意：大多数联合入路手术需由神经外科医师和耳鼻喉科医师共同完成。术前颈内动脉球囊阻塞试验可用于评估闭塞颈内动脉的安全性。有时术前肿瘤栓塞术可减少部分脑膜瘤及JNA切除术时的出血[9]。

更广泛的肿瘤切除会增加脑脊液漏的风险[4]。利用带血管蒂鼻中隔皮瓣等组织和材料多重封闭重建颅底，对防止脑脊液漏极为重要。在广泛切除的病例中，配合整形手术技术可实现眼眶和颅底的重建。另外由于联合入路手术通常手术时间较长，一些外科医师会倾向分期手术。

8.2　典型病例分析

对于肿瘤扩散超出单一入路可及范围的病例，在笔者所在机构进行有计划的联合入路手术已成为常规。目前在儿科患者中采取联合入路手术治疗的数据很少。虽然内镜下经鼻入路在儿童中应用越来越普遍，但报道的联合入路的经验非常有限。笔者在儿童中采用联合入路手术治疗过颅咽管瘤、Rathke囊肿、JNA、嗅神经母细胞瘤、腺泡状横纹肌肉瘤和婴儿色素性神经外胚叶肿瘤。下面讨论几个病例示例。

8.2.1　病例1：颅咽管瘤

（1）临床资料：患儿，男，10岁，早期表现为间歇性头痛数年，无其他神经损害体征。后期患儿出现呕吐和昏睡，头颅CT显示颅底存在轻度钙化的病变，中线偏移约4mm。MRI显示病灶起源于颅底蝶鞍，大小约4.7cm×6.9cm×7.6cm，呈多房囊性（图8.1），病变向下侵犯并填塞了蝶窦和筛窦，向外侧侵犯双侧海绵窦。此外，病变向上生长，将视交叉向上推移，并压迫额叶。患者除了有尿崩症外，无视野缺损或内分泌异常，亦无矮小和肥胖这些儿童颅咽管瘤常见的典型特征。考虑尿崩症可发生于颅咽管瘤及生殖细胞瘤等病变。为确认颅咽管瘤的诊断，并排除其他如肉瘤等恶性病变，先期对该患儿进行了经鼻内镜下活检。

（2）手术入路：考虑病变属于良性，结合其自上而下的解剖特点，决定采用上下联合手术入路全切肿瘤。手术方案为首先通过双侧额下开颅术从上方剥离切除肿瘤。在幕上手术结束后，再从下方置入鼻内镜探查切除，直到确定没有残余肿瘤。

在手术准备开始时，静脉给予患者类固醇激素和抗生素。提前于腰大池置管，用于降低颅内压和术后进行脑脊液引流，以防止术

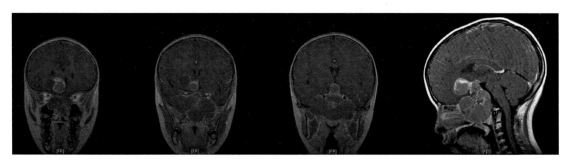

图 8.1　病例 1：术前冠状面和矢状面 MRI

后脑脊液漏。患者取仰卧位，头部用三钉式 Mayfield 头架固定于中立位，轻微后仰伸颈，注意不要屈颈。用神经导航系统帮助识别周边重要结构。患儿鼻部消毒并覆盖无菌巾，取全冠状切口。选择完整额瓣开颅，骨瓣左后方保留血管蒂以保持其血供。进行帽状腱膜下剥离直至眶缘水平，分离基底时要注意避免损伤眶上神经和血管。凿开眶上孔松解眶上神经，并在骨膜下剥离直到双侧眶内、中线至鼻额缝水平。骨瓣切开范围包括双额骨、眶缘及双侧眶板。于矢状窦的两侧和颞肌下翼点外侧关键孔钻孔，利用铣刀游离双侧额骨骨瓣。分离眶顶和鸡冠硬膜，用摆锯、小骨锤和骨凿行眶上截骨术。开放眶上孔及周边骨质对扩大额下通路至关重要，通过开放眶前部通道，使外科医师在额叶底面无或仅有很小间隙的情况下获得更多视野。然后切开矢状窦两侧硬膜分离矢状窦，用 2 根 2-0 缝线将矢状窦和大脑镰共同结扎后切断。从术前安置的腰大池导管释放脑脊液使额叶塌陷。应用湿脑棉覆盖脑组织表面以保持大脑湿润，隔着湿脑棉用 Greenberg 3/8 英寸（1 英寸 =2.54 厘米）脑压板轻轻抬起额叶。使用神经导航系统定位肿瘤的颅内部分及其额叶内范围。显露了嗅神经和嗅球后按计划切断右侧嗅束。部分切除右侧的回直，以避免在显露巨大肿瘤时造成额叶过度牵拉。然后应用手术显微镜进行精密的显微解剖。

从周围额叶白质中分离出相对坚硬的肿瘤包膜。先沿肿瘤外侧缘进行分离，再沿肿瘤下侧和内侧进行剥离。肿瘤囊内可见钙斑

的双折射征，这是颅咽管瘤的典型表现。从肿瘤包膜上将右侧大脑前动脉 A_1 段、颈内动脉床突段和视神经游离。然后沿着大脑前动脉 A_1 段内侧到达前交通动脉复合体（anterior communicating，Acom）。继续沿肿瘤包膜解剖双侧颈内动脉、大脑前动脉 A_2 段及视神经。打开外侧裂及识别保留黏附于肿瘤包膜的 M1 穿支也很重要。在再次手术或放疗后的患者中进行这种显微剥离的风险更高，这些患者的血管壁周围外膜常已经被破坏。故在复发颅咽管瘤患者手术前进行计算机体层摄影血管造影（CTA）检查以排除假性动脉瘤或血管病变是非常必要的。在囊内切除大部分肿瘤减压后，可轻轻牵引肿瘤包膜，沿包膜将肿瘤与额叶白质及下丘脑分离。与下丘脑和基底神经节粘连紧密的肿瘤包膜可残留下来，强行切除很可能会导致严重的下丘脑功能障碍。向蝶窦内生长的肿瘤通常难以和正常垂体分辨和分离。最终，经颅切除了约 90% 的肿瘤。然后耳鼻喉科医师开始进行第 2 阶段的内镜下经鼻入路手术。但如果患儿非常幼小，术中出现额叶肿胀或凝血功能障碍，则第 2 阶段的手术可选择择期进行。

经蝶鞍行扩大筛窦切开术可显露前颅凹和后颅凹。残留的中线骨性间隔及蝶窦和筛窦被侵蚀破坏的骨质均需清除。然后在神经导航系统的指引下根治性切除颅内剩余的肿瘤及包膜。术中见肿瘤包膜沿软腭与鼻腔黏膜及基底动脉粘连非常紧密。

闭合切口时，首先游离部分骨膜瓣，作为

游离移植物覆盖于颅底骨切除后形成的窦腔。通过右侧鼻孔置入内镜检查瘤腔，探查并切除任何发现的残余肿瘤。再从上方通过扩大蝶鞍入路利用内镜检查切除肿瘤后所有角落。除了前面提到的与双侧大脑前动脉 A_2 段紧密粘连的包膜外，使用内镜确认肿瘤达到全切。向双侧鼻道内分别置入膨胀海绵，从下方支撑重建的颅底。然后用带血管蒂的颅骨膜瓣覆盖前颅底。用骨凿和摆锯劈开右侧额骨，取一片 2cm×1.5cm 的游离骨片放置于颅前窝底颅骨缺损处，重建骨性缺损。于颅骨骨膜瓣周边用组织胶固定。鸡冠周围的硬膜缺损用基质硬膜移植物配合纤维蛋白止血胶修补封闭，其他部位的硬膜常规缝合，应用 Tack-off 缝线在额部颅骨缺损区进行缝合。眶额区骨瓣以可吸收固定材料固定重建。术后保留了腰大池引流管，但保持夹闭状态，直到第 1 次术后 MRI 检查结束——通常会进行一系列术后扫描。随后开放腰大池引流管，以 10ml/h 的速度引流。术后，患儿在儿科重症监护治疗病房（pediatric intensive care unit，PICU）进行术后治疗，需要经常检查血钠水平，特别关注抗利尿激素分泌不当综合征（SIADH）和尿崩症（DI）的发生。患儿最终病理诊断为颅咽管瘤，患儿在术后 10 年的随访中未见任何肿瘤复发（图 8.2）。

（3）基本原理：颈内动脉间距，鞍上范围。

8.2.2　病例 2：青少年鼻咽血管纤维瘤

（1）临床资料：3 例 JNA 患者均采取联合入路手术治疗。他们的症状包括鼻出血、鼾症、鼻塞、面部麻木和听力丧失。在所有这 3 例病例中，可见肿瘤明显累及颅底，包括从鼻腔、筛窦、上颌窦、眶尖、蝶窦、斜坡和颞下窝到海绵窦和颅中窝。有的还合并骨缺损。由于该类肿瘤均广泛累及多个颅底间隙，决定使用开放和内镜联合入路治疗。考虑到肿瘤血供非常丰富，对这些患者均进行了术前栓塞治疗。图 8.3 是 1 例具有典型术前 MRI 表现的患者。

（2）手术入路：设计自耳前区开始，向后到耳后正上方，越过颞上线，朝向前外侧发际的弧形切口。经皮肤、皮下组织、帽状腱膜和骨膜浸润注射 5ml 局部麻醉药。在眶缘前移软

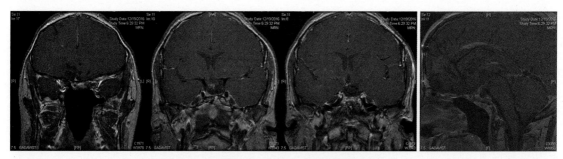

图 8.2　病例 1：术后冠状面和矢状面 MRI

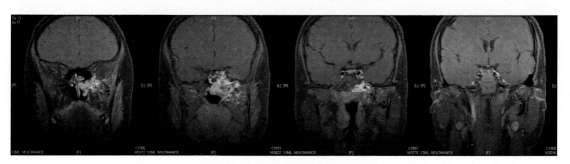

图 8.3　病例 2：术前冠状面 MRI

组织瓣，在颞前颞脂肪垫下分离以保护面神经分支。眶缘从外眶角向下显露至与颧弓交界处。将颧弓从前后方附着的肌肉上游离出来，直到显露出颧弓根 - 上颌连接处及后方区域。从颞上线切断并游离颞肌，通过颧弓开口从颞窝向下方移位，直到显示出颅中窝底的前下部。进行 3 次环锯切开术形成游离的颧弓骨瓣，骨窗下缘达颅底。于颞极下方从后向前分离，并进一步切除颞下外侧的骨质。可见肿瘤侵犯并穿透颅骨外板，用咬骨钳切除所有被肿瘤侵犯的骨质。在耳鼻喉科团队的协作下，先通过切除蝶骨大翼的翼状结构和周围软组织及被肿瘤累及的骨结构，显露并切除颞下间隙的肿瘤。然后在内镜下经上颌、经颧弓入路进入肿瘤的翼腭窝和颞下窝部分，并通过经鼻 - 蝶入路进入肿瘤的蝶窦和鼻咽部分。同时在耳鼻喉医师的帮助下从下方解剖及显露出海绵窦的下外侧。利用多普勒超声识别颈内动脉和海绵窦，并通过 Stealth Station 神经导航系统进行再次确认后，切除海绵窦内肿瘤。同时交替从翼腭窝上端切除肿瘤，直到切除从蝶骨大翼下方延伸至蝶窦腔的肿瘤。两个入路的交替使用使肿瘤的解剖和显露变得相对容易。此时，进一步经鼻切除鼻腔到蝶窦内的肿瘤后，可见肿瘤沿蝶腭孔长出，并沿翼管神经向后方延伸。采用外侧入路联合内镜下经鼻入路，经翼腭窝向颞叶及颞下窝侧方切除残余的肿瘤。检查肿瘤切除后的各个间隙表面肿瘤是否已全部切除。彻底止血后用抗生素溶液冲洗残腔。颅中窝底与鼻腔的通道以明胶海绵填塞。检查硬脑膜完整性后，于其表面覆盖一层 Surgicel 止血纱布。还纳骨瓣，用微型钛板固定。将颞肌复位，与其上方和后方的筋膜缝合固定。还纳颧弓，用微型钛钉和连接片固定。用 2-0 Vicryl 缝线及皮钉分层缝合帽状腱膜及头皮，关闭切口。经鼻通道的上部以明胶海绵填充。待患者苏醒，拔除气管插管。安全平稳地送患者入重症监护室。

其中 1 例具有代表性的术后 MRI 表现见图 8.4。

（3）基本原理：肿瘤向颈内动脉外侧延伸，肿瘤血管。

8.3 辅助治疗

8.3.1 放疗

在采用经颅鼻联合入路切除鼻窦恶性肿瘤后，通常需要进行术后放疗处理可能残余的微小病变。其他，如侵犯眶上裂或海绵窦而不能完全切除的肿瘤，也需要术后放疗以控制残余病变[1]，斜坡脊索瘤手术切除后亦常规需要辅助采用立体定向放疗、放射外科手术或质子束放疗[4]。某些鼻腔恶性肿瘤，如鼻窦未分化癌和嗅神经母细胞瘤，也需考虑术后新辅助放疗[5]。

8.3.2 化疗

对于一些高 Kadish 分期 /Hyams 分级的神经母细胞瘤，手术和放射治疗后还需要附加辅助化疗[5]。新辅助化疗作为联合入路手术的补救措施，也已应用于晚期嗅神经母细胞瘤和鼻腔未分化癌（新辅助放化疗）[10, 11]。

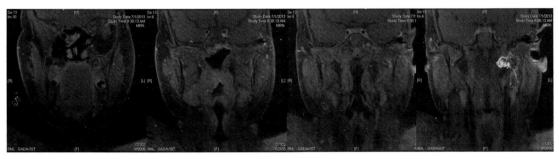

图 8.4 病例 2：术后冠状面 MRI

8.4　结论

经颅鼻联合入路手术由神经外科医师和耳鼻喉科医师共同完成。该术式对于切除前颅底广泛生长并侵犯周围解剖间隙的病变是非常有价值的，甚至是必要的。这类术式特别适用于恶性病变的全切。术后，必要时仍需联合新辅助放疗或化疗。

参考文献

［1］ Attia M, Patel KS, Kandasamy J, et al. Combined cranionasal surgery for spheno-orbital meningiomas invading the paranasal sinuses, pterygopalatine, and infratemporal fossa. World Neurosurg. 2013; 80(6):e367–e373

［2］ Fraser JF, Nyquist GG, Moore N, Anand VK, Schwartz TH. Endoscopic endonasal transclival resection of chordomas: operative technique, clinical outcome, and review of the literature. J Neurosurg. 2010; 112(5):1061–1069

［3］ Greenfield JP, Leng LZ, Chaudhry U, et al. Combined simultaneous endoscopic transsphenoidal and endoscopic transventricular resection of a giant pituitary macroadenoma. Minim Invasive Neurosurg. 2008; 51(5): 306–309

［4］ Koechlin NO, Simmen D, Briner HR, Reisch R. Combined transnasal and transcranial removal of a giant clival chordoma. J Neurol Surg Rep. 2014; 75(1): e98–e102

［5］ Komotar RJ, Starke RM, Raper DM, Anand VK, Schwartz TH. Endoscopic endonasal compared with anterior craniofacial and combined cranionasal resection of esthesioneuroblastomas. World Neurosurg. 2013; 80(1–2):148–159

［6］ Jang YJ, Kim SC. Pneumatization of the sphenoid sinus in children evaluated by magnetic resonance imaging. Am J Rhinol. 2000; 14(3):181–185

［7］ Park MC, Goldman MA, Donahue JE, Tung GA, Goel R, Sampath P. Endonasal ethmoidectomy and bifrontal craniotomy with craniofacial approach for resection of frontoethmoidal osteoma causing tension pneumocephalus. Skull Base. 2008; 18(1):67–72

［8］ Schaberg M, Murchison AP, Rosen MR, Evans JJ, Bilyk JR. Transorbital and transnasal endoscopic repair of a meningoencephalocele. Orbit. 2011; 30(5): 221–225

［9］ Naraghi M, Saberi H, Mirmohseni AS, Nikdad MS, Afarideh M. Management of advanced intracranial intradural juvenile nasopharyngeal angiofibroma: combined single-stage rhinosurgical and neurosurgical approach. Int Forum Allergy Rhinol. 2015; 5(7):650–658

［10］ Patil VM, Joshi A, Noronha V, et al. Neoadjuvant chemotherapy in locally advanced and borderline resectable nonsquamous sinonasal tumors (esthesioneuroblastoma and sinonasal tumor with neuroendocrine differentiation). Int J Surg Oncol. 2016; 2016:6923730

［11］ Su SY, Bell D, Ferrarotto R, et al. Outcomes for olfactory neuroblastoma treated with induction chemotherapy. Head Neck. 2017; 39(8):1671–1679

Kris S.Moe，Randall A.Bly，Jeremy N.Ciporen

摘 要：内镜下经鼻入路显著提高了进入和处理前颅底中线部位高难度病变的安全性。内镜下经眶入路进一步扩大了前颅前窝和颅中窝的手术入路范围，特别是被眶骨阻挡或可能累及眶骨和眶内容物的病变。在此，我们描述了一种四象限方法，即眼眶作为一个到达颅前窝和颅中窝病变的途径。

经眶入路手术对于成年患者的效果相当值得肯定，对于儿童患者，疗效也颇佳。相关经验，包括经鼻、经颅、经颞下窝入路在内的经眶和多通道入路方面，都为其疗效提供了极佳的可视化效果、安全性和成功治疗颅底病变的良好部位及角度。

关键词：经鼻，经眶，多通道入路，内镜通道

9.1 概述

内镜下经鼻入路手术极大地提高了人们治疗儿童颅底中线病变的能力。从鸡冠到上颈椎，我们现在能够处理许多目前仍需进行开颅手术的病变。尽管传统的开颅治疗方法通常也是有效的，但这些方法通常会带来大量的额外损伤及并发症，如果条件允许，应尽量避免。

虽然经鼻入路可以有效接近大多数中线颅底病变，但在某些情况下，病变被眼眶阻挡或可能累及眶骨或眶内容物。考虑到病变占据了颅前窝（ACF）和颅中窝（MCF）的前部，眼眶阻塞了通往这些区域的大部分经鼻通道。

与其将眼眶认为是一个需要避开的障碍物，不如将其当成通向ACF、MCF和邻近结构的一个潜在入口。考虑到这一可能性，10多年前，笔者着手研究眼眶内和通过眼眶的内镜路径是否可以作为替代或辅助路径，以到达难以通过鼻腔到达的操作平面[1]。笔者发现，通过4种可用单通道或多通道技术的经眶内镜入路[2-5]，可以扩大内镜通路，以达到治疗大多

数涉及或邻近眼眶的颅底病变的目的[6, 7]。因此，笔者设计了"象限中心模型经眶内镜颅底手术"，且将在本章中进行重点介绍。

9.2 术语

经眶内镜手术主要分为两类：经眶手术和经鼻手术。前者涉及直接进入眼眶的经皮和经结膜入口。后者是指通过鼻孔、筛窦和纸样板进入眶内侧的通道，或通过上颌窦进入眶内侧底的通道。也可以通过上颌窦表面的入口进入眼眶，穿过上颌窦进入眶底，但单开口经颌眶入路在肿瘤手术中不常见。

在经眶入路范围内，有4个主要入路，每个象限一个（上、中、下和外侧）。这些入路可用于眶内手术（眶内内镜手术）；经眶入路至邻近靶点（经眶内镜手术）；或经眶入路至神经靶点[经眶神经内镜手术（TONES）]。在这些手术中，笔者通常使用术语"路径"来表示通过解剖产生的空间；与之不同，"走廊"表示一个预先存在的空间，如鼻腔，通过该空间可以进入。笔者不认为这些手术具有"最小

侵袭性"，因为对正常组织的侵袭程度，与其说是由方法决定的，还不如说是由病理性质和位置决定的。然而，这些手术却可以说具有"最小破坏性"，因为它们最大限度减少了对不参与疾病过程的组织的附带损害，从而降低了可能的并发症概率，并有利于患者尽快恢复以前的生活方式。

9.3　经眶入路的经验和预后

国际上至少已经存在多篇关于经眶入路手术经验的报道。这些报道中的方法被描述用于颅底肿瘤[8-10]、感染如硬膜外脓肿和鼻源性感染性病变[11]、脑脊液（CSF）漏修复[12]、海绵窦病变[13]、癫痫[14]、筛窦动脉结扎以控制鼻出血，以及通过内镜和机器人进行的外伤手术技术[4,15]。

经眶入路手术的效果令人欣慰。在对100多名患者进行内镜下经眶入路手术初步结果的早期报道中，笔者发现该入路没有并发症，且在实现手术目标方面有很高的成功率。自相关文章发表5年内，笔者的研究结果同样令人满意。

患者术后的并发症概率取决于所涉及的眼眶象限、病理分期及手术时间。暂时性上睑下垂是由于上象限病变引起的上睑提肌牵拉，前额麻木是由眶上神经和滑车神经被牵拉引起的。如果这些神经得以保存，感觉就会恢复。同样，手术后暂时性复视在4个象限手术中并不少见，因为进入和治疗手术靶点所涉及的眼外肌受牵拉。该手术入路带来术后疼痛的概率通常是最低的：结合经验，当经眶入路与经鼻入路相结合时，患者通常自述手术后的眶部疼痛较少。考虑到这些方法的替代方法在许多情况下是双额叶或其他开颅手术，笔者相信这些技术是真正的最小破坏性手术。

笔者在儿科应用这些手术方式的疗效也颇佳。儿科人群中下列疾病已得到有效的治疗，包括外伤（脑、硬脑膜、眼眶和额窦损伤），肿瘤（嗅神经母细胞瘤、青少年鼻咽血管纤维瘤、神经瘤、延伸至大脑的眼眶骨瘤），眼眶淋巴管畸形及涉及眼眶和颅底的鼻源性病理学病变。笔者对18个月大的患儿进行了肿瘤切除，包括颅底和眼眶骨切除，无不良反应。虽然文献中关于这些手术在儿童中应用的报道较少，但基于经验，笔者认为在儿童中谨慎采取经眶入路手术是安全的，尤其是在替代开颅手术时。

9.4　适应证和禁忌证

内镜下经眶入路适用于病理和病变程度与经鼻入路相似的良性或恶性病变。是否使用内镜下经眶入路取决于病变的位置、范围和特征。主要考虑是否可以通过内镜途径治疗病变，以及是否可以确保邻近重要神经、血管结构安全。对于侵犯眼眶内容物的较大肿瘤，经眶内镜技术是非常有用的。内镜下病变剜除术是可行的，之后空间开阔，以便于进一步内镜下切除病变，如侵犯大脑额叶的肿瘤。对于适当的颅底缺损，采用内镜下经眶入路时可以在内镜下提眉以便扩大通路，通过多途径获取带血管的颅周围皮瓣。

对于近期眼眶外伤伴前房积血或眼球破裂的患者，禁止进行经眶入路手术。对于在过去6个月内接受过眼科手术、近期眼眶感染、严重炎症或角膜感觉丧失的患者，应谨慎进行此类手术[7]。

9.5　不同于成人颅底手术的儿童特有问题

由于患者的年龄和颅面发育阶段的特点，内镜下颅底手术在儿科值得特别关注。术前计划对于儿童和成人都是必不可少的。儿童鼻腔和蝶窦气化后体积有限，妨碍了内镜下经鼻入路（EEA）中使用两人四手内镜和显微外科技术进行颅底病变检查。此外，2~4岁患儿的颈动脉间距（ICD）明显较窄，随着年龄增长和蝶骨气化，ICD逐渐变宽[16]。这种气化通常在16岁时完成。然而，大多数儿童患者在使用EEA时被分为小于11岁和大于11岁两类。儿童蝶窦气化不良与ICD狭窄有关，因此在使用EEA前应优先考虑这种解剖特点。在考虑采用 EEA 处理硬膜内病变之前，建议 ICD 最小允许范围为 10mm。

　　然而，额窦延迟气化增大了经眉切口行眶上锁孔开颅术的概率，无论是作为单一入路，还是作为手术和内镜入口。

　　当处理颅底复杂且富含血管性病变时，儿童患者的鼻腔容积是一个重要的问题。工作空间越小，手术器械"打架"越多。这在外科医师处理斜坡和更加偏侧化的病变时显得更为明显。与成年患者相比，儿童患者的血容量较少，因此，减少失血量更为重要，因此两人四手内镜技术和显微外科技术十分重要。当使用内镜下经蝶窦入路或经斜坡入路时，双入口入路（TONES 结合 EEA）提供了更好的可视化效果，并增加了器械的工作空间[17]。虽然这种入路的使用比较有限，以至于无法得出有意义的结论，以便在模拟实时成人尸体血管灌注模型中进行研究。总之，可考虑采用双通道或多通道治疗这些复杂颅底病变。

　　手术前应评估这些入路沿途的骨生长中心或骨缝。应考虑避免骨缝中断。通过前入路或经鸡冠入路到中央颅底可能更安全，因为外科医师保持在额筛缝下方。同样，也可以于额筛缝上方使用同样的方法到达额下区域。目前还没有足够的数据进一步协助决策；不过，这可以作为指导。应考虑推迟手术直到患者性成熟，以避免生长期骨质破裂。然而，这可能不切实际，因为大多数病变无法等到青春期后才予以解决。增加一个手术入口有潜在的好处，因此不应忽略，而应重视。

　　在儿科人群中，一个需要考虑的特殊因素是对发育中的颅面骨骼的影响。具体到上颌窦，最大的风险是上颌窦发育不良。这通常不会导致上颌骨后缩或上颌骨缺损，如某些伴有面中部凹陷的颅面综合征（如 Crouzon 综合征）；但如果患者发展为慢性鼻窦炎，则可能具有长期影响。事实上，研究表明，改变上颌窦容积的最一致因素是 Caldwell–Luc 手术[18]。然而，这些区域手术靶点的许多替代手术方案可能导致更高的并发症发生率，如 Le Fort Ⅰ 截骨术

或开颅术。因此，尽管存在上颌窦容积减少的风险，如果允许一种有足够的空间使得器械靠近病变的入路，但可能导致更高并发症发生率，那么应充分地与患者及其家属沟通。

　　术后儿童的合作和遵循指导的能力也很重要。多动症儿童的病例有时会使他们的护理极具挑战性。

9.6　解剖

　　眼睑及其支撑结构的解剖结构决定了为经眶内镜手术而创建的入口位置和几何结构；眶骨和邻近眼眶结构的更深层解剖结构影响所创建的手术通路和光线可照射范围。

　　眼睑由皮肤、眼轮匝肌和深处的眶隔组成。眶隔是眶缘骨膜的延续。眼睑支撑系统位于眶隔的深处（图 9.1）。

　　主要支撑包括上睑板和下睑板，上睑板由上睑提肌和腱膜支撑，下睑板由下眼睑牵开肌固定。上下眼睑之间的一个关键区别是下眼睑牵开肌可以横切而不产生有害影响，而上眼睑提肌系统必须保留以防止严重的上睑下垂。因此，我们可以选择经结膜下眼睑入路，但上眼睑入路必须经皮。眼睑支撑系统中同样重要的是内眦，它包围着泪腺系统和外眦。只要在手术结束时重建外眦，外眦就可以从眼眶边缘分离出来。无法做到在不损伤泪道的情况下切断内眦肌腱，因此必须保留内眦肌腱。内眦肌腱

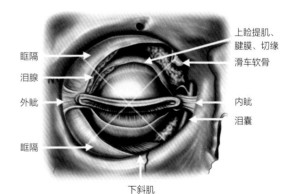

图 9.1　眼眶解剖，皮肤和眼轮匝肌切除。交叉线显示眼眶分成 4 个象限，每个象限都有独特的手术入路

附着于泪嵴的前后支，包裹着泪囊。外眦肌腱附着于眶缘前部后方1~2mm处，位于额颧缝下方。

对于内镜手术，眼眶在概念上由必须保留的中间结构分为上象限、内侧象限、下象限和外侧象限。每个象限通过一个独特的入口（眼眶切开术）进入。上斜肌的滑车软骨组织将上象限和内侧象限分开；下斜肌将内侧象限和下象限分开。下象限和外侧象限由下裂的内容物分开，上裂将外侧象限和上象限分开（图9.1，图9.2）。

眼眶切开术实际上建立了一个通路，使得眼眶内的骨膜下剥离可以扩大到交叉象限。然而，并非所有的入口都是这样，如经皮上方入口不能与经结膜内侧入口相关联。

上入路的关键解剖结构包括泪腺外侧和滑车软骨组织内侧。这些结构可以在骨膜下平面从眶骨上抬起。沿顶部向后解剖，在到达眶尖之前没有障碍物。在内侧，视神经通过后内侧壁进入眼眶。从侧面看，眶上裂的前部在泪腺外侧和滑车软骨组织内侧相遇。

对于内侧剥离，需要注意的关键结构包括

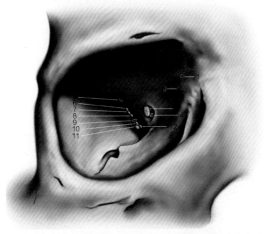

图9.2　眶骨和裂隙的解剖学。注意眶上裂包含多条脑神经，必须加以保护，而眶下裂的结构可以根据需要进行横断
1. 筛前动脉；2. 筛后动脉；3. 视神经；4. 眼动脉；5. 眼上静脉；6. 泪腺神经；7. 额神经；8. 滑车神经；9. 眼下静脉；10. 动眼神经（上支）；11. 鼻睫神经；12. 展神经

内侧内眦肌腱的后支，该后支在切口的正下方可见。这个结构从后面一直延伸到后泪嵴，在那里进入骨膜下平面。筛动脉位于眶顶和内侧壁的交界处。这些动脉（通常是3条或3条以上）依次采用双极烧灼，再向后解剖，直到遇到视神经[19]。内侧壁的骨，即纸样板，非常薄，如果要保存，必须小心处理。稍有不慎便可能导致骨折，进而黏膜下轻微出血，但这种出血多可自行消退。

下入路直接通过下穹窿结膜，通过少量脂肪，然后到达眶下缘的骨膜下平面。再往后，眶下裂位于外侧颅底。一些纤维组织、小血管和颧（感觉）神经穿过眶下裂，可以横断这些组织，无明显神经功能缺损。眶下裂向后方和内侧走行，在骨膜深处与眶上裂连接（图9.2）。

侧入路可以通过后眦经结膜进入，也可以加上内眦切开和内眦松解术。沿着骨膜下平面进入，继续向后解剖。在眶的前部，解剖可以延伸到眶顶或眶底。在眶的后部，眶上裂及眶下裂的筋膜成为解剖的边界，会聚在后眶处。如上所述，眶上裂的内容物必须保留，而眶下裂的结构可以烧灼和分割。在这个区域进行细致止血是至关重要的。

9.7　入路的选择

准确选择进入颅底病变的手术入路是成功的关键。无论是为了活检而获取组织样本，还是完全切除和重建，入路决定了并发症发生率，附带组织损伤概率，以及在目标部位进行特定手术的能力。最佳的手术方法最大限度提高了目标部位的可视性和可操作性，同时也最大限度减少了病变周围组织损伤。如上所述，术语"微创"是一个误称，因为"微创"的程度是由病变情况决定的，我们的工作只是确定一种方法，提供足够靠近病变的途径，同时最大限度减少损伤正常组织的过程。相对于"微创"，"最小破坏性"这个词更合适。

在理想的情况下，手术路径是直接的、短的，且有足够大的几何边界以允许足够多的器械进出。根据手术任务不同，需要设计一个手术路径所需基本最小尺寸。例如，在内镜可视化理念下，如果使用 4mm 内镜和器械（垂体钳）进行颅底活检，那么初始手术路径的形状必须满足一个最小尺寸，以允许直径为 4mm 的内镜与垂体钳协同工作。在这种情况下，中心（器械角度中心）必须为 9mm 的典型双锥形（内镜直径 4mm ＋垂体钳直径 4mm ＋间隙 1mm）。双锥形被认为是理想的内镜手术通路，因为它允许足够的器械角度。这在一项工程优化研究中得到了证实，该研究通过外眦后入路进入外侧海绵窦。在计算机迭代分析之前，建议的手术路径在整个长度上是相同的宽度，但是通过计算机规划和器械角度中心点的尺寸优化，在不影响目标位置的可视化与器械操作的情况下，路径的体积减小了 27%。颅中窝开颅术的大小也减少了 48%，从而减少了周围组织损伤（图 9.3，图 9.4）[13]。

除了手术入路内的器械运动范围外，靠近既定病变的角度显著影响在目标部位安全进行手术的能力。事实上，通过颅面骨骼进入颅底的内镜手术入路超过 20 种，外科医师可选择的入路角度范围很广。一个具体的例子，入路角度对于视神经管区域的手术相当关键。在这种情况下，从接近平行于神经的角度进行解剖比接近垂直的方法具有明显的优势。一种近乎平行的手术入路为外科医师提供了一个最佳的内镜视野，以便沿着视神经切除变薄的骨，因为在骨质切除过程中，神经沿着其长轴是可见的。因此，选择手术入路角度的意义远大于处理特定的病变；较长但具有更好入路角度的手

术路径，从整体上提供了最佳路径。

在多个可选入路中，两个（或多个）相对应入口的角度很重要。这些角度决定了两个或两个以上的器械如何协调工作，并决定了视角。在鼻内镜手术中，一个器械与内镜通过同一个入口是常规方法，两者几乎是平行的。这些在扩大入路中器械达到目标地点操作时是有利的。它允许复制标准显微外科技术，其中多个仪器协同工作，保持被解剖或分离的组织的张力。目前的手术机器人平台在角度上有一定的局限性，大多数平台之间至少需要 20° 才能开展有效工作而避免发生器械碰撞。

最后，在选择手术入路时要考虑的一个主要因素是目标部位所需的器械的程度，以及除内镜外同时所需的器械的数量。根据相关文献，最佳的内镜颅底手术是在两人四手技术中完成的，两名外科医师配合，每名医师控制两个器械。也许更准确判断不是所需器械或手的数量，而是所需功能的数量，如消融、冲洗、抽吸、烧灼和导航。功能的数量是一个更有意义的数字，因为功能增加可能不会导致手术入口数量增加。这是可以接受的，事实上，如果能用更少的器械达到同样的手术效果将更妥当了。许多先进的仪器现在有多种功能。例如，超声骨吸引器提供多种功能，包括消融、冲洗和抽吸。一个等离子刀，可用于抽吸、冲洗、射频消融和止血。随着结合功能技术的不断出现，对手术路径的额外需求或任何既定路径的更宽尺寸的需求减少。

选择一条手术路径需进行多方面的考量，

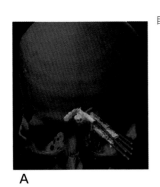

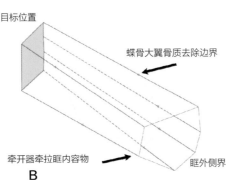

图 9.3　经外眦后经眶入路进入外侧海绵窦的手术径路。注意：这是一个简化的路径设计，只需将入口多边形连接到目标多边形。显示路径与颅中窝的交叉点，这表示所需开颅手术的大小（参见图 9.4）（引自 Bly，et al.[13]）

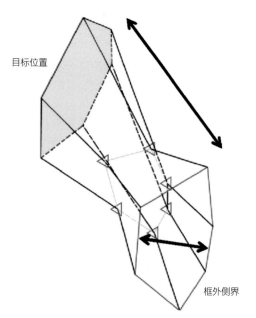

图 9.4　外侧海绵窦的手术路径，经过计算机迭代优化后的形状。双锥形不影响靶点的固定，但与初始路径设计相比，可以显著减小图 9.3 所示的蝶骨大翼开颅的大小（引自 Bly，et al.[13]）

包括可视化、器械、病理类型、部位及个体解剖，但选择的路径应尽可能理想化，以最大限度发挥手术效果，同时减少周围组织的损伤。

9.8　经眶入路

　　手术入路由病变所占据的眼眶象限或病变路径所经过的象限决定（图 9.5）。

　　眼眶某个象限涉及某个病变及其入路的选择，决定进入该象限的切口类型。不同类型切口的确切位置有一些变化，每个象限使用的主要切口和进入技术将在下面描述。

　　在皮肤切开之前，患者要静脉滴注适合的抗生素；除非有禁忌，还要静脉滴注 8～10mg地塞米松。手术开始前需要观察患者瞳孔的大小和形状。如果需要，可以在患者已全身麻醉的情况下进行眼球突出测量，以指导患者在手术结束时决定重建方案。一个临时的睑板缝合术通常被放置在两侧的外侧角膜缘，允许眼睑打开监视瞳孔的形状和大小。在整个过程中维持使用眼科润滑剂。在手术过程中，定期检查

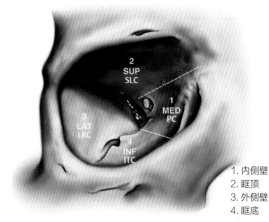

1. 内侧壁
2. 眶顶
3. 外侧壁
4. 眶底

图 9.5　每个入路所对应达到的眼眶区域。MED PC. 泪阜前；SUP SLC. 上睑皱褶；LAT LRC. 外眦后外侧；INF ITC. 下结膜

同侧瞳孔的形状或大小是否有任何变化，而这两种变化中的任何一个都可能表明对眼球或其他眶内容物的压力过大。这一点在眼球赤道后指向眼眶顶点解剖时尤为重要。如果发生这种情况，从眼球上取下牵开器和器械，直到瞳孔对称。虽然角膜保护器可以给外科医师带来额外的舒适，但如果使用角膜保护器，就需要经常取下它来检查瞳孔。

　　眶内容物牵开用可延展性脑牵开器。注意不要使牵开器的远端与眶内容物成角，而是沿着牵开器均匀施压，轻轻转移内容物。可以在眶内容物和牵开器之间放置一薄层硅胶，以帮助牵拉和保持光学视野清晰。

9.8.1　上象限

　　上象限位于泪腺外侧和上斜肌滑车软骨组织内侧之间。经皮眼睑成形术切口用于上睑皱褶入路（图 9.6）。切口通常宽 3～4cm，并通过眼轮匝肌延伸。沿着眶内肌底面、眶隔上面向眶上缘解剖。这个层面位于眶内脂肪的表面。眶缘可以用来定位眶上和滑车软骨组织上的神经血管束，需要注意保护这些结构。在某些情况下，它们穿过眼眶边缘的一个缺口，有助于确定它们的位置。切开眶上缘的骨膜，用骨膜剥离子将其从颅骨上提起，形成一个平面，经

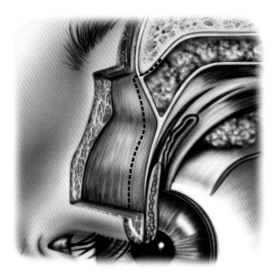

图 9.6　上眼睑皱褶入路。图示为假想去除皮肤和眼轮匝肌后的状态。如图所示为由浅层至眶隔及眶上组织的解剖

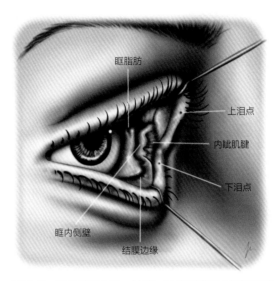

图 9.7　经结膜前入路。注意，该路径沿着内眦肌腱的后支到纸样板

眶的手术入路在该平面的位置低于眶顶骨质，高于眶骨膜。该平面向后延伸约 1cm，此处引入 0° 内镜并在内镜可视化下继续解剖。吸引剥离子有利于解剖组织，虽然手术过程中基本不出血，但在遇到少量出血时是有帮助的。任何穿过眶周进入骨的血管都可以用双极烧灼法止血。然后，继续解剖，显露出所需的眶区或相邻的眶顶。如果开颅手术是为了经眶进入额叶，这是用金刚石磨钻或超声骨吸引器完成的。如果需要进入额窦，则通过导航引导确定进入点，并以类似方式取下骨质。如果需要，解剖眶尖，当遇到眶顶后界时，检查导航以确定视神经和眶上裂的确切位置，两者均以骨膜为界。如果需要，进入大脑，则通过导航确认硬脑膜开口的位置，并以标准方式切开硬脑膜。一旦手术完成，重建工作如下所述。

9.8.2　内侧象限

　　眶内侧象限从上斜肌的滑车软骨组织延伸至下斜肌发起点（图 9.1）。这些结构位于骨膜的眶侧，除非刻意寻找，一般在解剖过程中不会轻易发现。内侧眶的开放采用经结膜前入路（图 9.7）[1, 20]。此入路位于泪小管和泪囊后。

在熟练掌握入路之前，将泪囊探头放置在泪小管内并将其带到邻近皮肤，这将有助于顺利解剖进入眶内。避免在小管附近使用单极烧灼术，这对于预防狭窄是非常关键的。

　　用一把小而锋利的剪刀剪开泪阜内侧的结膜。切口根据需要向上延伸，注意不要损伤眼睑提肌腱膜。尽可能向下解剖，必要时将切口伸入下眼睑穹窿。如果扩大手术入路，切口应位于下睑板下至少 3mm 处，以防止术后眼睑退缩。

　　泪阜和内眦之间的平面打开后，用镊子将泪阜向侧方牵拉，继续向内眦肌腱（霍纳肌）深侧的后泪嵴解剖。当到达后泪嵴时，可以锐性切开位于后泪嵴后面的纸样板骨膜，并通过内镜观察进入纸样板和骨膜之间的平面。在预设手术路径上用剥离子继续解剖。在显露空间的上方，定位筛窦动脉，双极烧灼并切断。需要注意的是，在纸样板和颅底的交界处往往有 3 条或 3 条以上的筛窦动脉[19]，通过将这些血管假想地向后投射，可以确定视神经的位置。从后面解剖，眼眶内侧的曲率随着视神经在眼眶内侧壁后上方位置的接近而变得更加明显。因为该区域与视神经靠得很近，还可以通过导航确认神经的位置。

根据手术的目的,纸样板可以部分或完全切除。这可以通过上象限入路进行。如果鼻窦黏膜在骨的深部受到干扰,就可能发生出血。一旦完成了手术目标,从眼眶内侧壁取出的骨板将被重建,如下所述。

9.8.3 下象限

下象限从眶内侧底骨膜上的下斜肌起点向外侧延伸至眶底与外侧壁的交界处(图9.1,图9.5)。该入路可以通过下眼睑的皮肤和肌肉,或通过眶隔前或穹窿下切口进入结膜。笔者更偏爱结膜-穹窿入路,因为没有瘢痕,可以直接进入眶下缘,并且可以连续延伸到经结膜下穹窿前入路或外眦后入路(图9.8)[1]。如需要,还可以进行眼睑切开和眼角松解术,以增加下眼睑的收缩。

可根据需要使用润滑的角膜保护器。用15号手术刀或低功率针状单极在睑板下方3～4mm处切开,注意与泪腺系统保持安全距离,如上所述。继续解剖,通过眶脂肪到眶下缘。用可塑型牵开器用来保护眼眶内容物,用另一个小牵开器扩张下眼睑。然后切开下眼眶缘的骨膜并将其抬高,从后方解剖至眶底。骨膜被抬高几毫米后,在内镜引导下使用剥离子

继续向后剥离。从侧面和后面继续解剖,直到遇到眶下裂的纤维血管内容物。如果需要,进入眶侧壁,或者如果眶下裂与病变有关,则用双极钳将其烧灼并分开。眶下神经管常可见于眶底骨质内,眶下神经管后段可从圆孔处入眶内。例如,在视神经内发生肿瘤转移时,可根据需要解剖神经以进入并打开圆孔。根据需要将骨膜从眶底抬高,任何必要的眶底骨切除术都可以应用钻头或超声骨刀进行。视神经从内侧壁后部进入眼眶,在解剖过程中一般不存在危险。然而,过度的后眼眶回缩会引起静脉充血,在该区域手术时应密切监测瞳孔反应。

9.8.4 外侧象限

眶外侧象限从泪腺上延伸至眶底下方(图9.1)。笔者通常喜欢从外眦后入路进入该区域(图9.9)[1, 21],可以根据需要扩展到下穹窿切口。若需要额外的空间,也可以进行外眦切开。切开侧壁骨膜,扩大骨膜平面下腔隙,内镜下继续向眶顶方向解剖。如上所述,如果经眶底通路进入眶下裂的内容物可以烧灼和分割。为了进入颞下窝,从眶缘后方开始移除眶侧壁骨质。进一步解剖,通过眶上下裂隙的汇合,使入路缩小(图9.5)。可以如前面所述将眶下裂切断

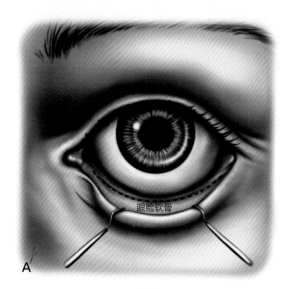

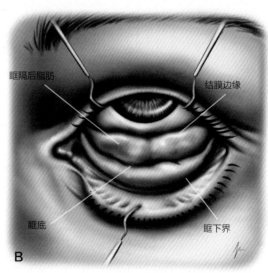

图9.8 A. 结膜下入路切口,至少低于眼睑软骨3mm;B. 下缘骨在进入眼眶前显露

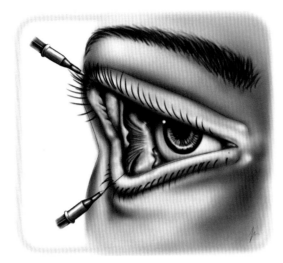

图 9.9 外眦后入路。结膜切口位于外眦肌腱附着点的后方

而不发生功能损害，但由于有动眼神经、滑车神经、三叉神经、展神经的成分通过，眶上裂不能切断。骨膜附着于裂隙处的这些结构上，通常保护内容物不被无意中横断。对于蝶窦外侧隐窝较宽的病例，可通过蝶骨大翼，从眶上裂外侧解剖至眶上裂，形成通往 Meckel 腔和海绵窦外侧的通路，以到达颅中窝硬脑膜[1,13]，蝶窦也可以通过这种外侧入路到达，如脑膜瘤或其他脑脊液渗漏。蝶窦大翼的骨质可以根据需要切除，以进入大脑颞叶或颅中窝的底部。

9.9 经眶入路重建与术后护理

一般来说，我们在手术结束时不闭合经结膜切口；它们在不缝合的情况下可自行愈合，这使得伤口的任何残余血性液体可以流出。如果使用了泪阜前切口，泪阜由于肿胀不容易恢复到原来的位置，则在内眦的顶端放置一条可吸收的 6-0 缝线。皮肤切口以两层方式闭合，5-0 可吸收线缝合眼轮匝肌，6-0 可吸收线或永久缝线穿过皮肤。如果采用上象限入路，出现脑脊液漏，则使用永久缝线连续水密封缝合，并保留 7 天。

是否重建眶骨取决于手术过程中取出的骨的位置和数量（如果有）。笔者通常在手术开始

和结束时进行眼球突出测量。在一个持续 2～3 小时的典型手术中，由于水肿，预计手术会出现 2～3mm 的眼球突出。对于较长时间的手术，或如果解剖更广泛，可能会出现一小部分额外的眼球突出。在可能的情况下，笔者倾向使用"先预构后解构"的方法修复骨缺损。在手术开始时，当骨质已经显露，只要它没有被肿瘤遮挡，放置重建材料，并在移除骨之前预先构造，使其完全符合原始轮廓，然后移除植入物，并在病例结束时进行替换。如果眼眶骨已经缺失或与疾病过程有关，"预先构造"是不可能的，使用计算机引导的对侧眼眶镜像翻版作为植入物放置和手术结束时原位成形的模板[22]。

除特殊情况下眶顶骨完全切除外，眶顶骨重建一般是不必要的；眶周将封闭在骨边缘和硬脑膜上。患者可能在术后即刻出现搏动性突眼，但通常在术后 1～2 周消失。额窦开放时也是如此。如果担心眼眶内容物疝入额窦，特别是在额叶流出道区域，或者眼眶脂肪疝出，可放置一层 0.25mm 厚的可吸收聚二氧杂环酮薄膜以保持解剖分区。如果硬脑膜需要切除，当眶周完整时，可以用异体真皮或其他硬脑膜替代物重建小的缺损；对于较大的硬脑膜缺损，特别是眼眶切除术后，建议用一层血管化组织重建。颅骨骨膜是一种很好的重建移植物，可以通过内镜取下，侧面带蒂，通过眶上缘送入硬脑膜缺损处。

眶外侧壁是否重建，取决于骨切除的程度。如果大部分蝶骨大翼被切除，如果不能替换体积，将导致术后眼球内陷。如上所述，这可以在手术结束时通过眼球突出测量进行分析。在小的骨缺损的情况下，我们经常放置一层薄的聚二氧杂环酮薄膜，以防止外直肌疝入缺损。如果在解剖过程中显露了外直肌，并且将肌肉栓系到侧壁的骨上是一种风险，则这一点尤其正确。聚二氧杂环酮薄膜在愈合过程中提供了一个极好的滑动层。如果重建是需要的体积适应证，脂肪移植物可以使用的预期部分吸收移植物术后。我们通常用脂肪填充骨缺损，然后用聚二氧杂环酮线填充侧壁。

眶内侧壁和眶底的骨重建更为关键。对于内侧壁的小缺损，我们通常使用薄的聚二氧杂环酮片防止内直肌突出或粘连。如存在较大的骨缺损，我们倾向使用预制的钛网作为眶植入物，术中手工将钛网塑形矫正，以符合患者的解剖结构。我们用薄的聚二氧杂环酮片防止眶内容物黏附。眶底缺损也是如此；其中大部分是用钛网植入物重建的，植入物是原位成形的。如果不能进行预构建，根据健侧 CT 数据，对对侧的眼眶进行镜像叠加（图 9.10），如上所述使用导航系统[22]。术前，上传 CT 数据至导航设备，做好准备。然后在反转的镜像位置重新导入图像。图像被分割、着色，并与标准 CT 融合，以便将对侧（正常侧）的模板放置在解剖改变的患侧眼眶上。然后将植入物放置在目标位置，并在内镜可视化下观察骨骼轮廓，进而对照模板并检查其位置，调整植入物以符合手术计划。然后进行眼球突出测量以确认预期的眼球位置。

术后检查视力和瞳孔以确定基线功能。术后第 1 周每天使用 2 次润滑膏。术后清醒后第 1 个 48 小时，每小时敷 20 分钟的冰袋或冰盐水海绵。如果预计会出现明显水肿，术后可静脉滴注类固醇激素 24～48 小时，暂时眼睑缝合可以保留几天。

在任何眼眶手术中，重要的是提醒患者眼球后血肿的症状（眼球后疼痛加重、眼球突出、视力丧失）及在发生这种罕见的事件时需要紧急行眼角切开术和眼角松解术。在经眼眶内镜手术中没有出现此类情况，可能是因为我们对出血区域进行了较好观察和处理。如果在分割眶下裂和筛窦动脉时不使用双极烧灼术，则容易发生出血的主要部位是眶下裂和筛窦动脉[23]。

9.10　多通道手术

9.10.1　逻辑与基本原理

多通道颅底手术为外科医师在进行双手显微解剖时提供了优化内镜显示效果的机会。通

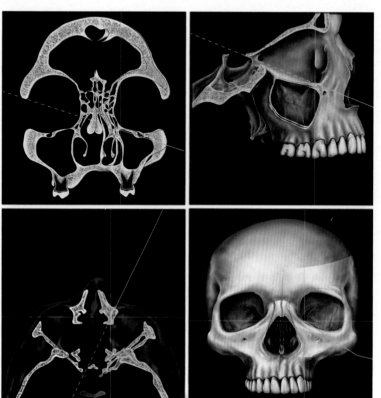

图 9.10　计算机规划在眶重建中的应用。对侧（正常）眼眶 CT 呈绿色，与异常眼眶 CT 重叠。这将创建一个重建模板。植入物放置后，导航并调整结构的位置和形状以符合模板

往病变及其主要血供的最佳直接入口取决于病变的起源部位和术前影像学特征。术前计划是成功切除累及颅底复杂病变和重建的关键。补充性研究，如 MRI 平扫及强化和 CT 血管造影，确定了重要的软组织和骨受累情况及血管供应。三维立体定向导航在术前和术中都有一定的应用价值。血管性病变、富血管性肿瘤和涉及多个腔室的大病变应考虑采用多通道技术。鉴于每个入口都有其潜在的获益和风险，因此需要仔细评估每个入口的风险和获益。内镜和仪器交互进出这些入口，用以优化可视化和显微外科解剖。

9.10.2　多通道组合应用

双鼻孔内镜入路是颅底中央和前颅底内镜手术的"主要入路"。辅助手术入路包括经眶入路（如 TONES 入路）、上颌窦造口入路（caldwell-Luc）和眶上开颅入路。这些入路可能用于涉及鞍区、鞍旁、海绵窦、斜坡、颅中窝、颞下窝、翼腭窝和岩尖区的复杂病变的处理。

在最近的两篇文章中，笔者证明了在内镜下经鼻蝶入路或经斜坡入路中分别加入 TONES 入路，可以获得使用动脉瘤夹的最佳角度，以及海绵窦段颈内动脉和后循环血管的显露。增加了 TONES 入路后，最大限度降低了动脉瘤夹超出被夹血管的风险。在一个实时尸体出血模拟模型中模拟夹闭后循环血管时，采用经斜坡与 TONES 双入路，脑干组织被夹的可能最小化。另外，采用内镜下经斜坡入路时，传递动脉瘤夹与内镜在一个同轴直线视角，对被夹血管和脑干的透视效应减弱。传递动脉瘤夹常使用这种同轴的方法。角度内镜的使用（30°和 45°）改善了夹齿视角，但当单独使用经鼻蝶入路至海绵窦和经斜坡入路至后循环时，工作区域明显受限。在 EEA 中增加 TONES 入路，通过最小化内镜和仪器之间的"锥体效应"和"击剑效应"，提高了工作自由度和可视化程度。图 9.11 和图 9.12 说明了利用经蝶或经斜坡和经眶

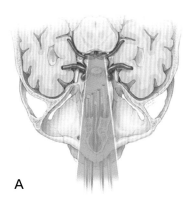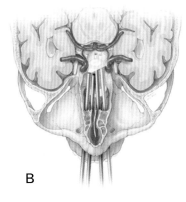

图 9.11　示意图显示内镜下经斜坡入路受到锥体效应（A）和击剑效应（B）的限制

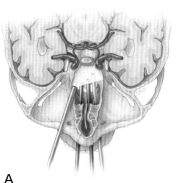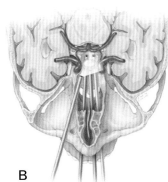

图 9.12　示意图显示内镜下经眶和经鼻联合入路的右侧经眶视图增加了可视性（A）和仪器的工作空间（B）

入路联合处理这些区域复杂病变的优点。双通道入路和两人四手技术带来了工作区域的改进、操作自由度和准确度提升 [17]。

　　另一个可考虑利用的入口是眶上入路。眶上孔是通过眉毛切口和锁孔眶上开颅术形成的 [24]。Axel Perneczky 博士推广了这种方法治疗肿瘤和动脉瘤。当它被调整并作为一个入口使用，并与 EEA 结合使用时，它可以改善鞍上、鞍旁和额叶下区域的可视化和仪器的使用 [2]。

　　上颌窦造口术（Caldwell-Luc）入路有助于解决颞下窝和翼腭窝的病变。该入路用于肿瘤切除和改善蝶腭血管的血管控制。在切除病变之前，建议血管内栓塞蝶腭动脉。然而，大出血仍然可能发生，而且这个额外的入口使用率较低，在作为内镜颅底手术的入口使用之前，已经被广泛用于鼻窦手术几十年。考虑到病变延伸至颞下窝和翼腭窝或从颞下窝延伸至翼腭窝的偏侧性，Caldwell-Luc 入口与 EEA 相结合时，使得切除这些病变时，仪器进入得更安全、更可视化，因此，在多种情况下，具有更大潜在破坏性的开放式入路并不适用。

9.11　结局和并发

　　笔者描述了经眶内镜手术的早期疗效 [15] 及经眶内镜手术切除颅底病变后的近期情况 [8]。这表明经眶入路安全性是有保障的，且患者术后能够快速恢复。其他学者也总结出了类似经验 [9,10]。

　　在儿童患者中应用这些治疗策略的结果也证实了在成年患者中进行手术的疗效，笔者开展了此手术入路的手术，且未出现并发症，没有出现因内镜辅助手术失败而需要进行开颅的手术病例。特别是在这些手术后，笔者没有发现患者出现视力丧失、持续性复视或上睑下垂、角膜损伤或眼球错位的情况。下面介绍了这些治疗策略的几种独特应用，以及在应用过程中遇到的挑战。

9.11.1　案例 1

　　患儿，女，13 岁，出现了溢泪和鼻塞，

为此她接受了抗过敏药物治疗。她最终患上了斜视，接受了 CT 检查，如图 9.13 所示。患者被转诊进行评估，经鼻入路取材活检显示患者为嗅神经母细胞瘤，Kadish 分期 C 期。采用导航引导的多入口策略。手术开始于扩大的内侧、下部和外侧象限经眶入路（单一经结膜切口），检查额叶硬脑膜和眶内容物。对硬脑膜的观察显示硬脑膜与肿瘤无关（图 9.13D）。然后经眶入路切除肿瘤。进行经上颌窦入路与经唇下入路结合手术，再经鼻入路切除鼻腔残留肿瘤，切缘阴性。重建采用多孔聚乙烯覆盖钛网。术后未出现复视，但预测出现溢泪，所以笔者切除了患者的泪囊。患者表现为轻度眼球内陷，随后接受了质子放疗和化疗。

　　2 年后，患者发展为进行性眼球内陷和植入物感染。3 年后，植入物开始因排异排出，予以再次手术替换。术后一直未出现并发症（图 9.13），直到 9 年后，患者再次出现了种植体部分挤压，通过修剪和用邻近组织封闭缺损进行治疗。尽管植入物位置对称，患者仍出现进行性眼球内陷，下眼睑手术区域有弥漫性软组织萎缩。

　　此案例说明了以下几点：三通道手术入路可以很好地显示和进入手术区域。因为能够在手术初期就明确硬脑膜的状态，所以可以在大脑外操作，进而确保安全。同样，可以确定眼眶内容物没有被肿瘤侵犯，从眼眶内容物的外侧进入鼻腔及上颌骨进行手术。三通道手术可以让我们从不同的通道获得清晰显示和合适器械角度。

　　尽管患者手术和辅助治疗比较复杂，但患者术后恢复很快，术后几年内保持健康状态。随后，患者发生聚乙烯植入物感染及进行性眼球内陷，迫使患者取出并更换植入物。笔者遇到过许多类似的感染，因此现在只使用薄钛网与聚二氧杂环酮植入物。这降低了植入物感染率。患者还出现了眼眶内容物体积进行性缩小，很可能是质子辐射引起的眼眶和眶周软组织萎缩和瘢痕导致的。考虑肿瘤的范围较大，手术入路增多，并发症很可能也增加，但它们代表

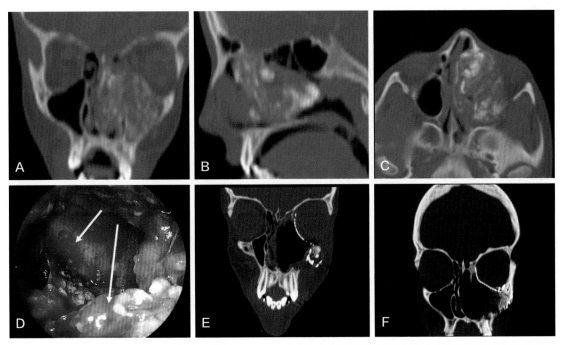

图 9.13 A～C. 术前冠状位、矢状位和轴位 CT；D. 术中经左侧眼眶检查硬脑膜（上箭头指示颅底硬脑膜，下箭头指示肿瘤）；E. 术后 CT 显示重建眼眶；F. 术后 9 年行 CT 检查

了在接受多模式治疗的儿科患者中可能出现的重大长期事件。

9.11.2 案例 2

患儿，男，10 岁，有鼻塞、嗅觉和味觉下降、视力恶化的病史。患儿正在接受正颌外科手术，这时患者的家人因患者出现左眼位置变化和面部不对称逐渐加重而带他就诊。影像学检查发现巨大肿块破坏了上颌骨，侵犯了眼眶和颞下窝。最初诊断的是青少年鼻咽血管纤维瘤。获得完整的影像学表现，并进行血管造影和选择性栓塞。计划多点经鼻、经上颌、经颞下窝和经眶下手术。肿瘤切除效果很好，而且由于肿瘤质地较软，大多数可以经鼻、经上颌、经颞下窝 3 个入口切除，而不需要经眶入路。冰冻切片诊断提示青少年鼻咽血管纤维瘤。手术结束时，测量 Hertel 眼球突出度，左侧眼球相对于正常侧高 2mm，但在切除肿块前已有 3mm 的突起。鉴于眶容积基本不变，眶周保持完好，因此决定不重建被肿瘤破坏的眶骨。最后病理

诊断为神经鞘瘤。术后 CT 显示肿瘤完全切除。患者康复；在手术后 5 天的门诊随诊中，发现患者视力得到了改善，并且当患者返回家乡后，在患者的转诊医师那里得到了很好的护理。笔者随诊患者的眼球及眼眶情况见图 9.14。

9.11.3 病例 3

患儿，男，15 岁，有弱视病史，视力为 20/400，表现为眼眶蜂窝织炎。影像学检查显示巨大骨瘤从颅底向上延伸至左额叶，向下延伸至左侧额窦和眼眶，在上斜肌和内直肌之间延伸。无鼻窦症状或面部疼痛史。患者被转诊至笔者所在医院手术。

患者接受双入路手术。左上象限经眶入路是通过眼睑成形术切口进行的，并在骨瘤眶部的后方继续解剖。在额窦底和眶顶用超声骨吸引器截除肿块并取出。行经眶入路额窦切开术，切除邻近骨瘤。然后以类似的方式切除骨瘤，保持硬膜内部分完整，切除额窦和颅底的所有肿瘤，取下肌间隔膜。左侧采取经鼻额窦切开

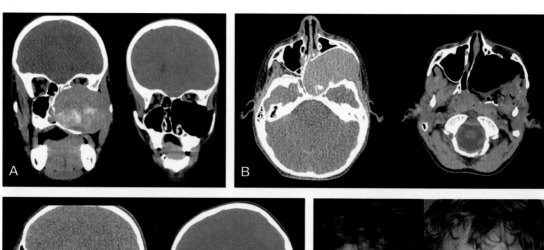

图 9.14　A. 术前和术后冠状位 CT 检查；B. 轴位 CT 检查；C. 术前和术后矢状位 CT 检查；D. 术前和术后 5 天的面部外观照片

术。然后将延伸至大脑额叶的肿瘤切开并切除。应用同种异体真皮采用镶嵌技术重建额叶硬脑膜。额窦填充纤维蛋白封闭剂。眶顶用一层薄薄的聚二氧杂环酮薄膜重建。术后，患者视力恢复到基线，眼球和眼睑位置正常（图 9.15）。

笔者还没有对该患儿进行足够长时间的随访，无法排除保守的眶骨切除术导致颅面生长障碍的可能性。然而，考虑到病变的位置和其他手术方法的广泛性，笔者认为使用这些破坏性最小的经眶入路是合理的。我们在经眶入路和多通道入路（包括经鼻、经上颌和颞下窝入路）方面的经验为颅底病变的安全和成功治疗提供了极好的可视化效果及合适的尺寸和角度。

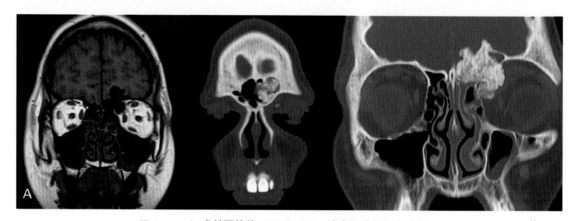

图 9.15　A. 术前冠状位 MRI 和 CT，注意骨瘤侵入大脑额叶

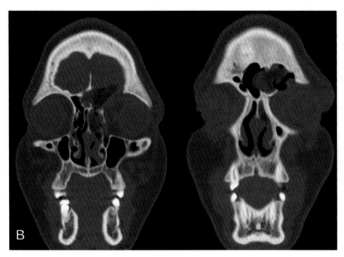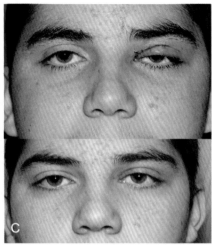

图 9.15（续）　B. 术后冠状位 CT；C. 术后 5 天和 21 天的照片

9.12　未来方向

随着柔性内镜、数字化内镜和三维内镜技术的发展，颅底双通道或多通道内镜技术将得到更广泛应用。在处理颅底区域的复杂病变问题时，颅底的多通道手术扩大了适应证。内镜下多通道入路提高了仪器工作空间和可视化程度，提高了内镜下经鼻夹闭脑动脉瘤的能力。同样，通往眶上裂的经眶侧向入路扩大了颅底内镜适应范围如切除颞叶病变。

颅底外科有着丰富的多学科历史。神经外科医师、耳鼻喉科医师、眼科整形医师和整形外科医师之间的合作将促进进一步的创新。

参考文献

[1] Moe KS, Bergeron CM, Ellenbogen RG. Transorbital neuroendoscopic surgery. Neurosurgery. 2010; 67(3) Suppl operative:16–28

[2] Ciporen JN, Moe KS, Ramanathan D, et al. Multiportal endoscopic approaches to the central skull base: a cadaveric study. World Neurosurg. 2010; 73(6): 705–712

[3] Bly RA, Su D, Hannaford B, Ferreira M, Jr, Moe KS. Computer modeled multiportal approaches to the skull base. J Neurol Surg B Skull Base. 2012; 73(6) B6:415–423

[4] Bly RA, Su D, Lendvay TS, et al. Multiportal robotic access to the anterior cranial fossa: a surgical and engineering feasibility study. Otolaryngol Head Neck Surg. 2013; 149(6):940–946

[5] Alqahtani A, Padoan G, Segnini G, et al. Transorbital transnasal endoscopic combined approach to the anterior and middle skull base: a laboratory investigation. Acta Otorhinolaryngol Ital. 2015; 35(3):173–179

[6] Moe KS, Ellenbogen RG. Transorbital neuroendo-scopic approaches to the middle cranial fossa. In: Snyderman C, Gardner P, eds. Master Techniques in Otolaryngology: Head and Neck Surgery—Skull Base Surgery. Philadelphia, PA:Wolters Kluwer; 2014

[7] Ellenbogen RG, Moe KS. Transorbital Neuroend-oscopic Approaches to the Anterior Cranial Fossa. In: Snyderman C, Gardner P, eds. Master Techniques in Otolaryngology: Head and Neck Surgery—Skull Base Surgery. Philadelphia, PA:Wolters Kluwer, 2014

[8] Ramakrishna R, Kim LJ, Bly RA, Moe K, Ferreira M, Jr. Transorbital neuroendoscopic surgery for the treatment of skull base lesions. J Clin Neurosci. 2016; 24:99–104

[9] Dallan I, Castelnuovo P, Locatelli D, et al. Multiportal combined transorbital transnasal endoscopic approach for the management of selected skull base lesions: preliminary experience.World Neurosurg. 2015; 84(1):97–107

[10] Lubbe D, Mustak H, Taylor A, Fagan J. Minimally invasive endo-orbital approach to sphenoid wing meningiomas improves visual outcomes - our experience with the first seven cases. Clin Otolaryngol. 2017; 42(4): 876–880

[11] Lim JH, Sardesai MG, Ferreira M, Jr, Moe KS. Transorbital neuroendoscopic management of sinogenic complications involving the frontal sinus, orbit, and anterior cranial fossa. J Neurol Surg B Skull Base. 2012; 73(6):394–400

[12] Moe KS, Kim LJ, Bergeron CM. Transorbital endoscopic repair of cerebrospinal fluid leaks. Laryngoscope. 2011; 121(1):13–30

[13] Bly RA, Ramakrishna R, Ferreira M, Moe KS. Lateral transorbital neuroendoscopic approach to the lateral cavernous sinus. J Neurol Surg B Skull Base. 2014; 75(1):11–17

[14] Chen HI, Bohman LE, Loevner LA, Lucas TH. Transorbital endoscopic amygdalohippocampectomy: a feasibility investigation. J Neurosurg. 2014; 120(6): 1428–1436

[15] Balakrishnan K, Moe KS. Applications and outcomes of orbital and transorbital endoscopic surgery. Otolaryngol Head Neck Surg. 2011; 144(5):815–820

［16］ Banu MA, Guerrero-Maldonado A, McCrea HJ, Garcia-Navarro V, Souweidane MM, Anand VK, Heier L, Schwartz TH, Greenfield JP. Impact of skull base development on endonasal endoscopic surgical corridors. Journal of Neurosurgery: Pediatrics. 2014 Feb;13(2):155-169.

［17］ Ciporen J, Lucke-Wold B, Dogan A, Cetas J, Cameron W. Endoscopic endonasal transclival approach versus dual transorbital port technique for clip application to the posterior circulation: a cadaveric anatomical and cerebral circulation simulation study. J Neurol Surg B Skull Base. 2017; 78(3): 235–244

［18］ Lawson W, Patel ZM, Lin FY. The development and pathologic processes that influence maxillary sinus pneumatization. Anat Rec (Hoboken). 2008; 291 (11):1554–1563

［19］ Berens AM, Davis GE, Moe KS. Transorbital endoscopic identification of supernumerary ethmoid arteries. Allergy Rhinol (Providence). 2016; 7(3):144–146

［20］ Moe KS. The precaruncular approach to the medial orbit. Arch Facial Plast Surg. 2003; 5(6):483–487

［21］ Moe KS, Jothi S, Stern R, Gassner HG. Lateral retrocanthal orbitotomy: a minimally invasive, canthus-sparing approach. Arch Facial Plast Surg. 2007; 9(6): 419–426

［22］ Bly RA, Chang SH, Cudejkova M, Liu JJ, Moe KS. Computer-guided orbital reconstruction to improve outcomes. JAMA Facial Plast Surg. 2013; 15(2): 113–120

［23］ Shaftel SS, Chang SH, Moe KS. Hemostasis in orbital surgery. Otolaryngol Clin North Am. 2016; 49(3):763–775

［24］ Reisch R, Perneczky A, Filippi R. Surgical technique of the supraorbital keyhole craniotomy. Surg Neurol. 2003; 59(3):223–227

第10章

经鼻入路与经眉弓眶上入路：基于儿科人群手术策略

Reid Hoshide，Richard Harvey，Charles Teo

摘　要：经眉弓眶上入路和内镜下经鼻入路在临床上适用范围广，可以成功解决前颅底的大多数占位性病变。当儿童解剖变异时，如鼻腔的大小、软组织和骨性结构特征、颅底骨的形态及病变本身的大小、侵犯范围和形态等，术前需要全面分析以选择正确的手术入路。

　　在本章中，考虑儿童颅底在不断发育变化，笔者通过具体病例讨论两种手术方法的细微差别。

关键词：儿童，经颅，鼻内锁孔，经眉弓眶上入路，鞍旁，蝶鞍，两点法则

10.1　概述

　　在过去的几十年中，经颅和鼻内锁孔入路微创处理颅底病变取得了显著进展。这些进展使鞍旁区域的入路更安全、创伤更小。特别是上述两种方法，微创技术因不断进步而逐渐得到普及。具体入颅方法有经鼻蝶入路和经眉弓眶上入路。在这里，详细讲解相关因素以便医师根据不同病变选择合适的手术方法。

10.2　儿童特殊注意事项

　　影响儿童手术入路选择的 3 个值得特别关注的因素为颅骨的生长、梨状孔的宽度和鼻旁窦的发育。打开任一颅骨骨缝都有可能改变颅骨生长模式。经眉弓锁孔入颅不会影响任何颅骨骨缝，因此不会改变儿童颅骨的正常生长模式。

　　许多为鼻内镜手术而设计的器械要么较大，要么与内镜直径相同，当手术需要不止一种器械时，就会出现相互干扰，妨碍手术自然流畅进行。我们想象一下颈内动脉受损的场景：此时迫切需要通过 2 个极小的孔同时操作吸引器和内镜。如果梨状孔过小限制器械快速畅通

进入，结果可能是灾难性的。因此，笔者的建议是，梨状孔直径大于 6mm 的鞍旁区域病变儿童才考虑采用鼻内入路。

　　蝶窦通常在 7 岁时达到成人大小的一半，在青春期结束时达到最大（图 10.1）[1]。由此可见，气化的蝶窦为鞍区病变经蝶入路提供了一个理想的手术通道。然而，很多时候，鞍区仍然可以通过变异的蝶鞍前型蝶窦或甲介型蝶窦进入。与蝶窦气化直接相关的是颈内动脉和视神经的骨性压迹（从外侧观察表现为骨性隆起）。这些骨性隆起为外科医师提供了有用的解剖标志，以避免术中损伤神经、血管。蝶窦发育不良时，存在术中定向障碍和继发损伤的手术风险。其他解剖学（可能更可靠）标志如Vidian 管、眶尖、眶内壁、蝶骨顶及邻近颈内动脉的判定有助于降低该风险。随着蝶窦的发育，颈内动脉间距（即两侧颈内动脉之间的水平距离）逐渐增大。成人的颈内动脉间距平均为 12～18mm（图 10.2）[2]。有研究表明，颈内动脉间距小于 10mm 会使经蝶入路手术更加困难，这相当于 3～4 岁儿童颈内动脉正常间距[2,3]。狭窄的颈内动脉间通道并不是儿童所

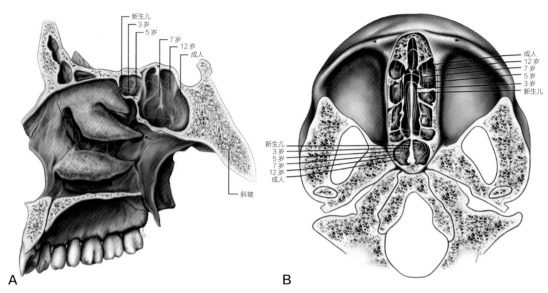

图 10.1   A. 矢状面观察蝶窦生长发育；B. 鼻腔的轴面显示蝶窦的生长和发育

特有的，成人也可以出现，只是儿童更常见。对于累及鞍膈以上的病变，为了操作简单安全，颈内动脉间距必须大于 15mm。

结合所有这些儿科资料分析，7 岁以上儿童适合采用经鼻入路进入蝶鞍旁区域。鼻腔大小因儿童年龄而异，但作为一般规则，7 岁以下儿童的任何复杂的鞍旁病变都应选择经颅入路。综上所述，根据儿童解剖学特点判断，内镜下经鼻入路处理鞍旁区域病变的合适人选至少要大于 7 岁，虽然儿童鼻腔大小有差异，但 7 岁以下患儿一般多采用经颅入路。

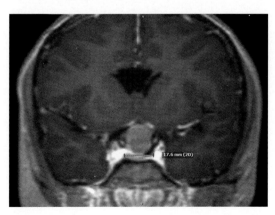

图 10.2   冠状位 MRI 显示颈内动脉间距在正常范围之内

10.3   两点法则

一般而言，大多数肿瘤都有长轴。换句话说，肿瘤很少呈完美的圆形，更多的是椭圆形甚至圆柱形。如果在肿瘤的两端之间画一条线，然后将该线假想投射到颅骨表面，就像虚拟现实技术，有助于个体化手术入路设计。在图 10.3 中，颅咽管瘤长轴指向冠状缝，因此最佳手术入路是经胼胝体 - 室间孔入路。相反，在图 10.4 中，MRI 轴位像显示肿瘤长轴指向眉弓。在图 10.5 中，肿瘤长轴指向鼻尖。当一个肿瘤指向多个方向（即多方向延伸）时，内镜下观察有助于切除隐藏在显微镜视野盲区的肿瘤（图 10.3C、D）。

10.4   视交叉

高分辨率的正中矢状面 MRI 图像可显示视交叉的位置。当视交叉被前置时，视交叉前间隙会缩小，从而限制经鼻到达鞍上病变。图 10.6 显示内镜下经鼻入路的最佳选择条件，即视交叉为前置、蝶窦充气良好及肿瘤主体向鼻尖投射。相反，如果像图 10.7 出现的情况，即视交叉处于正常位置，蝶窦气化不良，肿瘤前后方向投射，则通常需经眉弓眶上入路入颅。

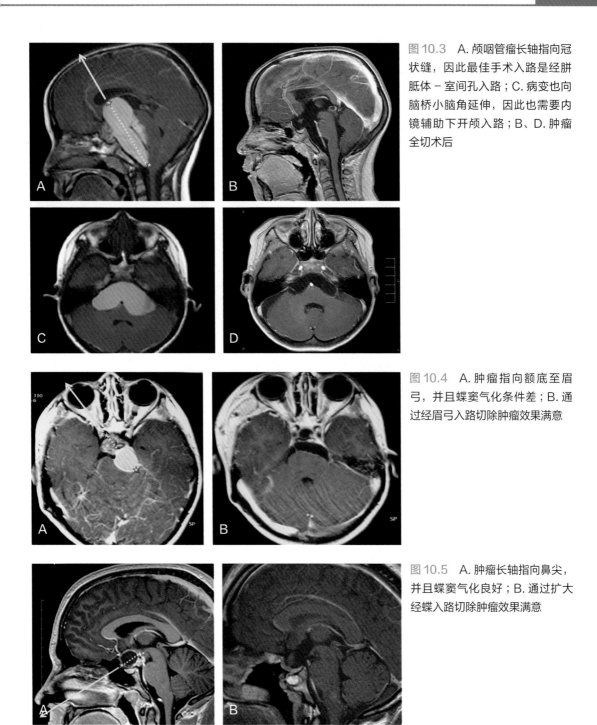

图 10.3　A. 颅咽管瘤长轴指向冠状缝，因此最佳手术入路是经胼胝体－室间孔入路；C. 病变也向脑桥小脑角延伸，因此也需要内镜辅助下开颅入路；B、D. 肿瘤全切术后

图 10.4　A. 肿瘤指向额底至眉弓，并且蝶窦气化条件差；B. 通过经眉弓入路切除肿瘤效果满意

图 10.5　A. 肿瘤长轴指向鼻尖，并且蝶窦气化良好；B. 通过扩大经蝶入路切除肿瘤效果满意

10.5　经鼻蝶入路：儿科患儿的特殊考虑

从给患者铺巾开始，应尽一切努力减少阻碍器械和内镜鼻孔内移动的障碍，如正确铺巾、限制使用黏性铺巾和尽可能减少黏膜下注射血管收缩剂。笔者倾向联合使用局部浸润［1：（1000～2000）］和静脉注射（1：100 000）肾上腺素进行局部血管收缩，已证实局部血管收缩可安全避免不良心血管事件 [4]。如果有可供

选择的内镜，笔者更倾向使用直径较小的内镜，以减少对鼻黏膜的损伤。但是，如果内镜直径过小，当对鼻腔内结构进行外科操作时，其强度不足以支撑这种操作，从而有损坏内镜的风险。笔者通常建议使用管径 4mm 的刚性内镜。只有在绝对必要的情况下，才会选择 3mm 内镜。尽管 3mm 内镜提供了与 4mm 内镜相似的视野范围，但其对颅底的照亮能力不够，妨碍了其使用。

通常不建议在梨状孔边缘对侧方鼻结构进行过多的解剖干预，颅面发育不全和毁容性外观后遗症已有文献报道[1]。此外，鼻侧方切开术由于破坏了鼻翼附着点，会产生非常明显的外观缺陷。切除支撑鼻翼的鼻骨常导致鼻翼塌陷和回缩。这种塌陷会导致外观和功能畸形。由于这些原因，很少实施鼻侧方切开术。虽然对侧方推移下鼻甲或内鼻甲的安全性没有争议，但是内镜下经鼻入路是否需要切开这些鼻甲仍存在争议。即使切开中鼻甲前（梨状孔）或后（蝶骨孔）附着点，也无法使其收缩，因

此，我们认为切除中鼻甲指征不明确。但是，在特殊情况下，如鼻腔较小（无论成人还是儿童），可以切除中鼻甲下半部分甚至更大部分下鼻甲，进一步扩大通往颅底的通道。

如果采用经双侧蝶窦入路，术中必须打开后筛窦腔，这样一来，双手操作时内镜有临时放置的空间，而不会妨碍视野。打开双侧蝶窦外侧壁后就可以开放眼眶，外科医师可以在眶尖的内侧和下方空间进行操作。在对颈内动脉和视神经解剖结构了解不充分的情况下，贸然对气化不良的蝶窦进行磨除是很危险的，存在损伤上述结构的风险，这种情况下无框架立体定向引导是有帮助的，但不是必需的。

值得注意的是，对于嗅沟后方蝶骨平台区域肿瘤来说，内镜下经鼻入路效果并不理想。如果选择内镜下经鼻入路切除该部位肿瘤，则可能需要破坏鼻腔后部的嗅觉黏膜，引起嗅觉严重丧失，而经眉弓入路则可更直接地进入。更糟糕的是，鼻腔后部的嗅觉黏膜损伤后患儿无法感知"味道"，因此变得非常沮丧。

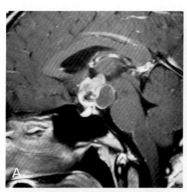
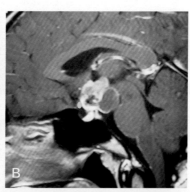

图 10.6　A. 蝶窦气化良好，视交叉前置（黄点）；B. 经蝶入路优势明显

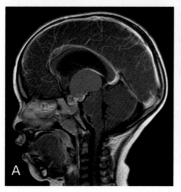
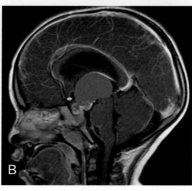

图 10.7　A. 蝶窦气化差，B. 视交叉（黄点）正常位置，经眉弓锁孔入路切除病变

虽然对鼻腔骨质和黏膜进行过多干预，但是患儿术后生活质量基本不受影响。除了病变本身是影响预后的主要因素外，从手术角度，如果术中操作顺利，术后基本不增加额外并发症[5]。尽管术后脑膜炎一直是困扰这类手术的严重问题，但大量文献分析表明，在采用先进技术预防脑脊液漏和继发性脑膜炎的情况下，该并发症相对罕见[6]。

10.6　经眉弓锁孔入路

经眉弓锁孔入路进入鞍旁是一种用途非常广泛的入路。在内镜辅助下，除了少数病例，几乎所有的鞍旁肿瘤都可以通过这种入路处理，与经鼻入路不同，经眉弓锁孔入路不受鼻窦腔大小的影响。事实上，儿童额窦没有完全气化对于经眉弓锁孔入路反而是好事。出生时，额窦未发育，仅在鼻额管上端以小囊袋形式存在（图 10.8）[1]。此后，额窦向上向外扩张，到 4 岁时，达到成人大小的一半，到青春期中期完成气化[1]。

与经鼻入路相比，经眉弓锁孔入路术后确实有可见的手术瘢痕，但它仍然是一种非常美观的入路。除了罕见的瘢痕疙瘩形成外，伤口一旦愈合，通过眉毛遮挡切口的手术瘢痕几乎不明显。附近眶上神经损伤可引起眉弓上方前额的暂时性麻木，但这多数是暂时的[7-9]。面神经额支损伤较少见，即使损伤，也多是暂时的[7-9]。在额窦气化良好的患者中，额窦开放可引起术后脑脊液（CSF）漏，因此术中需要大量骨蜡封闭骨质缺损，同时也可以加用肌肉或脂肪移植物加固修补额窦的较大破口。虽然内镜可用于进入观察蝶鞍、鞍旁和鞍上区域，但仍有部分解剖区域即使经眉弓锁孔入路内镜观察还是存在视野盲区。在成人中，鞍区肿瘤可向颞窝延伸，此时可通过经眉弓锁孔入路进入。这是蝶骨大翼随着颅底发育而"变得扁平"的结果。对于向颞窝深处延伸的肿瘤，可以通过颞下入路或小翼点入路处理。儿童颅底发育不成熟，鼻翼较高，经眉弓锁孔入路无法探查颞窝。这种情况也出现于部分额叶肿胀和脑挫

伤的儿童，解剖学观察到蝶骨嵴压迫大脑中动脉，但在成年患者中几乎从未观察到这种情况，这也和儿童颅底发育未成熟有关。术前矢状位 MRI 可能会更好地帮助了解经眉弓锁孔入路的适应证（图 10.9）。鞍上和视交叉后的肿瘤可通过内镜下经鼻入路更好地解决。罕见情况下，鞍区病变可延伸至嗅沟。嗅沟是中线结构，类似于两"山"之间的"山谷"。"山"即眶上壁，如果眶上壁隆起很高，就会影响通过前外侧入路（即经眉弓锁孔入路）观察"山谷"及切除"山谷"中病变，此时可以选择经鼻入路或增大开颅手术切口，具体如何选择取决于肿瘤的大小和范围。同侧视神经管的内下方和同侧蝶骨外侧壁也是同侧眶上开颅难以到达的区域，通过经鼻入路反而更容易到达。

儿童患者需要特殊考虑的因素非常少。眉弓本身可能非常薄，切口尽量规划在眉弓覆盖区域内。颅骨钻孔置于颞线下方和颞窝内，以达到良好的美容效果。患儿年龄越小，硬脑膜

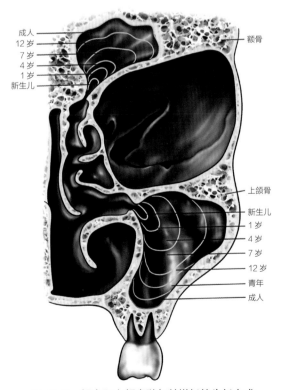

图 10.8　额窦和上颌窦随年龄增长的生长方式

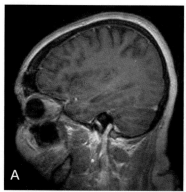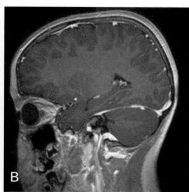

图10.9　A.59岁女性，头颅MRI矢状位显示因蝶骨嵴扁平导致前中颅底之间相对较浅的角度；B.7岁男孩，头颅MRI矢状位显示因蝶骨嵴陡峭导致前中颅底之间角度较深

越薄，导致其常紧贴在颅骨的内表面，因此开颅去除骨瓣时要非常小心，防止硬脑膜撕裂。不同位置的硬脑膜撕裂，术后的危害不同。如果前额底硬脑膜撕裂，术后容易发生脑脊液漏，引起大量帽状腱膜下和眶周积液；如果其他部位硬脑膜撕裂，后果可能没那么严重。

术后应以水密方式闭合硬脑膜。还纳骨瓣后用可吸收颅骨连接片固定，切记颅骨连接片不能越过正常的颅骨缝。并且连接片的位置尽量靠下以利于美观。用不可吸收尼龙丝线缝合皮肤切口，术后第5天拆线。但笔者更喜欢使用4-0缝线行皮下连续缝合，从切口顶端引出，并在其下方用不黏敷料打结，以防止缝线埋入愈合伤口。

10.7　结论

对于蝶鞍和鞍旁肿瘤儿童，选择手术入路时要考虑鼻腔大小、软组织和骨质开口方向、颅底的形态及病变本身的大小、范围、长轴和形态等，术前需要进行密切全面的研究。考虑所有这些因素后就会发现，经眉弓锁孔入路和经鼻入路适用范围广，几乎可以处理蝶鞍和鞍旁区域的所有病变。

参考文献

[1] Scuderi AJ, Harnsberger HR, Boyer RS. Pneumatization of the paranasal sinuses: normal features of importance to the accurate interpretation of CT scans and MR images. AJR Am J Roentgenol. 1993; 160(5):1101–1104

[2] Tatreau JR, Patel MR, Shah RN, et al. Anatomical considerations for endoscopic endonasal skull base surgery in pediatric patients. Laryngoscope. 2010; 120 (9):1730–1737

[3] Renn WH, Rhoton AL, Jr. Microsurgical anatomy of the sellar region. J Neurosurg. 1975; 43(3):288–298

[4] Gunaratne DA, Barham HP, Christensen JM, Bhatia DD, Stamm AC, Harvey RJ. Topical concentrated epinephrine (1:1000) does not cause acute cardiovascular changes during endoscopic sinus surgery. Int Forum Allergy Rhinol. 2016; 6(2):135–139

[5] Harvey RJ, Malek J, Winder M, et al. Sinonasal morbidity following tumour resection with and without nasoseptal flap reconstruction. Rhinology. 2015; 53(2):122–128

[6] Lai LT, Trooboff S, Morgan MK, Harvey RJ. The risk of meningitis following expanded endoscopic endonasal skull base surgery: a systematic review. J Neurol Surg B Skull Base. 2014; 75(1):18–26

[7] Dlouhy BJ, Chae MP, Teo C. The supraorbital eyebrow approach in children: clinical outcomes, cosmetic results, and complications. J Neurosurg Pediatr. 2015; 15(1):12–19

[8] Teo C. Application of endoscopy to the surgical management of craniopharyngiomas. Childs Nerv Syst. 2005; 21(8–9):696–700

[9] Wilson DA, Duong H, Teo C, Kelly DF. The supraorbital endoscopic approach for tumors.World Neurosurg. 2014; 82(6) Suppl:S72–S80

第11章 经腹侧入路切除颅底和脑干内实体肿瘤

Harminder Singh，Allen Ho，Lily Kim，Walid I.Essayed，Theodore H.Schwartz

摘 要：内镜下经鼻入路手术治疗颅底和脑干内实体性病变，虽具有挑战性，但对于一些儿童病例却存在可行性。要想在此区域成功进行手术，需对脑干核团和纤维束解剖具有透彻的理解。传统的前外侧安全进入区，如脑桥三叉神经周围区和延髓橄榄区，在应用内镜时不易到达。这种内镜手术窗仅对接近中线的脑桥外生型病变具有安全性，但仍存在扩展到皮质脊髓束前非外生型病变的可能性。对于内镜下切除脑实质内肿瘤并获取病理，应用神经电生理监测和图像导航技术具有较大价值。由于肿瘤组织位于硬脑膜内，需将硬脑膜切开，形成高流量脑脊液（CSF）漏。因此须采用多层颅底重建策略以防止术后脑脊液漏。

关键词：内镜下经鼻入路手术，经腹侧入路，脑干解剖，纤维束，神经核，安全区入路

11.1 概述

采用内镜下经鼻入路手术治疗颅底和脑干的硬脑膜内病变仍存在挑战。由于病变位于硬脑膜内，手术时需要切开硬脑膜，从而造成高流量脑脊液（CSF）漏，这给切除病变后重建颅底带来严峻挑战。虽然许多"安全区"已在经颅手术相关文献中被描述，但是对于内镜下经腹侧经鼻入路来说，只有少数病例可以通过这个单一入路切除脑干中线内肿瘤病变。切除硬脑膜内脑干病变易将许多脑神经、纤维束和脑干核团置于危险之中，因此需要依靠多模态神经电生理监测及图像导航技术辅助外科医师行手术治疗。本章将重点介绍通过内镜下经鼻入路切除硬脑膜内肿瘤的手术。

11.2 注意事项

11.2.1 手术入路选择

对于硬脑膜内颅底病变，有许多经鼻手术入路可选择，入路的选择将在很大程度上取决于计划的解剖区域、计划切除的病变范围，以及硬脑膜和颅底修复的策略。为到达特定的颅底和脑干靶点，经鼻手术入路可大致分为5种（经蝶窦、经筛窦、经上颌窦、经鼻腔和经额窦），如第7章所述。

11.2.2 神经电生理监测

当考虑应用内镜下经鼻入路（EEA）治疗颅底和脑干硬脑膜内病变时，应根据目标区域和预测的神经、血管结构确定应采用哪种神经电生理监测方式。如采取经颅底入路治疗累及鞍旁区和海绵窦尤其在颈内动脉及其分支附近的病变，应利用脑电图（EEG）和躯体感觉诱发电位（SSEP）监测大脑皮质及脑干有无缺血发作。同样的情况也适用于涉及椎基底动脉系统的经斜坡入路[1-4]。这两种监测模式在内镜下经鼻入路手术中都得到了验证，以监测皮质缺血和皮质下缺血，前者可以在 EEG 上捕获，后者可以应用 SSEP 更好地监测[1, 2]，考虑到 EEG/SSEP 的假阴性率，增加运动诱发电位（MEP）对某些鞍上或岩斜区病变可能更有用[5]。

肌电图已成功地应用于内镜下经鼻入路手

术中，为脑神经（CN）刺激提供实时反馈，并探测混合或运动神经的功能完整性。动眼神经、滑车神经和展神经可以通过将电极分别放置于下直肌、上斜肌和外直肌进行监测。这些神经在硬脑膜内镜下经鼻入路手术中极具风险[6-8]，即使是海绵窦未侵入的情况。例如，动眼神经在经蝶窦和经蝶骨平台的手术入路的脚间池中易受损伤，损伤到颈内动脉海绵窦段下外侧干或其分支可能造成血管损伤。滑车神经周围池段可经鞍结节入路显露，小脑上动脉损伤可引起缺血性损伤。展神经是斜坡和海绵窦水平上最长、最腹侧的神经，经中线经斜坡入路、岩旁上入路和岩尖内侧入路治疗岩斜区病变时展神经尤其危险。在这些情况下，解剖异常（如岩斜区肿瘤引起的神经内侧移位或脑池肿块引起的神经向上移位）可能会增加风险。与动眼神经一样，展神经也可能因颈内动脉海绵窦段的下外侧干损伤而出现神经损伤。三叉神经可能在 Meckel 腔中通过经翼状窝入路时受到损伤。当内镜下经鼻入路延伸到下斜坡，以及通过经髁和经颈静脉通路时，必须注意较低的后组脑神经监测，包括舌咽神经、迷走神经、副神经和舌下神经（表 1-1）[5]。

脑干听觉诱发电位（BAEP）有助于在术中监测椎基底动脉交界处或周围的脑干缺血，如经斜坡入路。

如表 11.1 中所示，多模态神经电生理监测专门针对不同手术入路和特定的病变性质，不仅有助于医源性神经系统功能障碍监测与识别，还有助于手术操作指导及其疗效监测。

关于术中神经电生理监测如何用于儿童内镜下经鼻颅底手术的深入分析，请参阅第 6 章相关内容。

11.2.3 图像引导

术中图像引导在内镜手术中效果显著，虽然二维内镜固有的深度感知失真，但仍比新开发的三维内镜更常见。图像引导的实用性在成人经鼻入路文献中提及颇多，但对于儿童患者，鲜有报道。对儿童患者进行的少数研究表明，通过图像引导准确定位和实时反馈有助于优化内镜下经鼻颅底手术[9-11]，此外儿童患者鼻腔较窄，蝶窦不完全气化，神经、血管结构拥挤等，都使得图像引导对诊断十分重要。

通常情况下，手术中应用的图像引导依靠术前扫描，但由于患者体位的改变或术中解剖

表 11.1 采用内镜下经鼻手术入路建议的术中神经电生理监测（IONM）方式，基于该手术入路通常遇到的病变性质		
手术入路	**神经电生理监测方式**	**常见的病变性质**
经鼻蝶入路到蝶鞍	无	垂体腺瘤，Rathke 囊肿
经鼻蝶、经蝶骨平台、经鞍结节入路到达鞍上区	EEG、SSEP、MEP	脑膜瘤，颅咽管瘤，巨大垂体腺瘤
到眶尖	EEG、SSEP、MEP、EMG（CN III、IV、VI）	血管瘤、脑膜瘤、脑肿瘤
经筛窦、筛板入路到前颅底	EEG、SSEP、MEP	脑膜瘤，嗅神经母细胞瘤，脑膜膨出
经斜坡/经岩骨入路达脑干、颅后窝	EEG、SSEP、MEP、EMG（CN VI、VII）、BAEP	脊索瘤，软骨肉瘤
经翼腭窝入路	EEG、SSEP、MEP、EMG（CN V）	脑膜膨出，脑膜脑膨出，神经鞘瘤
到海绵窦	EEG、SSEP、MEP、EMG（CN III、IV、VI）	腺瘤、脑膜瘤
经髁/经颈静脉孔入路	EEG、SSEP、MEP、EMG（CN IX、X、XI、XII）	脊索瘤，软骨肉瘤

注：BAEP. 脑干听觉诱发电位；CN. 脑神经；EEG. 脑电图；EMG. 肌电图；MEP. 运动诱发电位；SSEP. 躯体感觉诱发电位

产生位移，因而这种方法提供准确信息的能力有限。术中使用实时 CT 或 MRI 监测可解决这个问题 [12]，通过术中实时成像，医师可在关键结构周围安全地切除病变，避免残留，防止复发 [13, 14]。

由于术中需要重新扫描，并需要重新设置及注册图像导航系统，从而手术时间会延长。此外，术中进行 CT 监测可能会使儿童患者受到过度辐射，这是需要注意避免的。尽管有些不便，但考虑到肿瘤切除不全时复发率增加，且再次手术所需的住院时间长和费用增加，在某些扩大经鼻入路手术病例中，术中实时成像的指导仍然是可取的。要彻底了解手术过程中有无术中图像的变化，请参阅第 4 章。

11.2.4　经腹侧安全区进入脑干

脑干病变的切除对于临床医师及患者本身都是一个巨大挑战。神经核与纤维束聚集于人类拇指大小的区域，是与脑干病变的发病率和死亡率相关的重要结构。为了尽量减少对脑干等重要功能结构的破坏，显微外科手术技术结合安全区进入达到对脑干不同部位病变的安全显露和切除 [15-20]。这些安全区入路上重要的神经核和纤维束稀少，从而使术中损害最小化。

随着内镜下经鼻入路手术不断发展，除了直接切除鞍区和鞍上区病变外，内镜下扩大经鼻入路允许经腹侧切除脑干病变并取得良好效果 [21-24]。内镜下经鼻入路允许显露的安全区域为斜坡到颅椎交界处的腹侧中线位置 [25, 26]。这允许内镜进入 3 个典型的腹侧安全区：中脑前区（AMZ）、脑桥三叉神经周围区（PTZ）和延髓橄榄区 [19, 27]。

（1）中脑前区：中脑前区（AMZ）可以通过标准的内镜下经鼻经蝶鞍入路到达。然而，为获得足够的到达中脑和中脑脚间沟的空间，单侧垂体移位是必要的。通常完全性垂体移位常引起垂体功能减退 [28]，目前损伤最小的方法为单侧硬膜外移动垂体并磨出单侧后床突 [29, 30]。即使是垂体移位，从脑干发出的动眼神经也会阻碍达到 AMZ（图 11.1，图 11.2A）。

经脚间池有限区域进入大脑脚中内侧动眼神经束与外侧皮质脊髓束（CST）之间的安全区（AMZ）。此手术入路利用了皮质脊髓束位于大脑脚的中间 3/5 处的外侧部，红核和黑质位于安全区的深部和内侧 [31]，上界为视神经和视交叉，下界限为动眼神经和小脑上动脉复合体（图 11.1，图 11.2A）。从侧面看，经鼻入路的限制是海绵窦段颈内动脉（图 11.3），在许多老年人中，两侧海绵窦段颈内动脉之间的距离可能很窄，使进入 AMZ 受阻 [32]。

（2）脑桥三叉神经周围区：脑桥的前外侧，三叉神经入脑桥区的内侧，皮质脊髓束的外侧，三叉神经运动核和感觉核的前部，被确定为脑桥三叉神经周围区（PTZ）[19, 33-35]（图 11.2A，图 11.4，图 11.5）。通过内镜下扩大经斜坡入路，切除蝶窦前壁和底部，即可显露这个安全的手术通路，充分向外侧显露是这种手术入路的关键，岩下窦代表斜坡显露的外侧边界（图 11.3），内侧边界是锥体束。PTZ 的下缘内侧为展神经根，下缘外侧为面神经根、前庭神经根（图 11.2A，图 11.5）。

面神经核发出的纤维会先向背内侧绕展神经核再向腹外侧于展神经出脑桥点的外侧和上方出脑干（图 11.5，图 11.6）。

与内镜下经鼻入路相比，显微镜下经颞下入路可较直接地到达 PTZ，但内镜可提供从中线到外侧较宽阔的视野（图 11.7）。在 0° 内镜

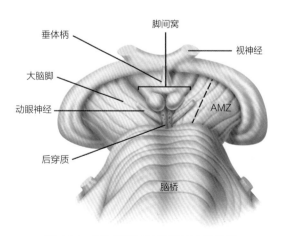

图 11.1　经腹侧观察中脑前区（AMZ）

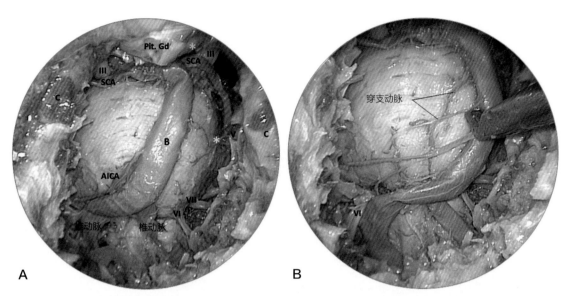

图 11.2　A. 内镜下尸体解剖经蝶窦入路和经斜坡入路显露腹侧脑干；B. 鼻内镜显示将基底动脉向左侧移位后显露基底动脉穿支。绿色星号：AMZ，单侧进入后行垂体移位；黄色星号：脑桥三叉神经周围区（PTZ）。Ⅲ.动眼神经；Ⅴ.三叉神经；Ⅵ.展神经；Ⅶ.面神经；AICA.小脑下前动脉；B.基底动脉干；C.颈内动脉（岩段）；Plt.Gd.腺垂体；SCA.小脑上动脉

的帮助下，经腹侧入路要想实现较好视角及切除深部病变比较困难。在脑桥水平另一个需要考量的因素是基底动脉迂曲度的变化及基底动脉穿支的横向范围限制了进入脑桥的入路（图11.2B）。

因此，内镜下经鼻入路对于切除位于 CST

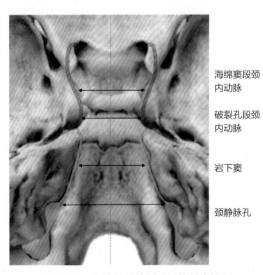

图 11.3　内镜显露外侧受限的颅底投影

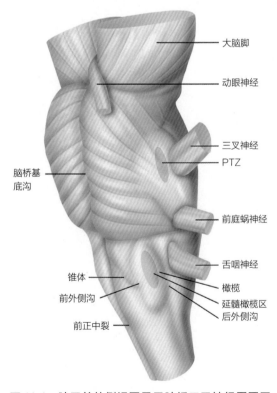

图 11.4　脑干前外侧视图显示脑桥三叉神经周围区（PTZ）和延髓橄榄区（OZ）

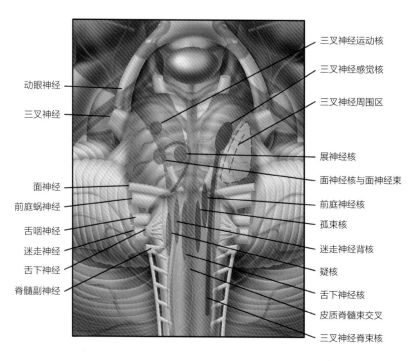

图 11.5 皮质脊髓束（CST）及脑干深部核团和纤维束的图示。三叉神经周围区（PTZ）的位置如图所示

动眼神经
三叉神经

面神经
前庭蜗神经
舌咽神经
迷走神经
舌下神经
脊髓副神经

三叉神经运动核
三叉神经感觉核
三叉神经周围区

展神经核
面神经核与面神经束
前庭神经核
孤束核
迷走神经背核
疑核
舌下神经核
皮质脊髓束交叉
三叉神经脊束核

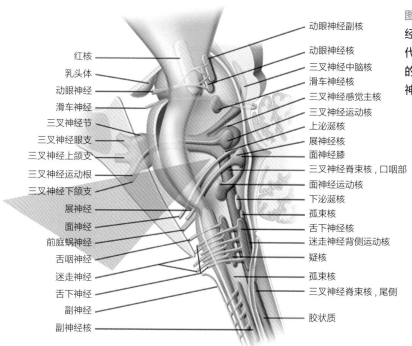

图 11.6 脑干矢状面主要神经核及纤维束。蓝色三角形代表内镜在脑桥内向上解剖的轨迹，避开了展神经和面神经纤维

红核
乳头体
动眼神经
滑车神经
三叉神经节
三叉神经眼支
三叉神经上颌支
三叉神经运动根
三叉神经下颌支
展神经
面神经
前庭蜗神经
舌咽神经
迷走神经
舌下神经
副神经
副神经核

动眼神经副核
动眼神经核
三叉神经中脑核
滑车神经核
三叉神经感觉主核
三叉神经运动核
上泌涎核
展神经核
面神经膝
三叉神经脊束核，口咽部
面神经运动核
下泌涎核
孤束核
舌下神经核
迷走神经背侧运动核
疑核
孤束核
三叉神经脊束核，尾侧
胶状质

前方及外侧的小病灶是安全的，另外可行病灶活检或切除较大外生型病灶。鉴于脑桥小脑束在表浅位置横向走行，沿脑桥腹侧切开的切口应平行于其下侧 CST 纵向走行（图 11.2，图 11.5）。

随后，MRI 纤维束成像并应用扩散加权成像有助于确定肿瘤的位置及锥体束与脑桥病变的关系 [36, 37]，并最终引导手术入路。

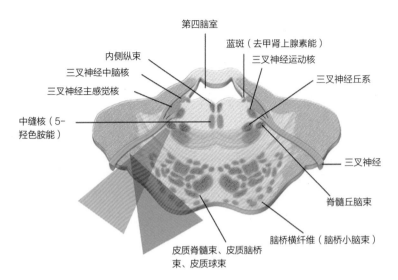

图 11.7　轴位示意图显示在正常解剖结构下，在三叉神经出脑干处经显微镜和内镜显露脑桥的范围，在三叉神经出口处。蓝色三角形代表侧入路的显微镜手术视图；红色三角形表示从腹侧中线入路显示的内镜视图

（3）延髓橄榄区：橄榄区穿过延髓前外侧面的橄榄。它在内侧以前外侧沟和锥体为界，外侧以后外侧沟为界（图 11.4）。在延髓内，舌下神经的纤维从内侧将橄榄与锥体束分开，内侧丘系在深部（图 11.9）。

内镜下，在岩下窦开始沿脑干尾端横向伸展至这个水平，可以获得较广泛的显露。内镜下经斜坡入路显露延髓上部相对简单，但显露延髓下部具有挑战性。硬腭可以限制内镜和器械在尾部的进入角度，术前的影像学评估在术前计划尾部显露时至关重要 [38-41]。为了避免造成枕颈不稳，对于既往无颈椎后凸畸形且关节不稳的患者，如有必要，也可行寰椎（第 1 颈椎）前弓和齿状突尖（第 2 颈椎）切除 [42, 43]。延髓尾侧直径相对较小，可显示舌下神经根和橄榄体（图 11.8）。因此，通过这种方法可从侧面安全进入橄榄区，在舌下神经根之间工作（图 11.8，图 11.9）。

延髓相对小的直径及其表面的 CST 纤维束会限制手术的可操作性，且延髓中存在交叉锥体束（CST ＋皮质脑干束），因此不建议通过延髓前正中裂中线进入（图 11.8）。

11.2.5　颅底重建注意事项

切除脑实质内病变通常需要打开硬脑膜，术后可导致高或低流量脑脊液漏。因此肿瘤切除术后需要严密修补颅底，将颅内与鼻腔隔开，从而避免发生脑脊液漏及避免颅内感染。防止渗漏的最佳多层修补颅底物质是带蒂鼻中隔黏膜瓣。腰大池引流或脑室外引流可减少脑脊液对新修补颅底造成的压力，从而增加颅底重建的成功率 [44]。同样坚硬的支撑物也可以帮助新修复的颅底对抗脑脊液波动，防止脑内物质通过缺损的硬脑膜疝出。有关颅底重建的方式，请参阅第 29 章。

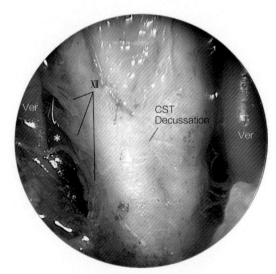

图 11.8　延髓内镜视图。Ⅻ. 舌下神经根；Ver. 椎动脉；CST Decussation. 皮质脊髓束交叉；星号（＊）表示橄榄体

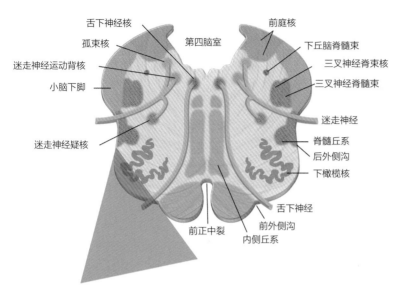

图 11.9　舌下神经出口水平延髓的轴向示意图。红色三角形表示内镜下橄榄体的切线视图，舌下神经根挡住了手术入路

11.3　病例分享

11.3.1　经斜坡入路切除室管膜瘤

患儿，男，16 岁，右利手，3 岁时行颅后窝肿瘤切除手术，由于脑干受侵袭，行肿瘤次全切除，术后病理提示为 WHO Ⅱ 级室管膜瘤[23]。随后，患者接受立体定向放射治疗和化疗，定期行 MRI 检查随诊残余病灶。

患者临床表现为头痛、吞咽困难和左侧肢体偏瘫。MRI 显示脑桥 - 延髓交界处偏腹侧有一大小约 2.8cm×3.4cm 的实性病变，病变与急性出血信号表现一致（图 11.10，手术前）。

患者接受内镜下经鼻经斜坡入路病灶切除术（图 11.11）。患者蝶窦完全气化，基底动脉侧移及腹侧外生型病变特点，均支持这种手术入路的选择，从而实现对这种无法治愈且容易复发的脑干病变的姑息性减压。腹侧外生型病变使 CST 向侧方移位，利于从脑干中线位置清除病变（图 11.12，红色三角形）。远外侧经颅入路（图 11.12，蓝色三角形）则容易损伤 CST。

使用 0°、长 18cm、直径 4mm 的硬性内镜（Karl Storz），以蝶腭动脉为蒂，切取鼻中隔黏

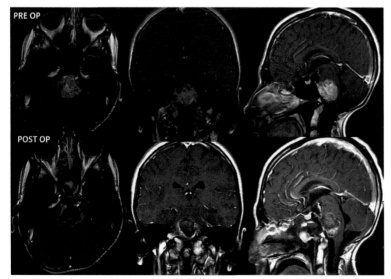

图 11.10　术前轴位、冠状位和矢状位增强 T_1 加权像 MRI 像显示延髓脑桥内病变。术后影像显示病变次全切除。蓝色箭头指示颅底重建应用的 MEDPOR 可以显影

膜瓣，置入鼻咽部。切除双侧上鼻甲和部分下鼻甲、切除部分蝶骨和部分筛窦扩大了手术入路（图 11.13）。用 3mm 金刚砂磨钻磨除斜坡骨质至薄层，后用 2mm 的 Kerrison 咬骨钳咬除剩余骨质显露出硬脑膜（图 11.14）。

用多普勒超声探测硬脑膜下基底动脉的走

行。随后，在硬脑膜上用弯剪刀在肿瘤的投影上开一个星状开口（图 11.15）。用 11 号刀锐性切开瘤壁（图 11.16），从切口处逐步行瘤内减压（图 11.17）。术中神经电生理监测用于指导手术切除范围。

切除肿瘤后首先应用自体脂肪垫填充术腔，然后应用阔筋膜及多孔高密度聚乙烯聚合物制成的颅骨修补材料（MEDPOR）重建密闭的颅底（图 11.18）。将先前切取的带蒂鼻中隔黏膜瓣覆盖在切口处。

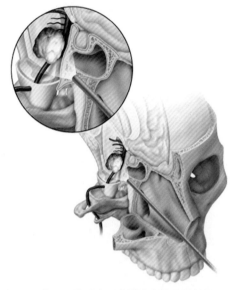

图 11.11　应用三维重建形式描述内镜下经斜坡入路切除脑干肿瘤

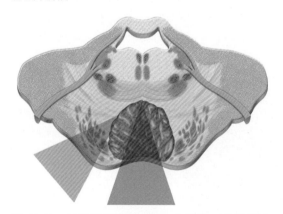

图 11.12　对于腹部中线肿瘤，在脑桥三叉神经出口水平通过显微镜和内镜显露的轴向示意图。皮质脊髓束（CST）被肿瘤侧向推移，阻断了显微镜手术入路。蓝色三角形代表远外侧入路的显微手术视图；红色三角形代表腹中线入路的内镜视图。外生型病变呈现一条天然通道进入脑干并从肿瘤内部清除病变

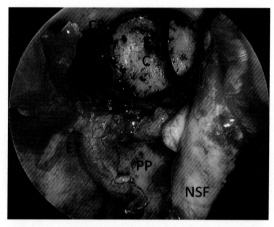

图 11.13　经鼻斜坡入路。鼻中隔皮瓣（NSF）被切取并储存在口咽部用于颅底重建。C. 斜坡；CP. 颈动脉隆起；ET. 咽鼓管；PP. 咽后；NSF. 鼻中隔皮瓣

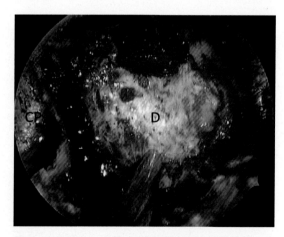

图 11.14　用 3mm 的金刚砂磨钻磨除斜坡骨质，然后用 2mm 的 Kerrison 咬骨钳咬除骨质。显露下面的硬脑膜。CP. 颈动脉隆起；D. 硬脑膜

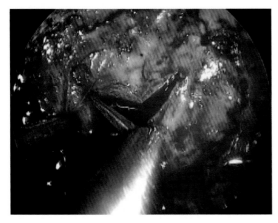

图 11.15 应用弯头剪刀星状剪开硬脑膜。在剪的过程中应用多普勒超声探测基底动脉的走行

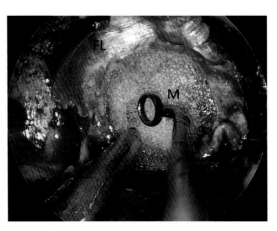

图 11.18 应用衬垫技术行颅底重建,使用阔筋膜(FL)和 MEDPOR(M)衬垫封闭骨缺损处。再分层覆盖先前切取的带蒂鼻中隔皮瓣

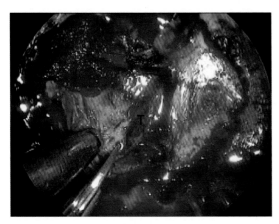

图 11.16 使用 11 号刀在髓内肿瘤处切开,显示灰色肿瘤(T)

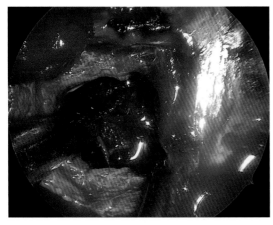

图 11.17 肿瘤内减压。术中神经电生理监测指导切除范围

术后,患者脑神经症状明显改善,偏瘫好转。术后 MRI 显示肿瘤次全切除(图 11.11,术后)。肿瘤病理符合 WHO Ⅲ级间变性室管膜瘤。

11.3.2 经蝶骨平台入路治疗青少年毛细胞型星形细胞瘤

患儿,女,16 岁,主要临床表现为进行性头痛及视力衰退(图 11.19)。MRI 显示不均匀强化病灶从鞍上间隙开始,向上延伸至第三脑室(图 11.20,手术前)。患者首先接受有限眶上肿瘤切除术,病理提示视神经和下丘脑青少年毛细胞型星形细胞瘤。患者接受分次放射治疗,然后肿瘤复发,症状加重并进一步恶化。最终确定内镜下经鼻经鞍结节、经蝶骨平台入路切除病灶,为保留视力及下丘脑功能拟行次全切除。

选择扩大经鞍结节及蝶骨平台手术入路(图 11.21)。硬脑膜在海绵间窦上方和下方锐性打开,电凝后切断(图 11.22)。用弯剪刀剪开肿瘤囊壁(图 11.23),使用吸引器和 Myriad(NICO CORP,Indianapolis,IN)对肿瘤进行内部减瘤,Myriad 具有切割吸引功能(图 11.24)。切除时注意保持在视交叉以下,第三脑室前端。进一步切除若出现脑脊液,说明已经到达第三脑室后部。

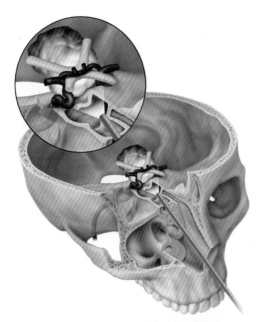

图 11.19　三维重建图像显示经鞍结节经蝶骨平台入路

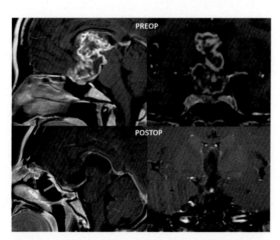

图 11.20　术前矢状位和冠状位 MRI 图像（T₁加权像，增强）显示青少年毛细胞型星形细胞瘤（JPA），术后图像显示 JPA 全切除。蓝色箭头显示了 MEDPOR 植入物在切除后重建颅底的位置

　　检查肿瘤腔并止血（图 11.25）。颅底重建采用衬垫技术，内层应用阔筋膜，中间应用 MEDPOR，最外层应用鼻中隔黏膜瓣。

　　术后 MRI 显示肿瘤全切除，病理提示青少年毛细胞型星形细胞瘤（JPA；图 11.20，术后）。患者神经功能恢复良好，视力得以保留，症状有所改善。

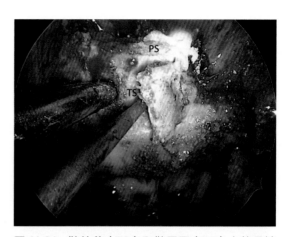

图 11.21　鞍结节（TS）和鞍平面（PS）上的骨被磨开及去除。C. 斜坡；S. 蝶鞍

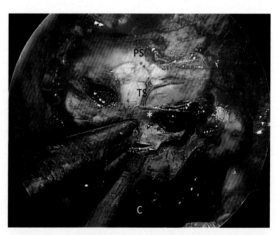

图 11.22　在海绵窦（＊）上方及下方的硬脑膜处锐性剪开硬脑膜，电凝后切断。C. 斜坡；S. 蝶鞍；TS. 鞍结节；PS. 蝶骨平台

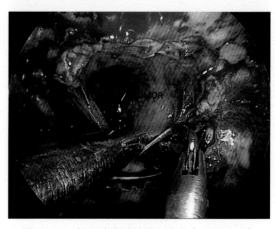

图 11.23　切开瘤囊壁并进入肿瘤（TUMOR）

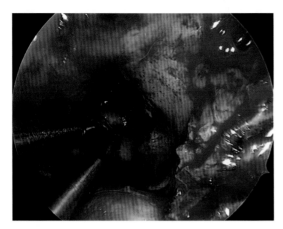

图 11.24　在肿瘤内部通过应用吸引器及 Myriad 逐步切除肿瘤

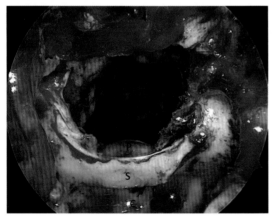

图 11.25　肿瘤切除后的肿瘤腔。鞍内可见垂体（P）。应用衬垫技术行颅底重建。衬垫技术将在本书后面章节进行说明。C. 斜坡；S. 蝶鞍

11.4　结论

采用内镜下经鼻入路手术切除儿童颅底和脑干脑实质内病变具有可行性。安全进行手术需对脑干核团及纤维束解剖有较深的理解及掌握。传统前外侧安全入路区域，如脑桥三叉神经周围区域和延髓橄榄体区，在使用经鼻内镜时不易显露。内镜下经鼻入路仅对切除脑桥中线腹侧外生型病变具有安全性，但可延伸至皮质脊髓束前的非外生型脑桥病变。神经电生理监测和图像引导存在一定价值，可用于辅助内镜下脑实质内肿瘤切除。

11.5　作者的贡献

Harminder Singh 和 Allen Ho 对此章具有同等重要贡献。

参考文献

［1］ Thirumala PD, Kassasm AB, Habeych M, et al. Somatosensory evoked potential monitoring during endoscopic endonasal approach to skull base surgery: analysis of observed changes. Neurosurgery. 2011; 69(1) Suppl operative:64–76, discussion ons76

［2］ Thirumala PD, Kodavatiganti HS, Habeych M, et al. Value of multimodality monitoring using brainstem auditory evoked potentials and somatosensory evoked potentials in endoscopic endonasal surgery. Neurol Res. 2013; 35(6):622–630

［3］ Little JR, Lesser RP, Lueders H, Furlan AJ. Brain stem auditory evoked potentials in posterior circulation surgery. Neurosurgery. 1983; 12(5):496–502

［4］ Elangovan C, Singh SP, Gardner P, et al. Intraoperative neurophysiological monitoring during endoscopic endonasal surgery for pediatric skull base tumors. J Neurosurg Pediatr. 2016; 17(2):147–155

［5］ Singh H, Vogel RW, Lober RM, et al. Intraoperative neurophysiological monitoring for endoscopic endonasal approaches to the skull base: a technical guide. Scientifica (Cairo). 2016; 2016:1751245

［6］ Iaconetta G, de Notaris M, Cavallo LM, et al. The oculomotor nerve: microanatomical and endoscopic study. Neurosurgery. 2010; 66(3):593–601, discussion 601

［7］ Abuzayed B, Tanriover N, Akar Z, Eraslan BS, Gazioglu N. Extended endoscopic endonasal approach to the suprasellar parachiasmatic cisterns: anatomic study. Childs Nerv Syst. 2010; 26(9):1161–1170

［8］ Iaconetta G, de Notaris M, Benet A, et al. The trochlear nerve: microanatomic and endoscopic study. Neurosurg Rev. 2013; 36(2):227–237, discussion 237–238

［9］ Benoit MM, Silvera VM, Nichollas R, Jones D, McGill T, Rahbar R. Image guidance systems for minimally invasive sinus and skull base surgery in children. Int J Pediatr Otorhinolaryngol. 2009; 73(10):1452–1457

［10］ Khalili S, Palmer JN, Adappa ND. The expanded endonasal approach for the treatment of intracranial skull base disease in the pediatric population. Curr Opin Otolaryngol Head Neck Surg. 2015; 23(1):65–70

［11］ Parikh SR, Cuellar H, Sadoughi B, Aroniadis O. Indications for image-guidance in pediatric sinonasal surgery. Int J Pediatr Otorhinolaryngol. 2009; 73(3):351–356

［12］ Snyderman CH, Carrau RL, Prevedello DM. Technologic innovations in neuroendoscopic surgery. Otorhinolaryngol Clin North Am. 2009; 42(5):883–890

［13］ Singh H, Rote S, Jada A, et al. Endoscopic endonasal odontoid resection with real-time intraoperative image-guided computed tomography: report of 4 cases. J Neurosurg. 2017:1–6

［14］ Choudhri O, Mindea SA, Feroze A, Soudry E, Chang SD, Nayak JV. Experience with intraoperative navigation and imaging during endoscopic transnasal spinal approaches to the foramen magnum and odontoid. Neurosurg Focus. 2014; 36(3):E4

[15] Cavalcanti DD, Preul MC, Kalani MY, Spetzler RF. Microsurgical anatomy of safe entry zones to the brainstem. J Neurosurg. 2016; 124(5):1359–1376

[16] Abla AA, Lekovic GP, Turner JD, de Oliveira JG, Porter R, Spetzler RF. Advances in the treatment and outcome of brainstem cavernous malformation surgery: a single-center case series of 300 surgically treated patients. Neurosurgery. 2011; 68(2):403–414, discussion 414–415

[17] Abla AA, Benet A, Lawton MT. The far lateral transpontomedullary sulcus approach to pontine cavernous malformations: technical report and surgical results. Neurosurgery. 2014; 10 Suppl 3:472–480

[18] Hebb MO, Spetzler RF. Lateral transpeduncular approach to intrinsic lesions of the rostral pons. Neurosurgery. 2010; 66(3) Suppl operative:26–29, discussion 29

[19] Recalde RJ, Figueiredo EG, de Oliveira E. Microsurgical anatomy of the safe entry zones on the anterolateral brainstem related to surgical approaches to cavernous malformations. Neurosurgery. 2008; 62(3) Suppl 1:9–15, discussion 15–17

[20] Rhoton AL, Jr. The foramen magnum. Neurosurgery. 2000; 47(3) Suppl:S155–S193

[21] Dallan I, Battaglia P, de Notaris M, Caniglia M, Turri-Zanoni M. Endoscopic endonasal transclival approach to a pontine cavernous malformation: case report. Int J Pediatr Otorhinolaryngol. 2015; 79(9):1584–1588

[22] Kimball MM, Lewis SB, Werning JW, Mocco JD. Resection of a pontine cavernous malformation via an endoscopic endonasal approach: a case report. Neurosurgery. 2012; 71(1) Suppl operative:186–193, discussion 193–194

[23] Rajappa P, Margetis K, Sigounas D, Anand V, Schwartz TH, Greenfield JP. Endoscopic endonasal transclival approach to a ventral pontine pediatric ependymoma. J Neurosurg Pediatr. 2013; 12(5):465–468

[24] Sanborn MR, Kramarz MJ, Storm PB, Adappa ND, Palmer JN, Lee JY. Endoscopic, endonasal, transclival resection of a pontine cavernoma: case report. Neurosurgery. 2012; 71(1) Suppl operative:198–203

[25] Fujii T, Platt A, Zada G. Endoscopic endonasal approaches to the craniovertebral junction: a systematic review of the literature. J Neurol Surg B Skull Base. 2015; 76(6):480–488

[26] Kassam AB, Snyderman C, Gardner P, Carrau R, Spiro R. The expanded endonasal approach: a fully endoscopic transnasal approach and resection of the odontoid process: technical case report. Neurosurgery. 2005; 57(1) Suppl: E213–, discussion E213

[27] Essayed WI, Singh H, Lapadula G, Almodovar-Mercado GJ, Anand VK, Schwartz TH. Endoscopic endonasal approach to the ventral brainstem: anatomical feasibility and surgical limitations. J Neurosurg. 2017; 127(5):1139–1146

[28] Kassam AB, Prevedello DM, Thomas A, et al. Endoscopic endonasal pituitary transposition for a transdorsum sellae approach to the interpeduncular cistern. Neurosurgery. 2008; 62(3) Suppl 1:57–72, discussion 72–74

[29] Fernandez-Miranda JC, Gardner PA, Rastelli MM, Jr, et al. Endoscopic endonasal transcavernous posterior clinoidectomy with interdural pituitary transposition. J Neurosurg. 2014; 121(1):91–99

[30] Silva D, Attia M, Schwartz TH. Endoscopic endonasal posterior clinoidectomy. J Neurosurg. 2015; 122(2):478–479

[31] Bricolo A, Turazzi S. Surgery for gliomas and other mass lesions of the brainstem. Adv Tech Stand Neurosurg. 1995; 22:261–341

[32] Cheng Y, Zhang S, Chen Y, Zhao G. Safe corridor to access clivus for endoscopic trans-sphenoidal surgery: a radiological and anatomical study. PLoS One. 2015; 10(9):e0137962

[33] Cantore G, Missori P, Santoro A. Cavernous angiomas of the brain stem. Intraaxial anatomical pitfalls and surgical strategies. Surg Neurol. 1999; 52(1):84–93, discussion 93–94

[34] Ferroli P, Sinisi M, Franzini A, Giombini S, Solero CL, Broggi G. Brainstem cavernomas: long-term results of microsurgical resection in 52 patients. Neurosurgery. 2005; 56(6):1203–1212, discussion 1212–1214

[35] Porter RW, Detwiler PW, Spetzler RF, et al. Cavernous malformations of the brainstem: experience with 100 patients. J Neurosurg. 1999; 90(1):50–58

[36] Ulrich NH, Kockro RA, Bellut D, et al. Brainstem cavernoma surgery with the support of pre- and postoperative diffusion tensor imaging: initial experiences and clinical course of 23 patients. Neurosurg Rev. 2014; 37(3):481–491, discussion 492

[37] Yao Y, Ulrich NH, Guggenberger R, Alzarhani YA. Quantification of corticospinal tracts with diffusion tensor imaging in brainstem surgery: prognostic value in 14 consecutive cases at 3 T magnetic resonance. World Neurosurg. 2015; 83(6):1006–1014

[38] de Almeida JR, Zanation AM, Snyderman CH, et al. Defining the nasopalatine line: the limit for endonasal surgery of the spine. Laryngoscope. 2009; 119 (2):239–244

[39] La Corte E, Aldana PR, Ferroli P, et al. The rhinop-alatine line as a reliable predictor of the inferior extent of endonasal odontoidectomies. Neurosurg Focus. 2015; 38(4):E16

[40] Singh H, Grobelny BT, Harrop J, Rosen M, Lober RM, Evans J. Endonasal access to the upper cervical spine, part one: radiographic morphometric analysis. J Neurol Surg B Skull Base. 2013; 74(3):176–184

[41] Singh H, Lober RM, Virdi GS, Lopez H, Rosen M, Evans J. Endonasal access to the upper cervical spine: part 2-cadaveric analysis. J Neurol Surg B Skull Base. 2015; 76(4):262–265

[42] Duntze J, Eap C, Kleiber J-C, et al. Advantages and limitations of endoscopic endonasal odontoidectomy. A series of nine cases. Orthop Traumatol Surg Res. 2014; 100(7):775–778

[43] Gladi M, Iacoangeli M, Specchia N, et al. Endoscopic transnasal odontoid resection to decompress the bulbo-medullary junction: a reliable anterior minimally invasive technique without posterior fusion. Eur Spine J. 2012; 21 Suppl 1:S55–S60

[44] Koutourousiou M, Filho FV, Costacou T, et al. Pontine encephalocele and abnormalities of the posterior fossa following transclival endoscopic endonasal surgery. J Neurosurg. 2014; 121(2):359–366

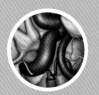
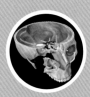
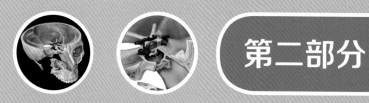

第二部分

小儿颅底相关疾病

第12章 脑膜脑膨出

Mehdi Zeinalizadeh，Seyed Mousa Sadrhosseini，Harley Brito da Silva，Harminder Singh

摘　要：先天性颅底脑膜脑膨出是一种脑组织和脑膜经颅底骨结构缺损区向外疝出而形成的罕见畸形。新生儿和婴幼儿前颅底脑膜脑膨出的最常见症状脑脊液鼻漏常被误认为流清涕，因而易被忽视，最终患儿因反复发生脑膜炎而被确诊。大多数年幼的基底型脑膜脑膨出患儿通常因鼻咽部阻塞引起的呼吸窘迫而被确诊。目前对后颅底脑膜脑膨出患儿实施手术仍然具有挑战性。内镜下经鼻颅底手术作为一种新出现的颅底脑膜脑膨出治疗方法，有效地降低了患者手术相关并发症的发生率。本章回顾性分析了儿童及婴幼儿基底型脑膜脑膨出鼻内镜治疗方式，并分享有效经验。

关键词：先天性，脑膜脑膨出，经蝶脑膜脑膨出，鼻内镜，内镜检查，重建，儿童

12.1　概述

虽然外伤导致的前颅底骨折是儿童发生经筛脑膜脑膨出的常见原因，但是，大量文献报道患儿仍然以先天性脑膜脑膨出为主[1]。先天性脑膜脑膨出是指排除继发性因素，由于胚胎发育畸形导致先天性颅骨缺损，脑膜和脑组织经颅骨缺损处向外疝出而形成的先天性疾病[2]。患者如仅为脑膜膨出，称为脑膜膨出，如也包括脑组织，则称为脑膜脑膨出[3]。

基底型脑膜脑膨出，特别是经蝶型，诊断和治疗均比较困难[2]。开颅手术是治疗基底型脑膜脑膨出的传统手术方式。内镜下经鼻入路颅底手术作为一种新出现的基底型脑膜脑膨出治疗方法，有效地降低了患者手术相关并发症的发病率。

本章回顾性分析了儿童前颅底基底型脑膜脑膨出患者鼻内镜治疗方式，并分享有效经验。

12.2　疾病分型

Suwanwela等[4]提出了一种基于病因的脑膜脑膨出分类，包括先天性、自发性和外伤

性。脑膜脑膨出也可根据其发生部位分为前部膨出（额筛或筛顶和基底）和后部膨出（幕上和幕下）。后颅或枕部脑膜脑膨出最常见，占75%。额筛及基底型脑膜脑膨出也称为鼻部脑膜脑膨出。额筛型脑膜脑膨出发生于额骨和筛骨之间，常位于盲孔或盲孔前方，典型表现为鼻上方面部肿块和鼻内肿块。基底型脑膜脑膨出发生于筛板后方，表现为鼻腔内肿块而非外部肿块。根据疝出的部位，基底型脑膜脑膨出可分为5种解剖类型[5]：蝶筛型、经蝶型、蝶眶型、经筛型和蝶颌型（表12-1）。经蝶型脑膜脑膨出可细分为经蝶骨脑膨出（图12.1）和蝶内脑膜脑膨出，前者指膨出物穿过窦底，突入鼻腔或鼻咽，后者指膨出物突入蝶窦。大多数蝶内脑膜脑膨出患者缺损发生于蝶窦侧壁（图12.2），即所谓的颞蝶脑膜脑膨出。

12.3　流行病学、胚胎学和发病机制

脑膜脑膨出发病率为1/5000～1/3000，其中基底型脑膜脑膨出发病率约为1/35 000名活婴。鼻部脑膜脑膨出发病率较高，东南亚地区

表 12.1 基底型脑膜脑膨出的分类		
	脑膜脑膨出类型	定　义
1	蝶筛型	疝内容物通过蝶骨和筛骨进入后鼻腔
2	经蝶型	疝内容物通过蝶骨体进入蝶窦或上咽
3	蝶眶型	疝内容物通过眶上裂或骨缺损进入眼眶
4	经筛型	疝内容物通过筛板进入前鼻腔
5	蝶颌型	疝内容物通过眶下裂进入翼腭窝

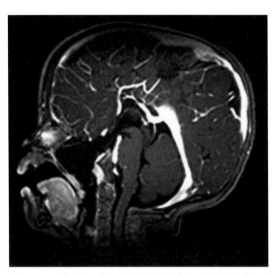

图 12.1　术前注射造影剂后的矢状位 T₁ 加权像 MRI：中线处有一未强化的软组织肿块影，主要由发育不良的脑组织和来自于鞍上间隙及三脑室的脑脊液组成，并通过蝶骨体进入鼻咽、鼻腔和口咽

高于西方国家和中东地区 [6]。

　　基底型脑膜脑膨出及经常伴随的脑部和面部中线结构异常，被认为是神经胚形成障碍或蝶骨骨化过程中发生错误导致的偶发疾病 [2]。神经组织过度生长、病毒感染、辐射、高温、维生素过多、水杨酸盐、台盼蓝、缺氧和许多其他因素均被认为是导致神经管闭合不全的原因 [7]。

12.4　临床表现

　　额筛部脑膜脑膨出主要表现为面部、鼻上、眉间或前额处的皮下肿块或可见突起。与额筛部脑膜脑膨出不同，基底型脑膜脑膨出不能从外部观察到，因此，基底型脑膜脑膨出临床诊断主要取决于脑膜脑膨出体积大小是否引起呼吸困难。新生儿和婴幼儿最常见的前颅底脑膜

脑膨出症状（如流清涕、鼻塞、张口呼吸或打鼾）易被忽视。脑脊液鼻漏常被误认为流清涕，最终患儿因反复发生脑膜炎而被确诊。先天性面部、眼和脑部畸形是新生儿或婴儿期诊断基底型脑膜脑膨出最重要的线索 [2, 6]。

　　经蝶脑膜脑膨出多见于年幼儿童，通常表现为鼻咽部阻塞引起的呼吸窘迫、进食困难，中线位置颅骨缺损伴唇裂或腭裂、眶距增宽，视神经畸形伴无眼症、视网膜异常、视神经发育不良，不明原因的复发性脑膜炎或内分泌异

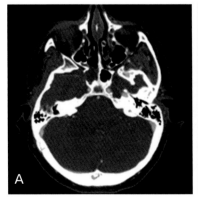
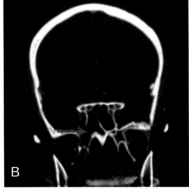
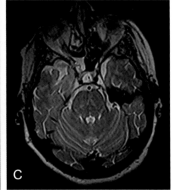

图 12.2　术前轴向和冠状面重建 CT 及轴向 MRI T₂ 加权像：蝶骨右外侧壁缺损（红色箭头），脑膜脑膨出

常。上述症状通常与垂体功能障碍及视觉问题相关，由垂体、下丘脑及视觉通路在膨出囊内的膨胀压迫所致。在这些患者中没有观察到智力低下的情况 [2, 3, 7]。

12.5　诊断

　　MRI 和 CT 对术前评估脑异常状况和确定疝囊内重要结构至关重要。CT 检查虽然可以评估颅面骨解剖结构和缺陷情况，但是婴幼儿的前颅底骨化不完全或未骨化，因此，使用哪种成像方式最有利于脑膜脑膨出的诊断尚未达成共识。目前，CT 和 MRI 均被认为是诊断脑膜脑膨出必不可少的检查手段 [8]。由于与颅内沟通，因此禁止使用活检方法诊断鼻部脑膜脑膨出 [3]。组织学显示，脑膨出物中包含神经胶质细胞、脑组织、无功能神经组织、脉络膜丛和室管膜细胞 [6]。

　　在诊断基底型脑膜脑膨出时，有必要进行全面的激素筛查，尿崩症常伴随垂体功能减退症，通常表现为甲状腺激素变化和皮质醇唤醒反应。基底型脑膜脑膨出患者在初次确诊后多年内，激素水平可能会呈现下降状态，因此对于基底型脑膜脑膨出术后患者，激素水平需进行监测 [9]。另外，建议进行视力评估。

　　鼻部肿块的鉴别诊断应包括鼻神经胶质瘤、鼻息肉及皮样囊肿。血管瘤虽然不限于中线部位，但也包括在儿童鼻部肿块的鉴别诊断中。鼻神经胶质瘤质地坚硬，是一种长在鼻腔内的脑肿瘤，与颅内不相通。临床上常应用 Furstenberg 试验区分脑膜脑膨出和神经胶质瘤。由于脑膨出与蛛网膜下腔是相通的，因此 Furstenberg 试验时脑膨出物增大，而神经胶质瘤则不会 [10]。皮样囊肿为非搏动、质地坚硬的肿块，并且在皮肤凹陷处可见毛囊样结构 [4]。鼻息肉在儿童中很罕见，通常与囊性纤维化有关。大多数鼻息肉和皮样囊肿 Furstenberg 试验通常为阴性 [6]。

12.6　治疗

　　目前，基底型脑膜脑膨出的治疗包括适应证、治疗时机及最佳治疗方式尚未达成共识。颅底脑膜脑膨出靠近视交叉结构、下丘脑 - 垂体轴及颅前窝和颅中窝血管，因此，手术治疗仍面临挑战，特别是儿童 [7]。鉴于脑膜脑膨出矫正治疗可能导致并发症发生率和死亡率增加，部分外科医师并不建议对脑膜脑膨出予以矫正治疗 [11]。另外，系统性文献综述显示，基底型脑膜脑膨出非手术治疗可改善患者体征和（或）症状，但从长期预后来看，手术治疗是一个更好的选择 [2]。

　　手术治疗是唯一有效的方法，但它需要医师具有高超的手术技巧。脑膜脑膨出手术指征主要包括持续性脑脊液漏、复发性脑膜炎、进行性神经功能障碍和呼吸障碍 [11]。

　　已报道的经蝶型脑膜脑膨出手术入路包括经腭、经颅、经鼻内镜或联合入路 [11]。传统儿童前颅底手术可能会导致颅面骨骨化中心破坏，从而引起两侧面部不对称 [12]。经鼻内镜手术可彻底修复大多数颅前窝、颅中窝脑脊液漏 [13]。从这个意义上讲，儿童鼻窦手术对长期面部发育的影响已经被充分证明 [14]。因此，内镜治疗可以最大限度减少手术带来的损伤，从而有助于在患者年龄较小时就能对这些病变进行及时处理。

　　对于经蝶型脑膜脑膨出并伴有较大腭裂的病例，经腭入路是大多数医师的首选手术方式。然而，腭截骨术和硬腭切除术对医师技术要求很高，并且这种术式给颅底重建和黏膜层闭合带来额外的困难。此外，由于腭咽闭合不全，腭裂可导致腭部伤口愈合延迟，腭部裂开及胃管喂养时间延长 [2]。

　　采用经额下或翼点入路尤其是经蝶入路的手术方式治疗后颅底脑膜脑膨出技术难度较大。蝶筛型或经蝶型脑膜脑膨出疝囊的位置很低，需要用脑压板对额叶施加较大力。因此，这种手术方式可能会导致术后并发症发病率、死亡率增高及下丘脑功能障碍。此外，对婴儿实施经额下或额颞入路手术，其脑组织更易发生回缩后损伤。内镜下经鼻入路术式可直接通过鼻腔到达疝囊，从而有效规避了上述经颅入路术式的不足。尽管对于儿童来说，内镜下经鼻入路操作空间有限，但笔者已成功在 1 岁以下的患儿中使用了这种术式[7]。对于鼻腔空间较小的患儿，可能需要使用外径 2.7mm 的细硬质内镜。在基底型脑膜脑膨出手术中，除经蝶型脑膜脑膨出外，其余类型脑膜脑膨出手术实施内镜下经鼻入路手术均相对简单。经蝶型脑膜脑膨出治疗修复相对比较复杂，下面对此类型脑膜脑膨出首选的手术方式予以阐述。

12.6.1 手术方法

大多数经蝶型脑膜脑膨出患者通常采用经鼻内镜下神经导航入路术式治疗。患者术前准备已在本书其他章节描述。笔者常规对患者右侧大腿和（或）腹部进行术前准备，以便在需要时可及时移植自体脂肪或阔筋膜用于颅底缺损的重建。根据病变的类型和所在位置，手术入路路径和操作细节有所不同。下面，我们将对不同类型脑膜脑膨出的治疗方式予以阐述。

（1）经筛型脑膜脑膨出：对于位于筛板上的病变，可直接选择经鞍旁入路手术。在某些情况下，为了获得手术入路通道，需行鼻中隔上部成形术并切除较高部位鼻中隔软骨。手术中尽可能保护中鼻甲。一旦病变部位显露在视野中，逐渐将覆盖在疝出的硬脑膜囊上的黏膜层从周围结构中剥离，充分显露颅底骨缺损部位。较小的脑膜脑膨出疝囊可通过双极电灼术缩小，而包裹神经组织较大的脑膜脑膨出疝囊可能需要用显微电动吸切器进行减容手术。病变位于该区域的大多数患者，脑膜脑膨出多由无功能的神经组织组成，可以切除，不会引起神经后遗症。一旦脑膜脑膨出疝囊缩小至与颅底缺损处同一水平，使用角度解剖器或刮匙确定骨和硬脑膜缺损的边缘。整个操作过程一定要注意仔细止血。

单纯经筛型脑膜脑膨出的闭合方法很大程度上取决于需修复的缺损大小。缺损小于 0.5cm 的筛板通常可使用少量的脂肪、黏膜或筋膜嵌入修复。缺损大小介于 0.5～1cm 的筛板通常采用多层重建方式修复，第 1 层先用钝角探针或刮匙将脂肪缓慢推入至硬脑膜缺损处，然后使用脑棉片轻轻按压。第 2 层使用阔筋膜或游离黏膜等移植物贴附在第 1 层上。缺损较大且伴严重脑脊液漏的可能需要使用带蒂皮瓣辅助进行多层闭合，要求具有较好的水密性。

（2）蝶颌型脑膜脑膨出：鼻内镜下经蝶窦入路是治疗蝶颌型和蝶窦外侧隐窝型脑膜脑膨出的经典术式。上述两种类型脑膜脑膨出通常发生在气化良好、外侧隐窝较大的蝶窦处。上颌骨造瘘术后，为了充分显露翼腭窝（PPF）和相关神经、血管结构，腭骨的眶突和上颌窦的后内侧壁必须切除。翼腭窝内容物必须从侧方拉回，以便显露蝶骨翼突。蝶骨翼突钻孔后，蝶窦外侧隐窝应充分显露，从而保证有足够的空间进入和修复颅底缺损。硬脑膜和骨缺损重建方法同经筛型脑膨出。

（3）经蝶型和蝶筛型脑膜脑膨出：对经蝶型和蝶筛型脑膜脑膨出患者，特别是儿童，采取手术治疗具有一定的挑战性。因此，下面将对经蝶型和蝶筛型脑膜脑膨出患者手术过程中的关键步骤逐步进行阐述[7]。

● 鼻中隔皮瓣准备：在右侧取符合标准的鼻中隔皮瓣（NSF）修复重建颅底缺损（图12.3A）。通过单极电灼和钝性剥离，断开脑膜脑膨出疝囊与后隔的前连接。

● 脑膜脑膨出疝囊抽吸：将 23 号腰椎穿刺针插至病变前下部，远离所有重要的神经、血管（图 12.3B），逐渐引流脑脊液，降低脑膜脑膨出疝囊内压力。术中通常不使用腰椎穿刺引流或脑室外引流。

● 剥离脑膜脑膨出疝囊黏膜层：按照由前向后、从上向下的方向将黏膜从脑膜脑膨出疝囊上剥离。疝囊逐渐与周围黏膜层完全分离，无明显破裂；但是疝囊内的针孔撕裂是不可避免的。除了从疝囊壁最后下方取一小部分活检外，其余膨出物不切除。

● 脑膜脑膨出疝囊复位：将脑膜脑膨出

疝囊缓慢推回至颅底硬脑膜底部，恢复至正常解剖学位置（图 12.3C）。如果疝囊不能在骨缺损周围进行剥离或剥离不充分，完全缩小疝囊会比较困难。

- 颅底骨缺损区重建：缩小的疝囊被移植的阔筋膜覆盖。用螺钉将一个小的柔性钛网板固定在斜坡下方，并向前上方楔入骨边缘下方，重建颅底（图 12.3D）。最后，用符合标准的带蒂鼻中隔皮瓣覆盖该区域（图 12.3E）。
- 供体区鼻中隔皮瓣软骨重建：将移植的游离阔筋膜重建鼻中隔皮瓣供体区（图 12.3F）[15]。

（4）典型案例：患儿，男，24 个月，临床表现为发育停滞（FTT）、唇裂、鼻塞、多饮和多尿，以气道阻塞和唇裂收治入院。术前 MRI 和 CT 显示胼胝体发育不全，蝶骨中部颅底缺损处可见经蝶鞍、经蝶骨型脑膜脑膨出（图 12.4，图 12.5A，图 12.5B）。手术方式：内镜下经蝶脑膨出外科矫治术。术后患儿病情平稳，术后第 1 天已能进食，第 7 天出院。术后 CT 检查结果如图 12.4D、E 所示。6 个月后患儿行唇裂修复手术。6 个月后 MRI 检查结果如图 12.4F 所示。2 年后随访结果显示，患儿体重与其年龄相符，无脑脊液漏等并发症。

12.7   并发症

儿童基底型脑膜脑膨出手术治疗有以下术后并发症：腭裂、复发性脑膜脑膨出、脑脊液漏、脑膜炎、溢泪、尿崩症、复发性脑膜炎、神经功能缺损、癫痫发作、垂体功能减退甚至惊厥[16]。文献报道的主要并发症为术后脑膜炎[2]。据报道，颅内修复术后下丘脑功能障碍和颅内压升高的风险增高[15]。

既往报道显示，经颅手术治疗的死亡率和重度残疾发生率分别接近 50% 和 70%[17]。造成不良预后的原因一部分是骨缺损后边缘的脑膜脑膨出膨出物未完全剥离及脑膜脑膨出及其内容物切除[18]。相比开颅手术，采取经鼻内镜手术修复前颅底缺损，脑膜炎、脓肿/伤口感染和脓毒症等并发症的发生率明显降低[19, 20]。在笔者收治的患者中，目前还没有遇到发生严重并发症的情况[7]。

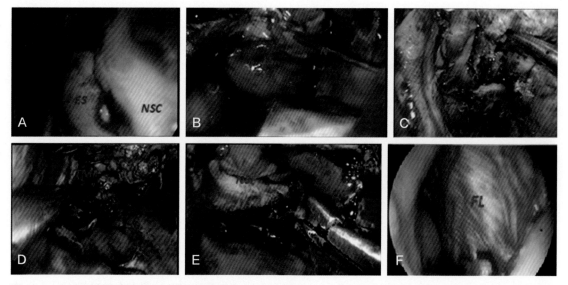

图 12.3   经右侧鼻腔内镜显示经蝶型脑膜脑膨出的修复情况。A. 术中可见已取 Hadad‑Bassagaisteguy 皮瓣的缺损鼻中隔软骨和已显露的脑膜脑膨出疝囊（ES）前壁；B.23 号腰椎穿刺针插至病变前下部；C. 将疝囊推回至靠近鞍底的正常解剖位置，显露斜坡（CL）；D. 用固定在斜坡上的钛网板（TMP）重建颅底缺损；E. 符合标准带蒂鼻中隔皮瓣的最终位置；F. 阔筋膜（FL）重建供体区鼻中隔皮瓣部位

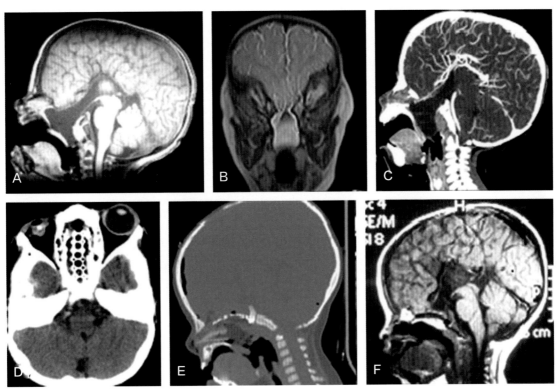

图 12.4　A、B. 术前矢状位 T_1 和冠状位 T_2 加权像显示经蝶型脑膜脑膨出；C. 术前矢状位重建 CT，注射造影剂后发现蝶骨体缺损面积较大，可见经蝶型脑膜脑膨出；D、E. 术后早期轴向和矢状位重建 CT 显示斜坡处钛网板固定位置满意，额叶区有少量积气；F. 术后 6 个月 MRI 显示脑膜脑膨出减少，气道通畅

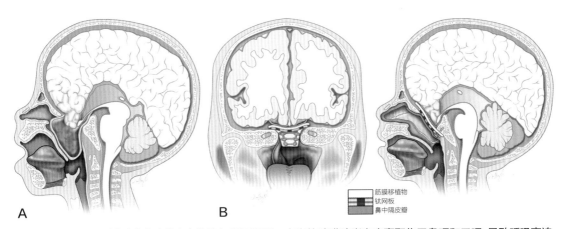

图 12.5　A. 一名经蝶型脑膜脑膨出患儿的矢状面投影。突出的脑膜脑膨出疝囊聚集于鼻咽和口咽，导致呼吸窘迫。B. 冠状面和矢状面经蝶型脑膜脑膨出复位后的多层颅底闭合

12.8　结论

基底型脑膜脑膨出，特别是伴有较大疝囊向下突入鼻咽或口咽的经蝶型脑膜脑膨出，手术治疗仍然是一个挑战。经鼻内镜手术不仅易操作，而且是一种微创、安全且可行的治疗方式。因此，建立一个由经验丰富耳鼻喉科医师和神经外科医师组成的专业团队是该种手术方式成功的关键。

参考文献

[1] Keshri AK, Shah SR, Patadia SD, Sahu RN, Behari S. Transnasal endoscopic repair of pediatric meningoencephalocele. J Pediatr Neurosci. 2016; 11(1):42–45

[2] Spacca B, Amasio ME, Giordano F, et al. Surgical management of congenital median perisellar transsphenoidal encephaloceles with an extracranial approach: a series of 6 cases. Neurosurgery. 2009; 65(6):1140–1145, discussion 1145–1146

[3] Abdel-Aziz M, El-Bosraty H, Qotb M, et al. Nasal encephalocele: endoscopic excision with anesthetic consideration. Int J Pediatr Otorhinolaryngol. 2010; 74(8): 869–873

[4] Suwanwela C, Suwanwela N. A morphological classification of sincipital encephalomeningoceles. J Neurosurg. 1972; 36(2):201–211

[5] Chen CS, David D, Hanieh A. Morning glory syndrome and basal encephalocele. Childs Nerv Syst. 2004; 20(2):87–90

[6] Tirumandas M, Sharma A, Gbenimacho I, et al. Nasal encephaloceles: a review of etiology, pathophysiology, clinical presentations, diagnosis, treatment, and complications. Childs Nerv Syst. 2013; 29(5):739–744

[7] Zeinalizadeh M, Habibi Z, Nejat F, Brito da Silva H, Singh H. Endonasal management of pediatric congenital transsphenoidal encephaloceles: nuances of a modified re-construction technique. J Neurosurg Pediatr. 2017; 19(3):312–318

[8] Huisman TA, Schneider JF, Kellenberger CJ, Martin-Fiori E, Willi UV, Holzmann D. Developmental nasal midline masses in children: neuroradiological evaluation. Eur Radiol. 2004; 14(2):243–249

[9] Morioka M, Marubayashi T, Masumitsu T, Miura M, Ushio Y. Basal encephaloceles with morning glory syndrome, and progressive hormonal and visual disturbances: case report and review of the literature. Brain Dev. 1995; 17(3):196–201

[10] Rahbar R, Resto VA, Robson CD, et al. Nasal glioma and encephalocele: diagnosis and management. Laryngoscope. 2003; 113(12):2069–2077

[11] Abe T, Lüdecke DK, Wada A, Matsumoto K. Transsphenoidal cephaloceles in adults. A report of two cases and review of the literature. Acta Neurochir (Wien). 2000; 142(4):397–400

[12] de Divitiis E, Cappabianca P, Gangemi M, Cavallo LM. The role of the endoscopic transsphenoidal approach in pediatric neurosurgery. Childs Nerv Syst. 2000; 16(10–11):692–696

[13] Castelnuovo P, Dallan I, Pistochini A, Battaglia P, Locatelli D, Bignami M. Endonasal endoscopic repair of Sternberg's canal cerebrospinal fluid leaks. Laryngoscope. 2007; 117(2):345–349

[14] Bothwell MR, Piccirillo JF, Lusk RP, Ridenour BD. Long-term outcome of facial growth after functional endoscopic sinus surgery. Otolaryngol Head Neck Surg. 2002; 126(6):628–634

[15] Yokota A, Matsukado Y, Fuwa I, Moroki K, Nagahiro S. Anterior basal encephalocele of the neonatal and infantile period. Neurosurgery. 1986; 19(3):468–478

[16] Baradaran N, Nejat F, Baradaran N, El Khashab M. Cephalocele: report of 55 cases over 8 years. Pediatr Neurosurg. 2009; 45(6):461–466

[17] David DJ. Cephaloceles: classification, pathology, and management–a review. J Craniofac Surg. 1993; 4(4):192–202

[18] Ogiwara H, Morota N. Surgical treatment of transsphenoidal encephaloceles: transpalatal versus combined transpalatal and transcranial approach. J Neurosurg Pediatr. 2013; 11(5):505–510

[19] Komotar RJ, Starke RM, Raper DM, Anand VK, Schwartz TH. Endoscopic endonasal versus open repair of anterior skull base CSF leak, meningocele, and encephalocele: a systematic review of outcomes. J Neurol Surg A Cent Eur Neurosurg. 2013; 74(4):239–250

[20] Zeinalizadeh M, Sadrehosseini SM, Barkhoudarian G, Carrau RL. Reconstruction of the denuded nasoseptal flap donor site with a free fascia lata graft: technical note. Eur Arch Otorhinolaryngol. 2016; 273(10):3179–3182

第13章

鞍区蛛网膜囊肿

Jason Chu，Joseph R.Keen，Nelson M.Oyesiku

摘 要：蛛网膜囊肿是正常蛛网膜形成的、内含脑脊液的、非肿瘤性、囊性病变。其被认为是在胎儿期发生的先天性病变，最常见的发现方式是偶然发现。较大的鞍内囊肿可对视神经和垂体产生压迫而引起临床症状。鞍内蛛网膜囊肿可在神经内镜辅助下经蝶入路引流，有或无囊肿开窗进入鞍上蛛网膜下腔。在本章中，笔者描述了他们治疗儿童鞍内蛛网膜囊肿的首选方法。

关键词：蛛网膜囊肿，细胞内，细胞上，鞍区，垂体，经蝶窦，Rathke 囊肿，脑脊液漏

13.1 概述

蛛网膜囊肿（AC）是正常蛛网膜形成的、内含脑脊液（CSF）的、非肿瘤性、囊性病变。1831 年，英国医师 Richard Bright 报道了首例颅内 AC。他将其描述为"与蛛网膜相连并明显在其各层之间形成的浆液性囊肿"[1]。Rengachary 和 Watanabe 进行的超微结构分析证明了 AC 的 4 个特征性表现：囊缘蛛网膜分裂、囊壁蛛网膜细胞增生、囊壁内胶原层较厚、囊内无横贯小梁突[2]。AC 被认为是在胎儿期发生的先天性病变，但是有罕见报道称其发生在创伤、感染之后。临床上，它们通常具有良性自然史。

在儿科患者中，在因其他症状或头部创伤检查时，通常在影像学检查时偶然发现 AC。最近的一项研究分析了超过 12 000 次儿童 MRI 检查，表明儿童 AC 的总体发生率约为 2.6%[3]。他们的研究也揭示了男性和左侧占优势。颅中窝（47%）和颅后窝（38%）是最常见的两个发生 AC 的位置，其余囊肿见于四叠体池（6%）、大脑凸面（4%）、颅前窝（2%）、鞍内 / 鞍上（2%）和半球间（1%）。鞍内蛛网膜囊肿（IAC）和鞍上蛛网膜囊肿（SAC）由于其独特的位置和与垂体、视器、下丘脑、第三脑室的毗邻，值得特别关注。这些病变常引起的临床症状包括梗阻性脑积水、内分泌功能障碍、视力障碍和神经认知缺陷。因此，它们需要神经外科干预，神经内镜的引入使临床治疗从脑脊液分流和开放性显微外科方法转变为微创方法。本章将重点介绍鞍内蛛网膜囊肿及其内镜下颅底管理。

13.2 流行病学和发病机制

鞍区囊性病变的鉴别诊断应包括 Rathke 囊肿、颅咽管瘤、鞍内蛛网膜囊肿、皮样或表皮样囊肿和空蝶鞍综合征。鞍内蛛网膜囊肿很少发生，约占所有颅内蛛网膜囊肿的 3%[2]。总体而言，文献报道的病例不足 100 例[4]。此外，已发表文献大多数以成人为主。这不仅表明这些病变在儿童中极为罕见，而且表明儿童鞍内蛛网膜囊肿的确切发病率和自然史仍不明确。这与鞍上蛛网膜囊肿形成鲜明对比，鞍上蛛网膜囊肿在儿童中已有较多详细的记录，造成这种差异的原因尚不清楚。

任何蛛网膜囊肿的发生可能是多种机制共同作用的结果。主要理论：脑脊液进入囊肿但无法回流的单向阀门机制；渗透梯度使液体在囊肿内聚集；正常蛛网膜细胞主动分泌液体进入囊肿。在鞍内，鞍膈下方通常没有蛛网膜，鞍内蛛网膜囊肿形成理论还可能是基底蛛网膜通过鞍膈孔疝出[5]。鞍膈孔孔径已被证实有明显的大小变异，约 40% 的患者孔径大于垂体柄[6]。Hornig 和 Zervas 假设鞍内蛛网膜囊肿的发生还必须涉及膈肌缺损的裂隙阀机制，允许脑脊液从鞍上区单侧侵入蝶鞍[7]。他们在鞍内蛛网膜囊肿经蝶开窗术中直接显示了单向阀门的机制，认为即使 1mm 鞍膈孔也可能导致鞍内蛛网膜囊肿发生（图 13.1）。Dubuisson 等观察到其治疗病例中约 50% 的鞍内蛛网膜囊肿不与鞍上蛛网膜腔（"非交通性"囊肿）相通。他们假设，当鞍内压抵消由于蛛网膜对合导致的颅内压时，脑脊液外渗部位可能最终关闭[5]。据推测，感染、出血或炎症会加速这种闭合。

Güdük 等报道了鞍内蛛网膜囊肿的组织病理学检查，他们观察到囊壁为纤维性，在富含网状蛋白的基底膜[4]上衬有单层扁平的蛛网膜细胞（图 13.2）。免疫组化上皮细胞膜抗原（EMA）阳性，胶质纤维酸性蛋白（GFAP）、Ki-67、突触素、S-100 阴性。组织学和免疫组织化的结合有助于鉴别鞍内蛛网膜囊肿和其他上皮性囊肿。

13.3　临床症状和放射学诊断结果

鞍内蛛网膜囊肿的临床症状主要是其对垂体和视器的占位效应。因此，它们可能酷似无功能性垂体腺瘤。鉴于缺乏关于鞍内蛛网膜囊肿的文献，Dubuisson 等进行了广泛的综述，并纳入了 1980～2007 年 14 篇已发表的关于鞍内蛛网膜囊肿的论文的临床症状。在他们的综述中共确定了 51 例患者（年龄范围：16～80 岁；平均年龄：47 岁），主要症状为视力障碍（55%）和头痛（41%）[5]。虽然视觉症状可以用对视神经和视交叉的占位效应来解释，但头痛的症状特异性较低，一些学者将其归因于囊肿引起

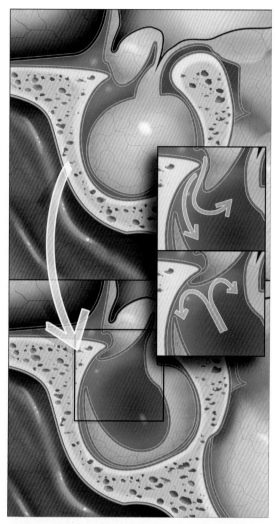

图 13.1　鞍内蛛网膜囊肿可起源于基底蛛网膜通过鞍膈孔的缺损疝入鞍内。脉冲式脑脊液的力量驱使鞍上蛛网膜下腔进入蝶鞍。垂体柄和腺体参与裂隙阀机制，单向流入蝶鞍（插图）（引自 Dubuisson et al.[5]）

的硬脑膜膨胀。内分泌异常较少见（22%），有症状的患者主要有促性腺功能异常（月经不调、性欲下降、阳痿、不孕）、生长激素不足或轻度高催乳素血症。Bordo 等描述了 8 例鞍内蛛网膜囊肿及肾上腺功能减退和甲状腺功能减退患者中的 3 例发生重度低钠血症 [平均血钠水平为（115±6）mmol/L][8]。

蛛网膜囊肿在 CT 和 MRI 上均有明显表现（图 13.3）。CT 表现为边界清楚、无强化肿块，

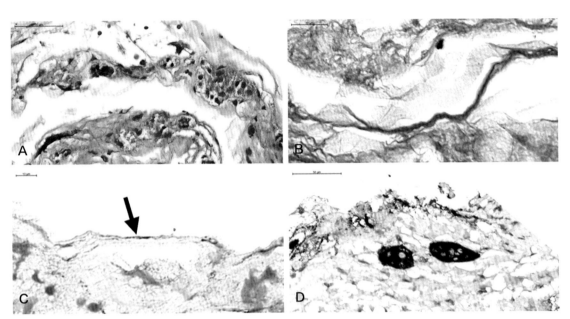

图 13.2 鞍区蛛网膜囊肿的组织病理学和免疫组化。A. 薄基底膜上衬有单层扁平的蛛网膜细胞（苏木精和伊红染色；×59.7）；B. 囊壁内富含网状纤维的基底膜（Gomori 染色，×113.2）；C. 囊壁内衬上皮细胞膜抗原染色的扁平蛛网膜细胞（上皮细胞膜抗原染色；箭头；生物素化链霉亲和素补体，上皮细胞膜抗原染色，×127.5）;D. 靠近囊壁的垂体前叶细胞簇（生物素化链霉亲和素补体，突触素，×61.0）（引自文献 [4]）

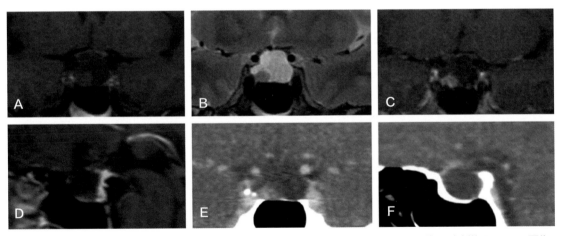

图13.3 鞍区蛛网膜囊肿的成像。A.冠状面 T_1 MRI 图像;B.冠状面 T_2 MRI 图像;C.冠状面对比增强 T_1 MRI 图像;D. 矢状面对比增强 T_1 MRI 图像;E、F. 冠状面和矢状面 CT 图像（引自 Güdük et al.[4]）

典型低密度。CT 脑池造影也可显示与蛛网膜下腔的交通。MRI 提供了明确的诊断，因为它们表现为边界清楚的积液，在所有扫描序列中与脑脊液信号相同。它们无增强，在 T_1 和 T_2 加权像上与脑脊液等信号，在液体衰减反转恢复（FLAIR）序列上表现出 T_2 抑制，在弥散加权成像（DWI）上缺乏弥散限制。在某些情况下，由于液体停滞和蛋白浓度升高，鞍内蛛网膜囊肿在 T_1 序列上可能相对脑脊液表现出略高信号。鞍内蛛网膜囊肿是孤立的鞍区病变，可能使垂体、海绵窦内壁或视器扭曲 [9]。一些研究表明，鞍内蛛网膜囊肿可能使垂体向后下方移位，这可能是与 Rathke 囊肿的鉴别因素，其中垂体可能向前扭曲[5, 9, 10]。文献还描述了鞍内蛛网膜囊肿延伸至鞍上区域[5]。

13.4　临床治疗

　　鞍内蛛网膜囊肿的治疗类似于无功能垂体腺瘤的治疗。无症状病变很少需要任何形式的干预，可通过连续 MRI 进行随访[11]。手术干预的适应证包括连续成像显示囊肿增大、视神经/视交叉占位效应导致视力受损、垂体功能障碍和重度头痛。手术的主要目标是对囊肿进行减压，解除占位效应。次要目标包括切除全部或部分囊肿膜及对囊肿进行鞍上池开窗术（囊肿脑池造口术），以防止复发。考虑到囊肿在鞍内的位置，经蝶入路优于经颅入路，这可以通过显微镜或内镜完成。术中发现应包括囊壁开放后流出清亮的脑脊液样液体。也可观察到正常的垂体、垂体柄和鞍膈[4]。作为经蝶入路的一部分，手术结束时必须彻底填塞和重建鞍底，防止术后脑脊液漏。据笔者所知，尚无任何囊肿分流管置入治疗鞍内蛛网膜囊肿的报道。

　　经蝶窦入路治疗鞍内蛛网膜囊肿后的结局是有利的。一些研究表明复发非常罕见，但是确切发生率仍未知[4]。少数复发的报道表明，其以延迟方式发生，并在初次手术后数年发生[4, 12]。症状性鞍内蛛网膜囊肿复发需要通过经蝶窦入路或经颅入路进行再次手术。Murakami 等认为开颅和经侧裂入路可能有利于再次手术，因为它能够广泛切除囊壁并沟通囊肿和鞍上池[12]。据报道，视觉缺陷和部分垂体功能障碍均可改善[5]。尽管如此，建议在鞍内蛛网膜囊肿治疗后进行长期随访。

　　经蝶窦入路手术后迟发性脑脊液漏是一种常见的术后并发症，据报道，发生率高达21.4%[13]。脑脊液鼻漏通常在术后5～7天出现；然而，在该窗口期之外并不少见。任何脑脊液漏均伴有脑膜炎风险增加，并且在经蝶窦入路之后可能升高8%[4]。使用腰椎引流管进行暂时性脑脊液分流通常作为脑脊液鼻漏的一线治疗；但是，当前的文献表明，患者通常需要二次手术以修复脑脊液漏的部位。持续性脑脊液漏可能需要进行永久性脑脊液分流[13]。一种罕见的可怕并发症是视神经传导束脱出进入空蝶鞍，导致失明[14]。笔者认为在闭合时更有效地填塞蝶鞍可以预防这种情况发生。

13.5　内镜的作用

　　鼻内镜仍然是经蝶入路治疗鞍内蛛网膜囊肿的首选工具，只要鼻窦充分气化，鼻内镜辅助手术是儿科患者的安全可行选择[15]。这种方法的细节和优点已在第7章中描述。如前所述，鞍内蛛网膜囊肿经蝶入路术后脑脊液漏很常见，高于其他鞍区病变经蝶入路手术的标准发生率。鞍内蛛网膜囊肿病例可能需要较小的硬膜切开，必须仔细闭合蝶鞍。

　　鉴于术后脑脊液漏的发生率较高，Oyama 等最近描述了他们采用经蝶入路囊肿脑池造口术加锁孔硬脑膜开口治疗鞍内蛛网膜囊肿的技术（图 13.4，图 13.5）[16]。他们的方法基于扩大经蝶窦入路，涉及显微镜和内镜的组合。简而言之，从鞍底上 1/3 到蝶骨平面行骨性开口。行 1cm 大小的线性硬膜切开，在 30° 内镜的辅助下，进入视交叉前池。确定囊壁、视交叉和前交通动脉。沿囊肿前壁完成囊肿脑池造口术，使囊肿与视交叉前池相通。如果后壁可触及，开窗术可将其与脑桥前池相连。然后以水密方式使用阔筋膜移植物进行硬脑膜成形术，用 6-0 单股缝线缝合。然后用脂肪移植物和纤维蛋白胶覆盖重建区域。在他们的 7 例患者中只有 1 例发生了术后脑脊液漏，通过 5 天腰椎穿刺引流成功治愈。更重要的是，所有患者均报道了术前视觉缺陷改善，术后未观察到新的垂体功能障碍或神经功能缺陷。在平均 42.2 个月的随访期间，发现 2 例患者复发；然而，只有 1 例患者接受了再次手术。笔者的结论是标准的经蝶入路囊肿脑池造口术是一种安全和低并发症的替代方法，尤其是在发生术后脑脊液漏时。

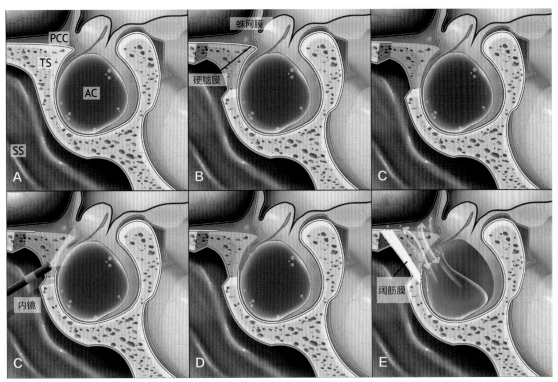

图 13.4　Oyama 等描述的经蝶入路囊肿脑池造口术加锁孔硬脑膜开口的图解技术[16]。A. 鞍区蛛网膜囊肿（AC）的示意图。扁平的垂体（PG）向后移位。B. 骨窗从扩大的鞍底上 1/3 至蝶骨平面开放；C. 从鞍区硬脑膜上缘至前颅底切开硬脑膜，制作 1cm 长的"I"形锁孔硬脑膜开口，随后可打开视交叉前池的蛛网膜；D. 将直径 2.7mm 的 30° 内镜插入视交叉前池，确认囊壁、视交叉和前交通动脉复合体的位置；E. 打开囊壁的前表面，形成囊腔和视交叉前池之间的交通；F. 完成囊肿脑池造口术，使用阔筋膜进行水密硬脑膜成形术，用 6-0 单股缝线缝合 6~8 针然后用纤维蛋白胶覆盖重建区域（引自 Oyama et al.[16]）。PCC. 视交叉前池；TS. 鞍结节；SS. 蝶窦

13.5.1　手术方法

已经采用了两种通用方法，一种是增强蛛网膜囊肿与蛛网膜下腔（SAS）之间的沟通，另一种是故意不进行沟通。然而，在这两种情况下，囊腔均被闭塞，蝶鞍底用硬脑膜支撑或应用鼻中隔皮瓣重建。两者的术后脑脊液漏和囊肿复发率相似[5, 17]。

笔者的鼻内镜技术明确扩大了蛛网膜囊肿和蛛网膜下腔之间的沟通，以消除球阀机制。笔者始终提倡从一个海绵窦延伸到另一个海绵窦的广泛蝶窦切开术，以允许广泛硬脑膜开口，仔细切开以保留下面的囊肿包膜。一旦确定，应在囊肿包膜和垂体之间建立一个平面保留腺体，囊外剥离将继续进行，直到遇到通过膈肌的疝出点。这将确保最大限度切除囊肿和保留垂体功能。接下来，可以用内镜进入囊肿，检查是否存在肿瘤特征并切除。应切除通过蝶鞍膈的任何剩余疝囊，并广泛开窗进入蛛网膜下腔。一旦获得止血并进行最大程度囊肿切除，应使用脂肪组织、硬脑膜移植物替代物和硬脑膜密封剂以分层方式填充空蝶鞍。然后可以用另一层硬脑膜密封剂覆盖和密封带蒂、血管化的鼻中隔瓣（图 13.6）。笔者还提倡术后通过腰椎穿刺引流进行 3~5 天的脑脊液分流。

两个主要不足为脑脊液鼻漏和囊肿复发，通常是鞍腔闭塞不充分、失败或鼻中隔皮瓣覆盖不充分和（或）鞍内蛛网膜囊肿与蛛网膜下

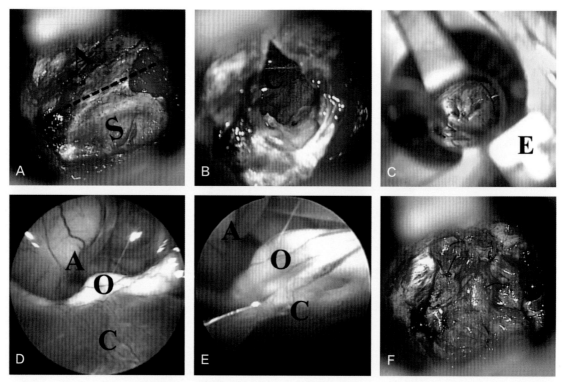

图 13.5   Oyama 等描述的具有锁孔硬脑膜开口的经蝶入路囊肿脑池造口术的术中图像：显微镜（A～C、F）和内镜（D、E）[16]。A. 切除邻近鞍结节的骨后的硬膜表面。A. 前颅底硬脑膜；S. 蝶鞍硬脑膜。虚线表示切除的鞍结节位置。B. 制作"I"形锁孔硬脑膜开口。视交叉前池蛛网膜开放，可见囊壁（C）。C. 经锁孔硬脑膜开口插入成角的内镜（E）进入视交叉前池，证实囊壁与周围结构的关系。D、E. 囊肿打开前（D）和打开后（E）视交叉前池放置的 30°内镜视图。A. 前交通动脉复合体；O. 视交叉；C. 囊壁。F. 使用阔筋膜和 6-0 单股缝线进行硬脑膜成形术（引自 Oyama et al.[16]）

腔沟通持续存在的结果。脑脊液漏通常可通过 3～5 天的腰椎穿刺引流（10～15ml/h）解决。如果渗漏持续存在或囊肿复发并引起症状，患者应接受再次探查，以评价鼻中隔皮瓣的完整性和充分性，如果囊肿复发，应再次切除囊壁并重复最初的闭合技术。

13.6   结论

鞍区蛛网膜囊肿是一种罕见的颅内病变，尤其是儿童。尽管如此，应将其纳入蝶鞍内任何囊性病变的鉴别诊断中。虽然认为它们具有良性自然史，但大的鞍内囊肿可产生继发于视觉器和垂体占位效应的临床症状。手术干预首选的是内镜辅助下经蝶入路蛛网膜囊肿脑池造口术。术后脑脊液漏和脑膜炎高于常规经蝶窦入路，外科医师应注意术后早期识别这些并发症。术后结局良好，术前症状改善，复发率低。

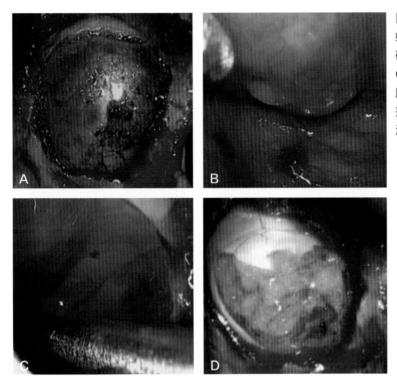

图 13.6　内镜辅助技术处理鞍内蛛网膜囊肿的图像。A. 内镜穿过硬脑膜的囊性鞍内病变视图；B、C. 使用内镜观察囊肿腔；D. 用脂肪组织填充囊腔。使用硬脑膜密封剂的硬脑膜替代物是闭合的替代方法（引自 McLaughlin et al.[17]）

参考文献

［1］　Bright R. Serous cysts in the arachnoid. In: Rees O, Brown, Green, ed. Diseases of the Brain and Nervous System. Part I. London, UK: Longman Group Ltd; 1831

［2］　Rengachary SS, Watanabe I. Ultrastructure and pathogenesis of intracranial arachnoid cysts. J Neuropathol Exp Neurol. 1981; 40(1):61–83

［3］　Al-, Holou WN, Yew AY, Boomsaad ZE, Garton HJ, Muraszko KM, Maher CO. Prevalence and natural history of arachnoid cysts in children. J Neurosurg Pediatr. 2010; 5(6):578–585

［4］　Güdük M, HamitAytar M, Sav A, Berkman Z. Intrasellar arachnoid cyst: a case report and review of the literature. Int J Surg Case Rep. 2016; 23:105–108

［5］　Dubuisson AS, Stevenaert A, Martin DH, Flandroy PP. Intrasellar arachnoid cysts. Neurosurgery. 2007; 61(3):505–513, discussion 513

［6］　Bergland RM, Ray BS, Torack RM. Anatomical variations in the pituitary gland and adjacent structures in 225 human autopsy cases. J Neurosurg. 1968; 28 (2):93–99

［7］　Hornig GW, Zervas NT. Slit defect of the diaphragma sellae with valve effect: observation of a "slit valve.". Neurosurgery. 1992; 30(2):265–267

［8］　Bordo G, Kelly K, McLaughlin N, et al. Sellar masses that present with severe hyponatremia. Endocr Pract. 2014; 20(11):1178–1186

［9］　Meyer FB, Carpenter SM, Laws ER, Jr. Intrasellar arachnoid cysts. Surg Neurol. 1987; 28(2):105–110

［10］　Nomura M, Tachibana O, Hasegawa M, et al. Contrast-enhanced MRI of intrasellar arachnoid cysts: relationship between the pituitary gland and cyst. Neuroradiology. 1996; 38(6):566–568

［11］　Pradilla G, Jallo G. Arachnoid cysts: case series and review of the literature. Neurosurg Focus. 2007; 22(2):E7

［12］　Murakami M, Okumura H, Kakita K. Recurrent intrasellar arachnoid cyst. Neurol Med Chir (Tokyo). 2003; 43(6):312–315

［13］　Saeki N, Tokunaga H, Hoshi S, et al. Delayed postoperative CSF rhinorrhea of intrasellar arachnoid cyst. Acta Neurochir (Wien). 1999; 141(2):165–169

［14］　Spaziante R, de, Divitiis E, Stella L, Cappabianca P, Donzelli R. Benign intrasellar cysts. Surg Neurol. 1981; 15(4):274–282

［15］　Chivukula S, Koutourousiou M, Snyderman CH, Fernandez-Miranda JC, Gardner PA, Tyler-, Kabara EC. Endoscopic endonasal skull base surgery in the pediatric population. J Neurosurg Pediatr. 2013; 11(3):227–241

［16］　Oyama K, Fukuhara N, Taguchi M, Takeshita A, Takeuchi Y, Yamada S. Transsphenoidal cyst cisternostomy with a keyhole dural opening for sellar arachnoid cysts: technical note. Neurosurg Rev. 2014; 37(2):261–267, discussion 267

［17］　McLaughlin N, Vandergrift A, Ditzel, , Filho LF, et al. Endonasal management of sellar arachnoid cysts: simple cyst obliteration technique. J Neurosurg. 2012; 116(4):728–740

Harminder Singh，Andrew Alalade，Jeffrey P.Greenfield，Vijay K. Anand，Theodore H. Schwartz

摘 要： 在经严格的纳入与排除标准筛选后的特定儿童人群中，内镜下经鼻入路齿状突切除术是安全可行的。与经口或经面入路相比，内镜下经鼻入路齿状突切除术可以减少腭咽闭合功能不全（velopharyngeal insufficiency，VPI），使患者术后能够更早拔管和经口进食获得肠外营养。

术中 CT 检查有助于确定是否有病灶残留，以及评估颅颈交界区手术减压的程度。

右利手的外科医师主要通过右侧鼻腔操作，此时应注意切除的对侧（左侧）很可能有病灶残留。

关键词： 颅颈交界区，齿状突切除，Chiari 畸形，内镜，经口入路

14.1 概述

颅颈交界区（CVJ）由骨性结构、神经、血管和韧带结构组成（图 14.1）。骨性结构包括斜坡和齿状突的腹侧、外侧的髁突，以及枕骨下部和第 1 颈椎后弓 [1]。髁突与第 1 颈椎关节连接形成寰枢椎复合体 [1]。许多发育异常发生于这个神经解剖学区域，尤其是在儿童人群中，如唐氏综合征、Chiari 畸形（CM）、肿瘤、成骨不全、幼年型特发性关节炎（JRA；斯蒂尔病）、软骨发育不全、锁骨颅骨发育不全、Klippel-Feil 三联征 [2] 和 Morquio 综合征常与 CVJ 异常有关 [3]。

颅底凹陷和颅骨下沉导致脑干腹侧受压是儿童齿状突切除术的常见手术指征。齿状突上移后导致继发性颅底内陷。以下若干因素决定了颅底凹陷或脑干受压症状的严重程度和复杂性：齿状突向上移动的程度，齿状突的屈曲程度，与齿状突关节相关的韧带血管的体积，寰枢椎不稳定的情况 [4]，颅后窝的体积，周围软组织的状态（正常或病理性）及相关的病理疾病。

CM 通常与枕骨大孔区的不同程度的小脑下疝有关。传统意义上，CM 分为 4 种类型。Ⅰ 型为其最常见类型，预后最好。迄今为止，它是儿童中最常见的类型，但通常至成年才被首次诊断。其临床特征性表现为小脑扁桃体疝入枕骨大孔，导致枕骨大孔周围通过的正常脑脊液（CSF）流动中断。30%～70% 患有此疾病的人出现脊髓空洞症。Ⅱ 型与脊髓脊膜膨出有关，更为严重。Ⅲ 型通常与脑膜脑膨出有关，且患儿难以存活。Ⅳ 型主要以小脑组织发育不良为特征。

近年来，除扁桃体突出外的脑干疝（脑干疝入枕骨大孔以下）的患者被定义为 CM 1.5 型。数据表明，CM 1.5 型患者经常出现延髓受压体征和症状，在 MRI 矢状位上可见脑干扭曲，标准颅后窝减压术失败的概率显著高于无此特征的 CM 患者 [5]。CM 1.5 型患者接受标准减压手术后，通常还需要寰枕融合 [6]。正常生理稳定性的破坏及常见的结缔组织疾病的共同存在被认为是导致这种亚型的重要原因。

唐氏综合征还与韧带松弛（15%～20%）有关，极有可能导致寰枢椎半脱位，并引发一系列颈髓损害和脊髓病的体征 [7]。在某些情况

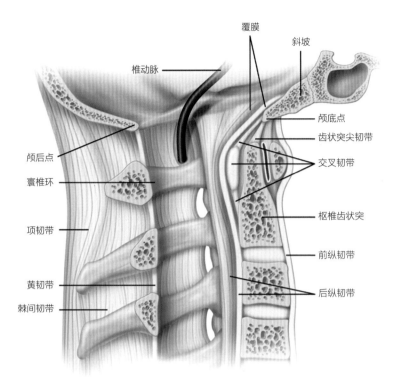

图 14.1　颅颈交界区韧带矢状切面

下，可能需要通过手术干预，如齿状突切除。

JRA 是儿童最常见的风湿病，也是儿童最常见的慢性病之一。它被定义为 16 岁以前发生的关节炎，但 3 岁以下儿童发病率最高[8]。在齿状突 - 第 1 颈椎关节处形成的类风湿血管膜可导致一些儿童出现脑干腹侧受压的症状。

CVJ 肿瘤按照病因可分为原发性或继发性，按照解剖位置可分为硬膜内或硬膜外。在此解剖区域也可以发生类似神经源性囊肿的先天性病变。其他病变包括颅咽管瘤、嗜酸性肉芽肿、神经纤维瘤、脊索瘤、软骨肉瘤、成骨细胞瘤、骨样骨瘤和骨巨细胞瘤。临床特征为头痛、颈痛、斜颈及严重脊髓病。其他伴随症状如跌倒、偏头痛和虚脱可能是椎基底动脉供血不足引起的，若出现以上伴随症状，应建议将血管造影作为术前评估的一部分。

14.2　治疗策略：内科、外科和辅助治疗

根据 CVJ 肿瘤的具体病理类型，内科、外科和辅助治疗的选择会有所不同。虽然此区域发生的肿瘤通常为良性，但通常对放化疗治疗不敏感，手术切除通常为首选治疗方法。可以考虑以下几种手术入路，如经面入路[9, 10]、经口入路、咽旁外侧入路、远外侧入路、经髁入路和扩大鼻内镜入路等（图 14.2）[11]。

齿状突切除术的主要指征为 X 线检查显示症状性脑干腹侧受压。多年来，不同的 X 线检查影像学诊断标准被用于确定患者是否需要采取齿状突切除术和腹侧脑干减压术治疗，如 Chamberlain 线[2, 12]、McGregor 线[2, 13]、Wackenheim 线[14]、McRae 线[2, 15]、双乳突线[16] 等，以及 Ranawat、Redlund-Tohnell 和 Pettersson 和 Clark 等提出的 X 线检查影像学诊断标准，都被用于评估颅底凹陷程度[17-20]。

Goel 等[21] 使用 Chamberlain 线诊断基底动脉内陷，将 190 名接受手术治疗的受试患者分为了两组。88 例有颅底凹陷但无相关 CM 的患者被分为 I 组，其余既有颅底凹陷又有 CM 的患者被分为 II 组。他们强调，对于 I 组患者，经口减压是最合适的手术方式，而对于 II 组患者，建议采用经枕大孔减压术式。

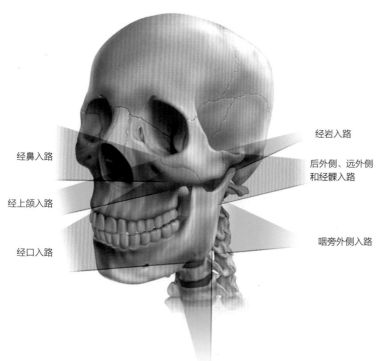

图 14.2　颅颈交界区和上颈椎的手术入路

经鼻入路

经上颌入路

经口入路

经岩入路

后外侧、远外侧和经髁入路

咽旁外侧入路

高位咽后入路

与这些数据相反，Grabb 等 [6] 表明，在 Chiari Ⅰ 畸形和颅底凹陷性脑干腹侧受压的儿童患者中，仅靠后路减压手术可能无法缓解症状，在某些情况下，还可能会导致症状恶化。他们开发了一种使用矢状位 MRI 的新方法，可以客观地测量齿状突及其包裹组织对枕骨大孔的侵蚀，并证明了其不小于 9mm 的测量值与腹侧脑干受压的风险高度相关，并且其中一些患者可能需要在接受颅后窝减压之前进行牵引或经口齿状突切除术。

而 Bollo 等 [22] 指出，符合颅颈夹角 [斜轴角（CXA）] 小于 125°、颅底凹陷、CM 1.5 型等条件的患者，无论是作为初始手术减压的辅助手段，还是作为后续的补充方法，需要枕颈融合术的概率会增加。

14.3　鼻内镜手术

经口入路曾一度是通过齿状突切除进行 CVJ 腹侧减压的黄金标准手术入路（图 14.3）。2002 年，Alfieri 等 [23] 使用尸体解剖方法开发了处理 CVJ 和齿状突病变的 EEA。后来，Kassam 等报道了对有症状的颈髓受压患者用 EEA 切除齿状突和类风湿血管翳的例子 [24]。从那时起，EEA 被许多外科医师作为一种替代方法用于 CVJ 减压，因为其避免了口咽断裂的并发症，是一种有效的微创技术 [25-27]。

与经口入路相比 [28, 29]，鼻内镜入路有 4 个潜在的优点：①对于口腔狭小的患者，椎前显露和侧向显露效果更佳；②其是位于硬腭上方的手术通路，便于吻部病变的减压；③避免了口腔牵引器放置后的口腔创伤和水肿；④避免了术中撕裂软腭或硬腭，且术后腭部功能完好 [27, 30]。

经鼻入路可以很好地进入斜坡、第 1 颈椎和第 2 颈椎（齿状突），而不需要进行外切开、Le Fort 截骨术、下颌骨矢状劈开或环舌入路等术式，这通常是口腔小、牙关紧闭或巨舌症患者等亟须的手术方法。经鼻入路的切口比传统经口入路的咽后入路更靠近鼻咽部（理想情况下位于软腭水平或以上），这样可以保护

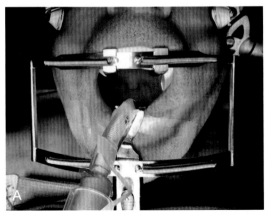 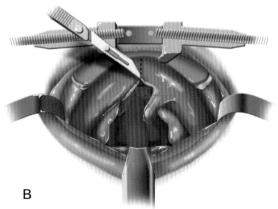

图 14.3　使用 Dingman 或 Crockard 口腔拉钩的经口入路。A. 注意气管插管相对于牵引器的位置。上下切牙之间的口腔入口必须至少有 2.5～3.0cm，才能为小型内镜或显微镜观察并引入器械提供足够的空间。B. 如果需要额外的头侧显露位点，可以从悬雍垂根部的一侧开始在中线上切开软腭部，然后进行横向缩回

咽后部肌肉组织和黏膜，从而减少伤口愈合并发症和腭咽功能不全[11]。有几项研究称，与经口入路相比，经鼻入路的 CVJ 肿瘤术后能更早拔管，肠外营养时间更早[26-30]。

根据 X 线片和身体形态计量学分析，Singh 等研究表明，使用 0° 或 30° 内镜，90%以上可以通过鼻内镜进入齿状突（在矢状面上约占第 2 颈椎椎体的 2/3）而不会撕裂硬腭或软腭[31, 32]。与之类似，其他学者也通过经鼻入路评估了齿状突切除术下方的解剖范围，这可能有助于术前规划的制订[33, 34]。

正如第 1 章和第 2 章中所讨论的那样，在儿童患者中，特殊的解剖学特征如小鼻孔、腺样体存在及无或有限的鼻窦气化等体征对使用内镜的外科医师构成了不同类型的挑战。根据笔者的经验，虽然患者的年龄和鼻腔大小不是经鼻入路的显著限制[35,36]，但颈动脉间距（ICD）更宽，齿间距离更短，预示着有更好的预后和更少的术后并发症[37,38]。

在笔者的 6 名接受经鼻入路齿状突切除术的儿童受试患者中，5 名在随访时改良 Rankin 量表（mRS）评分有所改善（表 14.1）[39]。

14.3.1　病例示例

11 岁的 Ehler-Danlos 综合征患儿，因颅

底凹陷和齿状突后弯而出现颈椎不稳和脑干受压的体征，并伴有 Chiari Ⅰ 畸形（图 14.4，图 14.5A）。症状包括头痛及上肢、手、下肢和足感觉丧失，并伴有呼吸困难和呕吐及部分平衡能力丧失。

患者行 Chiari 减压术和枕颈融合术，而后在内镜下经鼻入路切除齿状突。

患者取仰卧位，使用可透过射线 Mayfield 头架固定患者头部。术中使用 CT 进行神经定位。在不能进行术中 CT 检查的情况下，也可以使用预加载的患者 MRI 检查结果来定位，以及使

表 14.1　因颅颈交界区（CVJ）压迫而行经鼻齿状突切除术的儿童

序号	手术年龄（岁）	术前mRS	术后mRS	随访时间（个月）
1	14	2	0	67
2	7	3	2	41
3	16	2	1	22
4	11	2	1	16
5	14	1	0	12
6	9	2	2	10

注：mRS. 改良 Rankin 量表

用电生理监测、术中运动监测和躯体感觉诱发电位监测。

患者行后鼻中隔切开术，采用双通道入路接近鼻咽部。在儿科患者中，大腺样体（Ad）有时会遮盖后鼻孔（图 14.6）。

切除腺样体是为了扩大入路并进入鼻咽后部。使用 Bovie 电灼术在咽后肌做垂直切开。吸力器用于动态收缩咽肌，显露出第 1 颈椎环

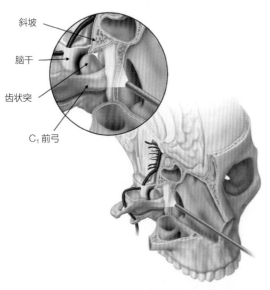

斜坡
脑干
齿状突
C₁ 前弓

图 14.4　使用鼻内镜的经鼻入路示意图

的前弓。该切口可延长，露出斜坡下部。在一些严重内陷的病例中，斜坡的下部可能也需要磨除（图 14.7）。

切开第 1 颈椎前弓，显露齿状突尖。咽鼓管标志着解剖的侧缘（图 14.8）。

用高速钻头将齿状突尖部磨除，然后在底部分离。齿状突壳的其余部分必须从顶端和翼状韧带上方、十字韧带后方分离出来，以便完全移除。匙形刮治器和 Kerrison 咬骨钳有助于分离齿状突壳上的韧带，将其零碎取出（图 14.9）。

一旦齿状突尖部和十字韧带被移除，就可以观察到反光的硬脑膜。在将齿状突和十字韧带（连同血管）从下面的硬脑膜分离时，必须注意不要引起脑脊液漏（图 14.10）。若术中遇到脑脊液漏，可用自体脂肪和 Tisseel 纤维蛋白胶进行修复，并通过铬线缝合和鼻咽筋膜覆盖进行固定。

术中 CT 现在用于在获取新的校准坐标的同时执行第 2 次扫描。这有助于我们了解 CVJ 骨质减压的充分程度。如果看到残留的齿状突，则使用新获得的校准坐标进行进一步的减压，以定位残留碎片[40]。

当齿状突切除完成后，用可吸收缝线将咽

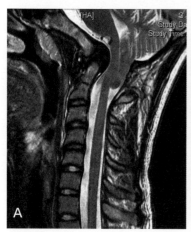
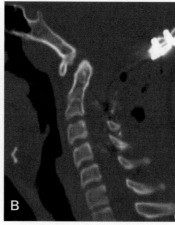
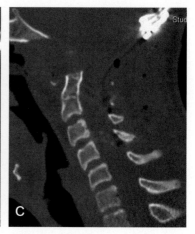

图 14.5　术前、术后影像学检查图像。A. 术前 T₂ 加权像矢状面 MRI 显示颅底凹陷伴髓质受压。B. 齿状突切除前行矢状位 CT 平扫。该患者已经做了后路减压和枕骨 - 第 3 颈椎融合术。C. 经鼻入路切除齿状突后矢状位平扫。齿状突的头侧部分、斜坡的尾侧部分和第 1 颈椎环的前部已被切除

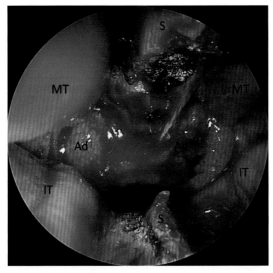

图 14.6 施行后鼻中隔切开术，采用双鼻腔入路接近鼻咽部。在儿科患者中，大腺样体（Ad）有时会遮盖后鼻孔。S. 鼻中隔；MT. 中鼻甲；IT. 下鼻甲

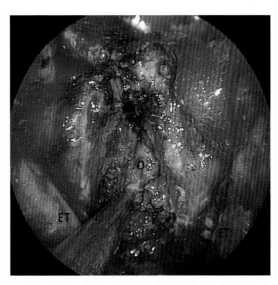

图 14.8 切开前弓，显露出齿状突尖（O）。咽鼓管（ET）标记解剖的侧缘

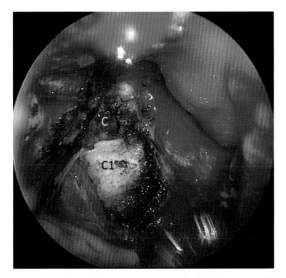

图 14.7 切除腺样体，用 Bovie 电灼术在咽后肌做垂直切开。在下面可以看到第 1 颈椎（C₁）环的前弓。也可以烧灼斜坡黏膜，显露出上面的斜坡（C）。在一些严重内陷的病例中，斜坡的下部可能也需要磨除

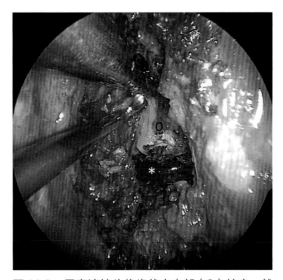

图 14.9 用高速钻头将齿状突尖部（O）挖空，然后在底部分离（＊）。齿状突壳的其余部分必须从顶端和翼状韧带上方及十字韧带后方分离出来，以便完全移除

后肌连接在一起。腔内可以放置一些封闭剂以消除无效腔（图 14.11）。

所有未同时行枕颈融合术的内镜下齿状切除术患者均在手术室拔管。联合融合术和齿状突减压术的患者由于多数采取俯卧位，因此待术后 8~10 小时呼吸道黏膜水肿消退后的第 1 天早上选择性拔管。拔管后不久恢复饮食。

术中 CT 已被证明有助于通过识别残存的

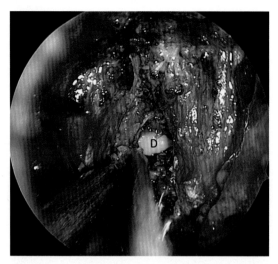

图 14.10　一旦切除齿状突尖和十字韧带，就可以观察到反光的硬脑膜（D）。在将齿状突和十字韧带从硬脑膜下分离时，必须注意不要引起脑脊液漏

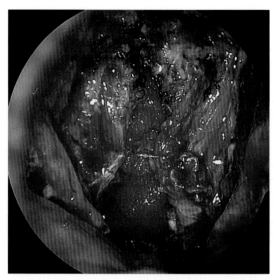

图 14.11　使用可吸收缝线将咽后部肌肉组织连接在一起。腔内可以放置一些封闭剂用来消除无效腔

骨碎片来评估 CVJ 手术减压的充分程度[40-42]。这些微小的残存碎块是否具有临床意义尚不清楚，但齿状突完全切除比部分切除更有可能缓解临床症状。正在进行的临床评估也在试图进一步阐明这些问题。

主要通过右侧鼻腔进行操作的右利手医师应该特别注意切除的对侧（左侧），那里通常有残留病变的倾向[27, 40]。推测这是因为在咽部肌肉持续突出的情况下，在右侧使用吸引器回缩后咽肌，钻出第 1 颈椎环和齿状突的操作比在左侧更加容易。

需要特别注意行齿状突鼻内切除术的同时行枕颈融合术的患者。这些患者应该在手术前的解剖中立位融合。如果在前屈或后伸位融合，术后可能会出现严重的吞咽问题。在严重的病例中，术后的咽后部水肿及颈静脉交界处的屈曲或向后平移的体位，可能会导致患者呼吸道受损的并发症出现（图 14.12）。

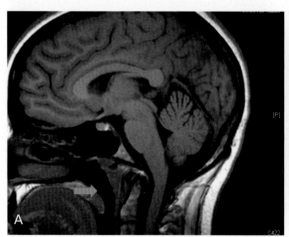

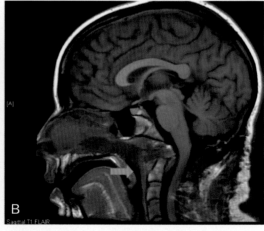

图 14.12　不同儿童手术患者行经鼻入路齿状突切除加枕颈融合术前后的 T_1 矢状面 MRI 序列。请注意手术前（A）和手术后（B）的呼吸道大小（蓝色箭头）。咽后部水肿及颅颈交界处的后移导致呼吸道严重狭窄的现象

14.4　结论

鼻内镜齿状突切除术在儿科人群中是安全可行的。虽然患者的年龄和鼻腔大小并不是经鼻入路的主要限制因素，但 ICD 越宽，齿距越短，预后越好，并发症也相应越少。实时的术中 CT 导航提供了准确的定位，从而增加了齿状突完全切除率和 CVJ 减压的可行性。

14.5　作者贡献

Haminder Singh 和 Andrew Alalade 对本章做出了同等的贡献。

参考文献

[1] Smoker WR. Craniovertebral junction: normal anatomy, craniometry, and congenital anomalies. Radiographics. 1994; 14(2):255–277

[2] Spillane JD, Pallis C, Jones AM. Developmental abnormalities in the region of the foramen magnum. Brain. 1957; 80(1):11–48

[3] Youssef CA, Smotherman CR, Kraemer DF, Aldana PR. Predicting the limits of the endoscopic endonasal approach in children: a radiological anatomical study. J Neurosurg Pediatr. 2016; 17(4):510–515

[4] Goel A. Goel's classification of atlantoaxial "facetal" dislocation. J Craniovertebr Junction Spine. 2014; 5(1):3–8

[5] Tubbs RS, Iskandar BJ, Bartolucci AA, Oakes WJ. A critical analysis of the Chiari 1.5 malformation. J Neurosurg. 2004; 101(2) Suppl:179–183

[6] Grabb PA, Mapstone TB, Oakes WJ. Ventral brain stem compression in pediatric and young adult patients with Chiari I malformations. Neurosurgery. 1999; 44(3):520–527, discussion 527–528

[7] Menezes AH, Ryken TC. Craniovertebral abnormalities in Down's syndrome. Pediatr Neurosurg. 1992; 18(1):24–33

[8] Sullivan DB, Cassidy JT, Petty RE. Pathogenic implications of age of onset in juvenile rheumatoid arthritis. Arthritis Rheum. 1975; 18(3):251–255

[9] Swearingen B, Joseph M, Cheney M, Ojemann RG. A modified transfacial approach to the clivus. Neurosurgery. 1995; 36(1):101–104, discussion 104–105

[10] Chandler JP, Silva FE. Extended transbasal approach to skull base tumors. Technical nuances and review of the literature. Oncology (Williston Park). 2005; 19(7):913–919, discussion 920, 923–925, 929

[11] Singh H, Harrop J, Schiffmacher P, Rosen M, Evans J. Ventral surgical approaches to craniovertebral junction chordomas. Neurosurgery. 2010; 66 (3) Suppl:96–103

[12] Chamberlain WE. Basilar impression (platybasia). A bizarre developmental anomaly of the occipital bone and upper cervical spine with striking and misleading neurologic manifestations. Yale J Biol Med. 1939; 11(5): 487–496

[13] McGreger M. The significance of certain measure-ments of the skull in the diagnosis of basilar impression. Br J Radiol. 1948; 21(244):171–181

[14] Thiebaut F, Wackenheim A, Vrousos C. New median sagittal pneumostratigraphical finding concerning the posterior fossa. J Radiol Electrol Med Nucl. 1961; 42:1–7

[15] McRae DL, Barnum AS. Occipitalization of the atlas. Am J Roentgenol Radium Ther Nucl Med. 1953; 70(1):23–46

[16] Almeida GG, Canelas HM, Lemmi H, Zaclis J. Value of Fischgold and Metzger's bimastoid line for radiological diagnosis of basilar impression. Arq Neuropsiquiatr. 1956; 14(4):285–298

[17] Wiesel SW, Feffer HL, Rothman RH. The development of a cervical spine algorithm and its prospective application to industrial patients. J Occup Med. 1985; 27(4):272–276

[18] Ranawat CS, O'Leary P, Pellicci P, Tsairis P, Marchisello P, Dorr L. Cervical spine fusion in rheumatoid arthritis. J Bone Joint Surg Am. 1979; 61(7): 1003–1010

[19] Redlund-Johnell I, Pettersson H. Radiographic measurements of the craniovertebral region. Designed for evaluation of abnormalities in rheumatoid arthritis. Acta Radiol Diagn (Stockh). 1984; 25(1):23–28

[20] Clark CR, Goetz DD, Menezes AH. Arthrodesis of the cervical spine in rheumatoid arthritis. J Bone Joint Surg Am. 1989; 71(3):381–392

[21] Goel A, Bhatjiwale M, Desai K. Basilar invagination: a study based on 190 surgically treated patients. J Neurosurg. 1998; 88(6):962–968

[22] Bollo RJ, Riva-Cambrin J, Brockmeyer MM, Brockmeyer DL. Complex Chiari malformations in children: an analysis of preoperative risk factors for occipitocervical fusion. J Neurosurg Pediatr. 2012; 10(2):134–141

[23] Alfieri A, Jho HD, Tschabitscher M. Endoscopic endonasal approach to the ventral cranio-cervical junction: anatomical study. Acta Neurochir (Wien). 2002; 144(3):219–225, discussion 225

[24] Kassam AB, Snyderman C, Gardner P, Carrau R, Spiro R. The expanded endonasal approach: a fully endoscopic transnasal approach and resection of the odontoid process: technical case report. Neurosurgery. 2005; 57(1) Suppl: E213–, discussion E213

[25] Laufer I, Greenfield JP, Anand VK, Härtl R, Schwartz TH. Endonasal endoscopic resection of the odontoid process in a nonachondroplastic dwarf with juvenile rheumatoid arthritis: feasibility of the approach and utility of the intraoperative Iso-C three-dimensional navigation. Case report. J Neurosurg Spine. 2008; 8(4):376–380

[26] Leng LZ, Anand VK, Hartl R, Schwartz TH. Endonasal endoscopic resection of an os odontoideum to decompress the cervicomedullary junction: a minimal access surgical technique. Spine. 2009; 34(4):E139–E143

[27] Goldschlager T, Härtl R, Greenfield JP, Anand VK, Schwartz TH. The endoscopic endonasal approach to the odontoid and its impact on early extubation and feeding. J Neurosurg. 2015; 122(3):511–518

[28] Hankinson TC, Grunstein E, Gardner P, Spinks TJ, Anderson RC. Transnasal odontoid resection followed by posterior decompression and occipitocervical fusion in children with Chiari malformation type I and ventral brainstem compression. J Neurosurg Pediatr. 2010; 5(6):549–553

[29] Nayak JV, Gardner PA, Vescan AD, Carrau RL, Kassam AB, Snyderman CH. Experience with the expanded endonasal approach for resection of the odontoid process in rheumatoid disease. Am J Rhinol. 2007; 21(5):601–606

[30] Komotar RJ, Raper DM, Starke RM, Anand VK, Schwartz TH. Endonasal versus transoral odontoid resection: a systematic meta-analysis of outcomes. Skull Base. 2011; 21:A051

[31] Singh H, Grobelny BT, Harrop J, Rosen M, Lober RM, Evans J. Endonasal access to the upper cervical spine, part one: radiographic morphometric analysis. J Neurol Surg B Skull Base. 2013; 74(3):176–184

[32] Singh H, Lober RM, Virdi GS, Lopez H, Rosen M, Evans J. Endonasal access to the upper cervical spine: part 2-cadaveric analysis. J Neurol Surg B Skull Base. 2015; 76(4):262–265

[33] de Almeida JR, Zanation AM, Snyderman CH, et al. Defining the nasopalatine line: the limit for endonasal surgery of the spine. Laryngoscope. 2009; 119 (2):239–244

[34] La Corte E, Aldana PR, Ferroli P, et al. The rhinopalatine line as a reliable predictor of the inferior extent of endonasal odontoidectomies. Neurosurg Focus. 2015; 38(4):E16

[35] Ali ZS, Lang SS, Kamat AR, et al. Suprasellar pediatric craniopharyngioma resection via endonasal endoscopic approach. Childs Nerv Syst. 2013; 29(11): 2065–2070

[36] Rigante M, Massimi L, Parrilla C, et al. Endoscopic transsphenoidal approach versus microscopic approach in children. Int J Pediatr Otorhinolaryngol. 2011; 75(9):1132–1136

[37] Banu MA, Guerrero-Maldonado A, McCrea HJ, et al. Impact of skull base development on endonasal endoscopic surgical corridors. J Neurosurg Pediatr. 2014; 13(2):155–169

[38] Banu MA, Rathman A, Patel KS, et al. Corridor-based endonasal endoscopic surgery for pediatric skull base pathology with detailed radioanatomic measurements. Neurosurgery. 2014; 10 Suppl 2:273–293, discussion 293

[39] Alalade AF, et al. A dual approach for the management of complex craniovertebral junction abnormalities: endoscopic endonasal odontoidectomy and posterior decompression with fusion. World Neurosurg. X. 2019; 24(2)

[40] Singh H, Rote S, Jada A, et al. Endoscopic endonasal odontoid resection with real-time intraoperative image-guided computed tomography: report of 4 cases. J Neurosurg. 2017; 16:1–6

[41] Gande A, Tormenti MJ, Koutourousiou M, et al. Intraoperative computed tomography guidance to confirm decompression following endoscopic endonasal approach for cervicomedullary compression. J Neurol Surg B Skull Base. 2013; 74(1):44–49

[42] Hum B, Feigenbaum F, Cleary K, Henderson FC. Intraoperative computed tomography for complex craniocervical operations and spinal tumor resections. Neurosurgery. 2000; 47(2):374–380, discussion 380–381

第15章 Rathke 囊肿

Matthew J.Shepard，Mohamed El Zoghby，John Jane Jr.

摘 要： 颅颊裂囊肿（Rathke cleft cyst，RCC），又称 Rathke 囊肿，是鞍区最常见的良性垂体囊性病变。尽管 RCC 在儿童中较少报道，但在总人群中报道的发病率在上升。儿童 RCC 常因重度难治性头痛、下丘脑 - 垂体 - 肾上腺轴（HPA）紊乱或视力损害而被诊断。儿童 RCC 中，1/3 的患儿因非手术治疗失败最后接受内镜下经蝶入路手术。术后大部分患儿头痛缓解，但 1/4 的患儿出现内分泌症状，尤其采用根治性方式切除囊壁时，这个比例会更高。因此，对于视交叉有压迫伴视力症状、严重难治性头痛、囊腔向视交叉进展性生长，或诊断暂时不明确的患儿，囊壁部分切除并造瘘开窗更为合理。

关键词： Rathke 囊肿，内镜下经蝶入路手术，儿童鞍区病变

15.1 概述

RCC 作为成人最常见的鞍区病变，在尸体解剖研究中报道人群发病率高达 1/3[1]。即便如此，RCC 通常都是偶然被发现，在鞍区手术患者中占比不足 10%[1]。不同于成人中的高发病率，这种先天性疾病在儿童中较少被诊断。儿童 RCC 具体的发病率尚不确切，文献报道有症状的儿童 RCC 一共不足 200 例。针对无症状患者的影像学研究发现，1.2% 的 15 岁以下儿童被发现垂体囊性病变[2]。随着影像学技术的进一步发展和应用，体积小的、偶然被发现的 RCC 病例在增加，这也对小儿神经外科和专门从事垂体疾病方面的医师提出了更高的要求，必须熟知 RCC 的有效诊断、病史和处理。本章我们对这种良性疾病的病理生理学、诊断和有效处理作一综述。

15.2 病理生理学

在胚胎期，Rathke 囊起源于口咽外胚层，向上向颅内与起源于神经外胚层的漏斗相融合；Rathke 囊组成鞍上池内的垂体结节部、远侧部和中间部，远侧部最终分化为腺垂体，而神经垂体由来源于神经外胚层的神经垂体分化而来[1]。大部分情况下，Rathke 囊最终会消退，在部分人群，残余的 Rathke 囊由脑脊液或含蛋白高的黏液填充形成了囊肿。这种情况下，病灶通常位于鞍内紧贴前方腺垂体和后方的神经垂体。RCC 可以向上生长至鞍上池，较少见的起源结节部的残余也会在鞍上池生长。RCC 增大压迫视交叉导致视野缺损，RCC 也可影响正常垂体功能引起各种激素综合征。

15.3 病程

有关 RCC 有效处理和自然病程的文献仍存在很多争论，大部分关于无症状 RCC 的纵向研究都局限于成人。Culver 等报道了 75 例非手术治疗的 RCC 患者[3]，随访中位时间为 24 个月，57% 的患者囊肿体积无增大，11% 的病例囊肿缩小。Aho 等对 1cm 以下的偶发 RCC 进行了相似的自然病程观察[4]，69%

的患者在首次诊断后的 9 年中囊肿无明显增长。因此，对于大部分无症状、偶然被发现的 RCC 患者，影像学检查随访观察是一个可取的策略。Amhaz 等报道了 9 年中治疗的 51 例 RCC[5]，其中 29 例非手术治疗，9 例在随访中被发现囊肿消失。有趣的是，在 7 例有头痛症状的患者中，5 例随着囊肿体积缩小主观症状有改善。这个比例与 Zada 等报道的预后相似，他们的结果是 88% 的患者在囊腔开窗后头痛缓解[6]。并不是所有的 RCC 都呈良性病程，Aho 等研究显示，9 年随访时间中 31% 的患者囊肿增大，出现视力损害或者垂体激素异常[4]。对于这些患者，手术干预是必要的。

在儿童中，头痛、内分泌异常和视力视野改变是 RCC 最常见的表现。HPA 轴异常在儿童中常表现为性早熟或发育延迟，这与成人表现的性欲减退、疲乏、月经紊乱或精神状态改变不同[1,7]。无菌性脑膜炎或卒中在 RCC 患者中也偶有报道，但较少见[7]。目前发表的有关儿童 RCC 的回顾性研究见表 15.1，一共报道了 163 例患儿，53% 为女性，诊断时的平均年龄为 10.9 岁，平均囊肿体积最大径为 0.8cm；总结分析这些病例，47% 的患儿有头痛，50% 有内分泌异常，9% 有视力障碍表现，16% 为偶然被发现病灶；文献中的所有 RCC 患儿中，37% 进行了手术治疗，最常用的手术是经蝶入路手术。

15.4 诊断和处理

RCC 一般描述为位于鞍内腺垂体和神经垂体之间、中线上不强化的囊性病变；无钙化，高达 30%～50% 的病例向鞍上生长[8,9]。单纯依靠影像学检查诊断 RCC 有时存在一定困难，因其囊性成分在 MRI 的 T_1WI 和 T_2WI 上信号变化很大。虽然存在一些不一致性，RCC 一般在 T_2WI 上为高信号，T_1WI 上信号强度取决于囊液成分中蛋白含量的高（高信号）或低（低信号）。影像学方面儿童 RCC 主要需和囊性颅咽管瘤（cystic craniopharyngioma，CC）相鉴别，通常为 CC 中造釉细胞型。CC 在 18 岁以下人

群中发病率高于 RCC，准确鉴别这两种疾病是非常有必要的，因为它们在处理方式方面有着很大区别[8]。与 RCC 不同的是，典型的 CC 通常具有强化的实性结节，大部分生长至鞍上，囊性成分在 T_1WI 和 T_2WI 上与脑脊液信号相似。为进一步细化 RCC 和 CC 的影像学区别，Hayashi 等将 RCC 和 CC 的 MRI 发现进行对照研究，结论为 RCC 较 CC 体积更小、形状更规则和没有钙化[8]。Byun 等将 RCC 进一步描述为 T_1WI 高信号、T_2WI 低信号的囊内结节，通过生化分析结节为胆固醇和蛋白沉积[9]。

通过组织病理学检查鉴别 RCC 和 CC 同样有一定难度，有学者表示 RCC 可以向 CC 转变，其间有一个中间状态就是 RCC 伴鳞状化生[8]。RCC 在组织切片上表现为外胚层组织聚集，以单层柱状上皮或假复层纤毛柱状上皮为特征[1]。CC 分为造釉细胞型和乳头型，两种类型组织学特征都为增生性复层上皮，造釉细胞型呈现钙化，含角质碎片伴有胆固醇裂隙，乳头型的特征是含有大量乳头凸起，无致密的角质蛋白和钙化[10]。乳头状变异的 RCC 特别难以与 CC 鉴别，某些患者需要进行基因检测以鉴别这两种疾病。乳头型 CC 含 BRAF V600E 变异，造釉细胞型的变异特征为核内 β-catenin 着色[11]，RCC 通常不包含这些基因和分子特征，因此，以上情况可辅助鉴别 CC 和 RCC。

儿童患者中外科干预约有 60 例被报道，最大样本的两组病例由 Jahangiri 等[2] 和 Zada 等[6] 报道。Jahangiri 记录了 14 例采取经蝶入路显微外科手术进行囊肿开窗的儿童 RCC[2]，50% 的患儿术前有头痛，1 例有视力损害，所有病例的术后转归并没有被记录，但笔者注意到 21% 的患儿术后有尿崩症（diabetes insipidus，DI），1/3 的患儿术前有生长激素（GH）或胰岛素样生长因子（IGF-1）缺乏而术后恢复正常。Zada 等描述了 10 例采取经蝶入路显微外科手术进行囊肿开窗抽吸的儿童 RCC[6]，88% 的患儿术后头痛症状有改善，1 例术前存在视力障碍的患者术后有轻度改善，6 例术前

文献报道	患者例数（n）	平均年龄（岁）	囊肿最大径（cm）	手术干预	随访（个月）
表 15.1　文献报道的儿童 Rathke 囊肿的临床特征					
Hayashi et al, 2016[8]	11	12.2	1.9	72%	85
Daubenbüchel et al, 2015[13]	14	11.3	1.8	–	50
Oh et al, 2014[7]	34	9.7	0.6	0%	–
Jahangiri et al, 2011[2]	14	16	1.2	100%	38
Lim et al, 2010[14]	44	10.1	–	34%	16
Katavetin et al, 2010[15]	13	14	1.2	31%	24
Evliyaoglu et al, 2010[16]	1	7	0.7	100%	24
Locatelli et al, 2010	4	10.5	–	–	–
Zada et al, 2009	10	13	1.4	100%	34
Frazier et al, 2008	1	14	3.0	100%	8
Takanashi et al, 2005	4	2	0.6	0%	–
Kim et al, 2004	1	11	1.6	100%	4
Im et al, 2003	1	12	1.6	100%	26
Israel et al, 2000	1	13	1.5	100%	5
Setian et al, 1999	1	8	1.0	100%	–
Christophe et al, 1993	7	4.3	1.4	29%	24
Voelker et al, 1991	1	15	–	100%	1
Towbin et al, 1987	1	10	–	–	–

有 HPA 轴异常的患儿中 2 例术后改善、3 例出现了新的激素异常。相较儿童 RCC 手术预后，文献中记载的成人术后转归明显更优，70%~90% 的病例术后头痛改善，70%~80% 的病例术后视野改善[1]。儿童 RCC 手术病例只有零星数据，收集分析和总结见表 15.2，简言之，25% 的患儿术前的内分泌症状有改善，但有 27% 术后出现了新的垂体前叶激素异常，另外有 27% 术后出现了尿崩症，报道的病例中有 82% 进行了全切，但随访 31 个月后仍有 18% 的复发率。

　　RCC 并不是以增殖细胞的快速分裂为特征，正因如此，其对传统的放化疗并不敏感。

表 15.2　60 例 Rathke 囊肿手术患者的手术结果	
术前的内分泌症状有改善	25%
术后出现了新的垂体前叶激素异常	27%
术后出现尿崩症	27%
全切	82%
随访 31 个月后的复发率	18%

药物治疗主要针对伴随的激素异常。儿童患者中，最常见的治疗目的是控制 GH 缺乏或性早熟。同时也有一些学者支持对这部分患者进行 RCC 手术切除后能纠正伴随的内分泌症状，

如前文所述。GH 缺乏可应用 GH 类似物进行替代治疗，而促性腺激素释放激素（GnRH）拮抗剂用来治疗性早熟[7]。Oh 等介绍了 26 例伴随内分泌症状的儿童 RCC 患者，其中 27% 诊断有 GH 缺乏，46% 诊断有中枢性性早熟；在使用 GH 类似物或 GnRH 拮抗剂治疗 1 年后，预后与同龄的单纯性 GH 缺乏或中枢性性早熟患者愈后相仿[7]。

综上所述，对于有视交叉压迫伴视力改变症状、重度药物难治性头痛、囊肿向视交叉进展性生长，或诊断暂时不明的儿童 RCC 患者，手术切除最为合理，药物治疗直接针对有激素缺乏或过多的患儿。

15.5　内镜下经鼻入路手术的意义

RCC 是生长缓慢的良性病变，多数起源于鞍内，随着 RCC 增长，蝶鞍常扩大，因此，内镜下经鼻入路提供了一条清晰的到达鞍内的通道，有利于囊肿开窗和引流。RCC 最佳的手术方式有两种不同的观点，有学者建议积极进行囊壁切除以减少复发率，而另一部分则考虑根治性囊肿切除造成术后垂体功能低下发生率增加，支持囊肿局限性开窗[6, 12]。Aho 等在最大病例数的一组研究中发现，118 例病例中，最初 33 例采取了积极的囊肿切除，47% 的患儿术后出现了尿崩症[4]，剩下的 85 例进行单纯囊肿开窗术后尿崩症发生率降至 9%。在他们的病例研究中，根治切除和简单开窗两组病例在复发率上没有明显差异，认为囊肿开窗和囊液抽吸的方式是根治性切除安全有效的替代方式。

对于同时位于鞍内和鞍上的 RCC，内镜方式给外科医师提供了进入囊腔内的能力。Solari 等定义了 3 种类型的 RCC，Ⅰ 型 RCC 指囊腔内容物单纯位于鞍内，Ⅱ 型 RCC 指囊腔内容物同时位于鞍内和鞍上，而 Ⅲ 型 RCC 指囊腔内容物完全位于鞍上池[12]。标准内镜下经鼻入路用于 Ⅰ 型和主要位于鞍内的 Ⅱ 型 RCC，对于主体位于鞍上的小部分 Ⅱ 型和 Ⅲ 型 RCC，可以采用经鞍结节 / 蝶骨平台入路[12]。对于 Ⅲ 型

RCC，囊肿位于鞍膈上方，术后可能出现脑脊液漏者，应准备制备黏膜瓣和进行术前腰大池置管，而对于 Ⅰ 型 RCC，因术后脑脊液漏发生率低，有学者建议囊肿扩大开窗同时不进行鞍底重建，有助于囊腔扩大开口预防复发[4]。

内镜下经鼻蝶入路治疗 RCC 使用标准的双鼻孔三手技术，采用扩大蝶骨切开和鼻中隔切开，常规显露鞍底腹侧面。鼻黏膜瓣非常规应用，除非术前影像学检查提示 Ⅲ 型 RCC。切开鞍底和硬膜后，RCC 前方常有腺垂体阻挡，需纵行切开腺垂体，大部分时候可以充分显露囊肿前壁，活检取样送病理检查。轻柔吸除和引流内容物，内镜观察腔内以确保囊肿充分减压。根治性囊壁切除并不推荐，会增加垂体功能低下和尿崩症的风险。遇到脑脊液漏，采用脂肪组织和胶原蛋白材料重建鞍底。图 15.1～图 15.3 展示标准切除鞍内 RCC 各步骤。

作为指导性原则，RCC 的位置决定了到达病灶最安全的手术通道，最常用的手术方式是单纯囊内减压，无脑脊液漏时可不行鞍底重建。

15.6　结论

儿童 RCC 是鞍区少见的良性囊性病变，大部分都是无症状偶然被发现的，但小部分因进展迅速、压迫视交叉、头痛和 HPA 轴紊乱受到临床关注。大部分病例中，RCC 可非手

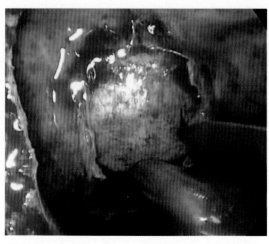

图 15.1　锐性切开硬膜，保留足够的囊壁送病理检查

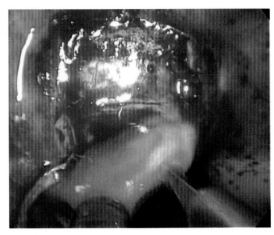

图 15.2 进入囊腔内后，可以看到胶冻状内容物，冲洗和吸引去除

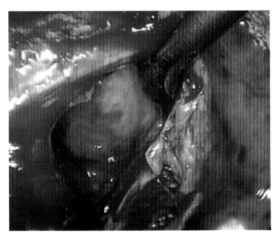

图 15.3 于囊腔探查未发现任何残余，保留囊后壁，不进行鞍底重建，以便于囊腔扩大开口

术治疗，存在药物难治性头痛、诊断不明或视力改变时，囊液引流而非根治性囊壁切除是一个切实可行的选择。

参考文献

［1］ Han SJ, Rolston JD, Jahangiri A, Aghi MK. Rathke's cleft cysts: review of natural history and surgical outcomes. J Neurooncol. 2014; 117(2):197–203

［2］ Jahangiri A, Molinaro AM, Tarapore PE, et al. Rathke cleft cysts in pediatric patients: presentation, surgical management, and postoperative outcomes. Neurosurg Focus. 2011; 31(1):E3

［3］ Culver SA, Grober Y, Ornan DA, et al. A case for conservative management: characterizing the natural history of radiographically diagnosed Rathke cleft cysts. J Clin Endocrinol Metab. 2015; 100(10):3943–3948

［4］ Aho CJ, Liu C, Zelman V, Couldwell WT, Weiss MH. Surgical outcomes in 118 patients with Rathke cleft cysts. J Neurosurg. 2005; 102(2):189–193

［5］ Amhaz HH, Chamoun RB, Waguespack SG, Shah K, McCutcheon IE. Spontaneous involution of Rathke cleft cysts: is it rare or just underreported? J Neurosurg. 2010; 112(6):1327–1332

［6］ Zada G, Ditty B, McNatt SA, McComb JG, Krieger MD. Surgical treatment of Rathke cleft cysts in children. Neurosurgery. 2009; 64(6):1132–1137, author reply 1037–1038

［7］ Oh YJ, Park HK, Yang S, Song JH, Hwang IT. Clinical and radiological findings of incidental Rathke's cleft cysts in children and adolescents. Ann Pediatr Endocrinol Metab. 2014; 19(1):20–26

［8］ Hayashi Y, Kita D, Fukui I, et al. Pediatric symptomatic Rathke cleft cyst compared with cystic craniopharyngioma. Childs Nerv Syst. 2016; 32(9):1625–1632

［9］ Byun WM, Kim OL, Kim D. MR imaging findings of Rathke's cleft cysts: significance of intracystic nodules. AJNR Am J Neuroradiol. 2000; 21(3):485–488

［10］ Alomari AK, Kelley BJ, Damisah E, et al. Craniopharyngioma arising in a Rathke's cleft cyst: case report. J Neurosurg Pediatr. 2015; 15(3):250–254

［11］ Schweizer L, Capper D, Hölsken A, et al. BRAF V600E analysis for the differentiation of papillary craniopharyngiomas and Rathke's cleft cysts. Neuropathol Appl Neurobiol. 2015; 41(6):733–742

［12］ Solari D, Cavallo LM, Somma T, et al. Endoscopic endonasal approach in the management of Rathke's cleft cysts. PLoS One. 2015; 10(10):e0139609

［13］ Daubenbüchel AM, Hoffmann A, Gebhardt U, Warmuth-Metz M, Sterkenburg AS, Müller HL: Hydrocephalus and hypothalamic involvement in pediatric patients with craniopharyngioma or cysts of Rathke s pouch: impact on long-term prognosis. Eur J Endocrinol. 2015; 172 (5):561-569

［14］ Lim HH, Yang SW: Risk factor for pituitary dysfunction in children and adolescents with Rathke s cleft cysts. Korean J Pediatr. 2010; 53(7):759-765

［15］ Katavetin P, Cheunsuchon P, Grant E, Boepple PA, Hedley-Whyte ET, Misra M, et al: Rathke s cleft cysts in children and adolescents: association with female puberty. J Pediatr Endocrinol Metab. 2010; 23(11):1175-1180

［16］ Evliyaoglu O, Evliyaoglu C, Ayva S: Rathke cleft cyst in seven-year-old girl presenting with central diabetes insipidus and review of literature. J Pediatr Endocrinol Metab. 2010; 23(5):525-529

第16章 颅咽管瘤

Harminder Singh, Walid I. Essayed, Theodore H. Schwartz

摘　要：颅咽管瘤占小儿颅内肿瘤的比例高达 4%。该病的术中与术后管理一直都颇具挑战，尤其是儿童。本章将讨论肿瘤的自然病史与差异化治疗选择，尤为关注内镜下经鼻入路手术技术，并展示病例，归纳出每一个手术步骤。内镜入路的主要目的在于获得最大化切除率的同时避免下丘脑和视器受损。垂体功能应尽可能多地保留，但在可控范围内，该情况不应成为阻碍全切的因素。

关键词：颅咽管瘤，上皮肿瘤，视交叉受压，下丘脑，囊性

16.1　发病率

颅咽管瘤占小儿颅内肿瘤的 1%～4%，而且是侵犯鞍区及鞍上的最常见肿瘤[1]。此类肿瘤常缓慢生长，且多在 5～14 岁确诊[1, 2]。颅咽管瘤属罕见肿瘤，美国每年的小儿病例数少于 100 例[3]，这就使得对多中心不同治疗策略实施评估变得异常艰难。

16.2　自然病史

颅咽管瘤是起源于 Rathke 囊异位残余物的良性上皮肿瘤。因此，它们几乎仅发生于鞍区和鞍上区。但一些肿瘤为纯鞍内型（5%），另外一些为纯鞍上型（20%）[1,4]。即便属良性，这些肿瘤易因体积增大而损伤周围结构。患儿所示症状的主要原因有视神经 / 视交叉压迫、下丘脑受累及肿瘤进一步侵入脑室。患儿的垂体功能异常并不多见，但足以明确诊断，尤其是对伴有生长激素缺乏，以及因卵泡刺激素 / 黄体生成素诱使青春期线性发育障碍的患儿[4, 5]。小儿颅咽管瘤通常为囊实性，但在成人中易表现为实性。肿瘤体积快速增长致使瘤体出现囊性扩张，引发致命性症状（脑积水），且需紧

急行外科处理[6]。

16.3　治疗选择：非手术治疗、手术治疗及辅助疗法

手术是颅咽管瘤治疗的金标准。手术的目标为获取肿瘤全切的同时将致残率降至最低[6-8]。颅咽管瘤的经典切除方式是显微外科手术。纯脑室内肿瘤可经胼胝体 - 脑室入路切除，而就其他病变而言，文献中已有多种手术路径的描述。其范畴从前方（额底）、前外侧（翼点）到侧方（颞下经小脑幕、岩后）入路，以及不同的改良入路[6, 8]。每种入路各有优缺点，但都需要一定程度地牵拉脑组织，致使发生脑挫伤及癫痫的风险增大。此外，颅咽管瘤为中线肿瘤，由于术者常需要在重要的神经、血管结构周围操作，因而侧方入路会产生术野盲区。

激进地切除肿瘤会损害双侧下丘脑，从而引发严重的神经功能障碍，包括高热、渴觉丧失、摄食过量引起的病理性肥胖，以及严重的神经认知障碍问题，好发于儿科患者[9]。损伤下丘脑乳头体会引起认知与记忆力障碍，尤其

是视交叉后置型颅咽管瘤。所有经颅显微外科入路都无法直视视交叉下方的区域，这就使得有医源性损伤视交叉或破坏其血供的风险。术中辨认垂体柄、垂体上动脉及正常垂体组织充满了挑战，垂体柄频繁受到瘤体侵蚀，极大阻碍了术后垂体功能的恢复。

随着辅助疗法的发展（放疗、放射手术、囊内化疗等），上述令人不甚满意的术后并发症已使得权衡肿瘤全切率与避免术后并发症之间的问题引发广泛讨论。目前的治疗策略尚无统一观点，一些学者倡导微侵袭手术联合辅助治疗，寄希望于保留垂体与下丘脑功能；然而另一些学者认定全切对病变有效治愈的重要性，一旦复发，会更加棘手。通常来说，如果不损伤下丘脑，还应尝试肿瘤全切，尤其是鞍膈以下起源且缺失下丘脑液体抑制反转恢复（FLAIR）信号的肿瘤。

下丘脑损伤难以处理。瘤体侵犯下丘脑是很常见的，并能出现于 90% 以上的患儿 [5]。T_2 和 FLAIR 序列评估最佳，并且一旦有此下丘脑受累表现，能够协助外科医师于术前制订次全切除联合术后辅助治疗的计划 [10]。另外，即便垂体功能很重要，也可以治疗性牺牲以获取全切。充分术前评估可作为治疗决策选择的依据。通常来说，术前垂体功能障碍与颅咽管瘤沿漏斗生长模式都表明垂体柄受累，预示着术后功能保留的效果不佳。此外，即便在部分次全切除的患儿中，术后垂体功能低下也较为常见。由于垂体功能不全可通过药物治疗，垂体与垂体柄保留不应成为获取肿瘤全切的阻碍。

目前，用于术后治疗的辅助疗法主要是放疗和囊内化疗。对于部分切除的肿瘤而言，很多放疗方案对降低复发率没有差别 [1]。如果仅仅是对已认定的难治性肿瘤行活检术，那么放疗还是有用的。但是肿瘤仅局部控制必然会引发局部放疗毒性，会进一步打乱已不甚稳定的内分泌平衡。在儿童患者中，视觉相关并发症并不罕见，而且主要的问题是神经认知长期受损，尤其有下丘脑放疗史的患者。放疗引发的肿瘤和烟雾状血管形成同

样能够发生在小儿患者 [1]。立体定向放疗的致残率似乎更低，但是长期疗效仍在研究中 [11]。因此，虽然放疗是一种有效手段，但也应尽可能推迟其在患儿中实施的时间。即便行二次手术更加困难，能够安全切除的复发性肿瘤也不该行放疗。

小儿颅咽管瘤通常为囊性。瘤囊能够代表原胚层的主要成分或提示肿瘤复发，而且可能代表肿瘤加速生长。从历史上看，囊内化疗最初是在囊液引流患者中发展起来的。许多药物（如放射性同位素、博来霉素及干扰素）都表现出不同程度的效果，不幸的是，该疗法仅适用于囊性肿瘤 [12]。目前，经 Ommaya 囊向囊内滴注干扰素 α 是最有效的治疗方法之一 [13]。尽管治疗方法各异，但很多报道支持这样的结论，即囊内注射干扰素 α 可持续性缩减瘤囊，明显优于反复抽吸囊液 [13]。

16.4 内镜下经鼻入路手术

颅咽管瘤敏感的解剖部位使得内镜下经鼻入路的实施成为必然。由于肿瘤位于鞍膈、视交叉、第三脑室及漏斗，从而术前制订手术方案很重要。鉴于大部分颅咽管瘤起源于中线，内镜下经鼻入路通常是治疗大多数颅咽管瘤的最佳方法。就内镜下经鼻入路手术可降低之前出现并发症的可能，近期研究数据表示了赞同 [14]。若以全切为手术目标，向外扩展至海绵窦或颈内动脉分叉的肿瘤是内镜下经鼻入路的禁忌证。因为第三脑室底可能是完整的，而且内镜下经鼻入路会将其破坏，故单纯的脑室内肿瘤是内镜手术的相对禁忌证。下丘脑构成了第三脑室底壁。在大部分病例中，第三脑室底壁通常极度菲薄，使得经鼻入路安全可靠。但术前 MRI 检查很难确定第三脑室底壁的厚薄程度。

应在术前对患儿进行评估。儿童的鼻窦腔还未完全发育，这使得术中操作空间狭小。若到达鼻咽后部受限，还需要切除腺体。在制备鼻中隔黏膜皮瓣（NSF）并切除鼻中隔后部时，要注意保护嗅上皮（OE）与上颌嵴生长

板（MCGP）。然后可以切除对侧 NSF，翻转以覆盖同侧裸露的鼻中隔（用于 NSF 获取）（图16.1）。

讨论内镜下经鼻入路时，漏斗分型是最合适的[8, 10]。颅底骨质的显露范围应适合于肿瘤的体积与部位[9]。为了获取最大范围的显露以实施双手操作，采用横向地"从一侧颈内动脉显露到另一侧颈内动脉"的方式打开蝶鞍是很重要的。在矢状面，骨质的开口千变万化。就单纯鞍内型病变而言，传统显露蝶鞍前壁的局限性术野就可以进行切除。另外，漏斗前方型病变通常在视交叉和垂体柄之间生长，占据了鞍上池和视交叉下池，而且不同程度地延伸累及视交叉后池。为显露这些区域的病变，通常有必要扩大磨除蝶骨的鞍结节和蝶骨平台[8, 9]。对于漏斗穿通型病变，为了到达第三脑室内的瘤体，可能要进一步向前显露[8, 9]。经垂体柄两侧操作能够切除漏斗后方型病变。如果肿瘤延伸累及鞍背后方的脑桥前池，需要沿斜坡向下磨除骨质，包括磨除后床突[8-10]。

一旦骨质去除完毕，就能剪开硬膜，而且可以开始切除肿瘤。通常能快速辨认肿瘤，手术的第一步是实施瘤内减压。减小肿瘤体积有利于早期辨认神经、血管结构，而且能够更加安全地分离肿瘤。为了将周围结构从肿瘤轻柔地锐性剥离下来，要采用双手操作技术。当切除向视交叉前方扩展的肿瘤时，谨慎地分离前交通动脉复合体非常重要。当从视交叉上剥离肿瘤的前扩部分时，必须保留视器结构[9]。然后离开瘤体前部，环形剥离肿瘤侧部，逐渐下牵瘤体以显露其上部。这一步对于近距离评估下丘脑受累程度很重要。要想清晰地区分肿瘤与下丘脑反应性胶质增生带之间的界限是很难的，但正如本章前文所强调的：最大程度保留下丘脑功能是患者神经功能预后的关键因素。当尝试性保留垂体功能时，早期辨认出垂体柄和垂体上动脉很重要。垂体上动脉发出的视交叉分支也应予以保留。直到肿瘤切除的终末阶段，才应决定是否牺牲垂体柄。成角内镜的应用有助于沿残腔评估肿瘤周围结构的受累程度，并用于肿瘤去除后的最终探查。

在内镜下经鼻入路手术中，逐渐发展的封堵技术已能明显降低术后脑脊液漏发生率。联合应用富血管性 NSF 与术后腰大池引流，有助于降低这一风险。从采用 MEDPOR 与阔筋膜[15]的"垫片密封"技术，到采用在中心区域将两片阔筋膜缝合的"叠扣"技术，已有很多封堵方法得以报道[16]。一些中心仍倡导使用鞘内荧光染色，旨在更好地辨认、修

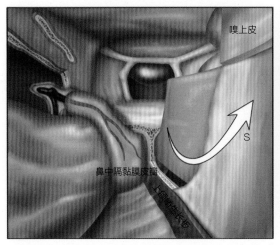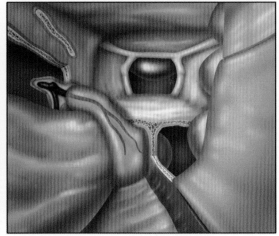

图16.1　对侧"翻转"的黏膜瓣用来覆盖裸露的鼻中隔。应该保留患儿的嗅上皮（OE）和上颌嵴生长板（MCGP）。S. 蝶鞍

复术中脑脊液漏[17]。即便如此，在大多数颅咽管瘤病例组中，术后脑脊液漏的发生率仍为10%～15%[9]。垫片封闭联合应用 NSF 或联合腰大池引流已经成为最成功的封堵办法，脑脊液漏发生率约降为 3% 以下[15, 18, 19]。因为患者会经历垂体功能不全与渴觉障碍，术后密切监测尿崩症很重要。

16.4.1　病例

患儿，男，7 岁，诊断为巨大囊性颅咽管瘤。他在外院接受了内镜下脑室内病变活检术、瘤囊开窗术，并放置了脑室腹腔分流管。但是患儿仍有持续加重的记忆障碍，而且瘤囊的体积继续增大（图 16.2）。因此，决定行内镜下经鼻入路手术处理病变。

穿过经蝶路径，可采用经鞍结节入路到达颅咽管瘤（图 16.3）

蝶窦没有完全气化（甲介型）。磨除这种质软的骨松质到达鞍区（图 16.4）。

去除覆盖在蝶鞍与蝶鞍结节上方的骨质以显露深方硬膜，并可见下方的海绵间窦。随后，显示从一侧到另一侧海绵窦范围的硬膜来全方位显露颅底（图 16.5）。

在海绵间窦的浅部和深部之间交替剪开覆盖于蝶鞍与鞍结节上方的硬膜，可见视交叉（OC）与垂体（P），还可看到垂体柄（图16.6）。

在垂体柄两侧和视交叉下方操作可将肿瘤从第三脑室松解开（图 16.7），并分块切除（图16.8）。

经此方式切除大部分肿瘤及其囊变成分。未去除与下丘脑粘连紧密的细小状瘤囊碎片，以免损伤下丘脑（图 16.9）。

采用垫片密封重建颅底，即使用阔筋膜与 MEDPOR 移植物塞入骨质开口内（图16.10）。将之前获取的 NSF 覆盖于密封口之上，以用来多层次封堵颅底。

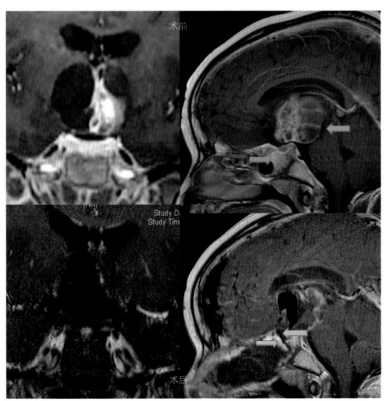

图 16.2　术前冠状位与矢状位 T1 加权像 MRI 显示鞍上有一明显强化囊性病变，长入第三脑室并与下丘脑粘连（蓝色箭头）。可见到甲介型蝶窦（橙色箭头）。术后影像学检查显示病变次全切除。可见到应用 MEDPOR 移植物重建颅底（黄色箭头），还有 NSF（绿色箭头）。可以注意到，肿瘤的一部分与下丘脑粘连且残留

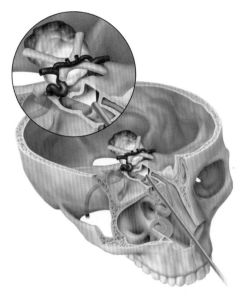

图 16.3　穿过经蝶路径，可采用经鞍结节入路到达大部分颅咽管瘤

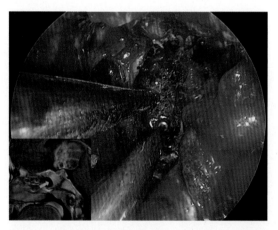

图 16.4　可见未完全气化的蝶窦（甲介型）。能够轻松磨除这种骨松质到达鞍区

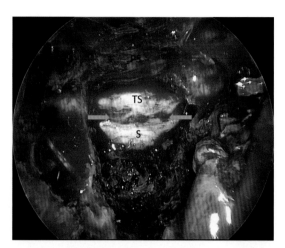

图 16.5　显露覆盖在蝶鞍（S）、鞍结节 TS 及蝶骨平台（PS）上方的硬膜。可看到海绵间窦（蓝色箭）

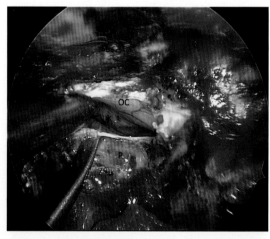

图 16.6　在海绵间窦的浅部和深部之间交替剪开覆盖于蝶鞍与鞍结节上方的硬膜，可见视交叉（OC）与垂体（P），还可看到垂体柄（﹡）。在术前向腰大池注射荧光染料，将脑脊液染成绿色

16.5　结论

小儿颅咽管瘤的治疗仍有一些两难问题亟待解决。是追求肿瘤全切还是追求功能保留呢？放疗对患儿的作用是什么？辅助治疗的模式到底如何？

由于小儿颅咽管瘤是一种罕见疾病，尚无统一的治疗方案。最终，治疗方案应根据患儿所出现的症状、特异性病理类型及家长的期望值个体化制订（图 16.11）。下丘脑损伤能够引起青少年发生严重的神经功能障碍，即便要残留一部分肿瘤，也应避免上述情况发生。如果能够全切肿瘤，那么可牺牲垂体柄及其功能，因为复发性小儿肿瘤治疗比较复杂。最后，在新辅助治疗与肿瘤复发的背景下，*BRAF* 突变与化疗应用的可能性是未来的研究领域，它能够改变我们的治疗方案 [20]。

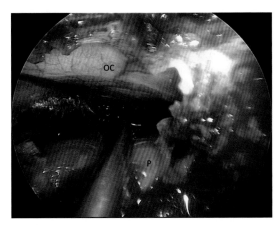

图 16.7 在垂体柄后方将肿瘤从第三脑室松解开

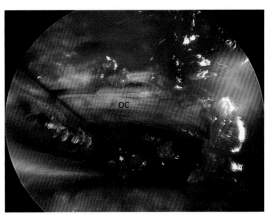

图 16.9 去除最后的几处碎片状肿瘤组织。可见菲薄的垂体柄（＊）。几处碎片状瘤囊黏附于下丘脑且残留

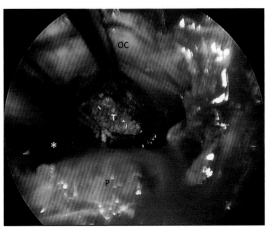

图 16.8 分块切除肿瘤（T）。吸引器下方是垂体柄（＊）

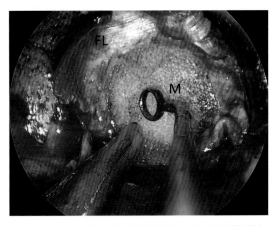

图 16.10 采用垫片密封重建颅底，即使用阔筋膜与 MEDPOR 移植物塞入骨质开口内。将之前获取的 NSF 覆盖于密封口之上

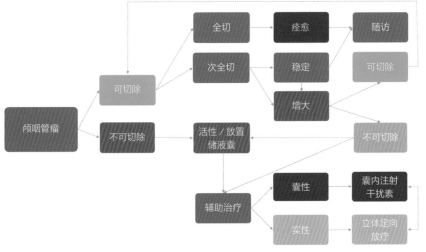

图 16.11 小儿颅咽管瘤治疗的推荐方案

16.6　作者贡献

作者 Harminder Singh 和 Walid Essayed 对本篇做出了相同的贡献。

参考文献

[1] Clark AJ, Cage TA, Aranda D, et al. A systematic review of the results of surgery and radiotherapy on tumor control for pediatric craniopharyngioma. Childs Nerv Syst. 2013; 29(2):231–238

[2] Bunin GR, Surawicz TS, Witman PA, Preston-Martin S, Davis F, Bruner JM. The descriptive epidemiology of craniopharyngioma. J Neurosurg. 1998; 89(4): 547–551

[3] Bunin GR, Surawicz TS, Witman PA, Preston-Martin S, Davis F, Bruner JM. The descriptive epidemiology of craniopharyngioma. Neurosurg Focus. 1997; 3 (6):e1

[4] Müller HL. Craniopharyngioma. Endocr Rev. 2014; 35(3):513–543

[5] Cohen M, Bartels U, Branson H, Kulkarni AV, Hamilton J. Trends in treatment and outcomes of pediatric craniopharyngioma, 1975–2011. Neuro-oncol. 2013; 15(6):767–774

[6] Komotar RJ, Roguski M, Bruce JN. Surgical management of craniopharyngiomas. J Neurooncol. 2009; 92(3):283–296

[7] Cavallo LM, Solari D, Esposito F, Villa A, Minniti G, Cappabianca P. The role of the endoscopic endonasal route in the management of craniopharyngiomas. World Neurosurg. 2014; 82(6) Suppl:S32–S40

[8] Fernandez-Miranda JC, Gardner PA, Snyderman CH, et al. Craniopharyngioma: a pathologic, clinical, and surgical review. Head Neck. 2012; 34(7):1036–1044

[9] Conger AR, Lucas J, Zada G, Schwartz TH, Cohen-Gadol AA. Endoscopic extended transsphenoidal resection of craniopharyngiomas: nuances of neurosurgical technique. Neurosurg Focus. 2014; 37(4):E10

[10] Raza SM, Schwartz TH. How to achieve the best possible outcomes in the management of retroinfundibular craniopharyngiomas? World Neurosurg. 2014; 82(5):614–616

[11] Niranjan A, Kano H, Mathieu D, Kondziolka D, Flickinger JC, Lunsford LD. Radiosurgery for craniopharyngioma. Int J Radiat Oncol Biol Phys. 2010; 78 (1):64–71

[12] Bartels U, Laperriere N, Bouffet E, Drake J. Intracystic therapies for cystic craniopharyngioma in childhood. Front Endocrinol (Lausanne). 2012; 3:39

[13] Dastoli PA, Nicácio JM, Silva NS, et al. Cystic craniopharyngioma: intratumoral chemotherapy with alpha interferon. Arq Neuropsiquiatr. 2011; 69(1):50–55

[14] Komotar RJ, Starke RM, Raper DM, Anand VK, Schwartz TH. Endoscopic endonasal compared with microscopic transsphenoidal and open transcranial resection of craniopharyngiomas.World Neurosurg. 2012; 77(2):329–341

[15] Garcia-Navarro V, Anand VK, Schwartz TH. Gasket seal closure for extended endonasal endoscopic skull base surgery: efficacy in a large case series.World Neurosurg. 2013; 80(5):563–568

[16] Luginbuhl AJ, Campbell PG, Evans J, Rosen M. Endoscopic repair of high-flow cranial base defects using a bilayer button. Laryngoscope. 2010; 120(5):876–880

[17] Raza SM, Banu MA, Donaldson A, Patel KS, Anand VK, Schwartz TH. Sensitivity and specificity of intrathecal fluorescein and white light excitation for detecting intraoperative cerebrospinal fluid leak in endoscopic skull base surgery: a prospective study. J Neurosurg. 2016; 124(3):621–626

[18] Leng LZ, Greenfield JP, Souweidane MM, Anand VK, Schwartz TH. Endoscopic, endonasal resection of craniopharyngiomas: analysis of outcome including extent of resection, cerebrospinal fluid leak, return to preoperative productivity, and body mass index. Neurosurgery. 2012; 70(1):110–123, discussion 123–124

[19] Patel KS, Raza SM, McCoul ED, et al. Long-term quality of life after endonasal endoscopic resection of adult craniopharyngiomas. J Neurosurg. 2015; 123 (3):571–580

[20] Brastianos PK, Shankar GM, Gill CM, et al. Dramatic response of BRAF V600E mutant papillary craniopharyngioma to targeted therapy. J Natl Cancer Inst. 2015; 108(2):djv310

第 **17** 章 功能性垂体腺瘤

Davide Locatelli，Nurperi Gazioglu，Paolo Castelnuovo

摘　要：儿童垂体腺瘤是少见病变，采用内镜手术治疗是一种切实可行和有效的选择。笔者围绕内镜下扩大入路的手术技巧、预后、并发症和未来前景总结关于治疗这种病变的经验。

关键词：垂体腺瘤，内镜下扩大入路、缓解、预后、颅底

17.1　概述

垂体腺瘤在儿童阶段并不常见，约占颅内幕上肿瘤的 3%，平均每年的发生率约为 0.1/100 万儿童[1-5]。"儿童"这个词的年龄范围是一个重要问题，大量学者将年龄上限设置为 16～20 岁，因此，这种鞍区病变儿童发生率也受"儿童"年龄上限定义不同的影响[3,4]。垂体腺瘤在少儿期相对少见，发病率从青春期到 19 岁呈上升趋势[6,7]，虽然这类肿瘤很少见，但能在发育的关键时期引起激素功能的变化，对生活质量产生重要影响，显著损害低龄患者的正常生长和认知成熟[4,8]。这在性征和骨骼快速发育时期的青少年儿童中尤其如此。及早评估和干预，无论是药物治疗或手术治疗都是必要的，以免垂体相关的内分泌疾病造成永久性不良后果[9]。

17.1.1　分类和总体发生率

组织学上，这类肿瘤根据大小划分为微腺瘤、大腺瘤或巨大腺瘤，结合免疫组化和电子显微镜构成更加全面的分类系统[1]。垂体腺瘤根据活性分为功能性和无功能性，儿童垂体腺瘤通常是具有激素活性的微腺瘤，呈现内分泌激素紊乱症状而不是占位效应，导致与成人不同的内分泌异常症状，如原发性闭经、青春期和（或）生长发育延迟，生长激素（GH）分泌性腺瘤除外。催乳素腺瘤是儿童中最常见的组织学亚型，其次是促肾上腺皮质激素腺瘤和生长激素腺瘤[5]。促甲状腺激素（TSH）腺瘤仅有个别报道[1,10]。功能性促性腺激素腺瘤极为罕见，只发现了 2 例关于青春期少女的报道。无功能性腺瘤在儿童中也很少，只占所有垂体肿瘤的 3%～6%，这与成年人发病相反，后者以无功能腺瘤为主[11]。

有报道称垂体腺瘤女性发病率高，在两种主要类型的垂体腺瘤上表现明显：催乳素（PRL）腺瘤和促肾上腺激素（ACTH）腺瘤[4,12]。

儿童期发生垂体腺瘤可能与多种基因综合征有关，最常见的是多发性内分泌肿瘤 1 型（MEN1）。

17.1.2　临床表现总体特征

儿童垂体腺瘤的临床症状大多与内分泌紊乱有关，而不是占位效应。肿瘤如果生长迅速，即使无激素活性，也会因颅内占位效应而产生症状，如视野改变[2]；少数情况下，垂体腺瘤会表现为垂体卒中，一种因梗死和出血导致的急性综合征；小的、生长缓慢、无激素活性的病灶有时是通过影像学检查或尸检被偶然发现

125

的，而有激素活性的微小、生长缓慢的病灶可呈现典型的临床综合征。

（1）儿童垂体卒中：儿童或青少年垂体卒中只有零星个案或少数病例报道，其在临床表现、症状严重程度和预后方面与成年人有区别，我们的认识还存在很大差距[13]。垂体卒中是以突发症状和体征为表现的临床综合征，与垂体肿瘤组织学水平变化有关，如梗死、出血或两者兼有[1, 4, 5, 14-16]。一些学者如 Mehrazin 报道儿童侵袭性垂体肿瘤发生垂体卒中的概率更高[17]。

这种疾病的诊断是基于临床表现和影像学表现特征，处理的核心包括类固醇激素替代治疗，然后及时手术减压。

（2）巨大垂体腺瘤（GPA）：在垂体腺瘤中较少见，大部分儿童功能性垂体腺瘤与成人截然不同，PRL 腺瘤是最常见的亚型，其次是 GH 腺瘤。

部分学者表述低龄患儿垂体腺瘤侵袭性更高，GPA 更常呈现出占位效应，手术难度更大，考虑到其紧邻视神经、海绵窦内颈内动脉和动眼神经，根治性切除更加困难。一项 12 例儿童 GPA 的研究中，占位效应引起的症状很突出，表现为视力下降（73%）和头痛（64%）[18]；经蝶入路手术切除肿瘤是治疗的首选，44% 的患儿术后视力得到改善。

GPA 相比非巨大腺瘤，术后并发症发生率更高，有研究报道了 GPA 呈现较高的患病率（25%）、致死率（8%），且预后差（50%）及出现术前（18%）和术后（8%）垂体卒中[18]。研究中的高垂体卒中比例也证明这类肿瘤具有侵袭性。

17.2 手术治疗指征

手术治疗儿童垂体腺瘤目前尚无统一的共识和指南。尽管药物治疗可能有效，但手术仍作为巨人症和库欣病（Cushing disease, CD）的一线治疗方式。另一个手术指征是病变引起占位效应和脑神经麻痹，主要是影响视力，或难以承受药物治疗的不良反应和内分泌症状无法控制。手术治疗的目标是根治性切除肿瘤同时保护正常垂体。肿瘤复发主要取决于肿瘤是否全切或部分切除。有研究回顾性分析

了 20 例 20 岁以下垂体腺瘤患者，8 例肿瘤部分切除患者中 5 例复发需要再次手术；另外，12 例肿瘤全切的患者中只有 2 例出现了复发（17%）[4]。还有一些其他学者如 Mindermann 和 Wilson 报道了肿瘤部分切除的病例复发率为 10%[3]。

17.3 儿童解剖结构的特殊性

内镜下经蝶入路手术是广泛认可的切除垂体腺瘤的手术方式，特别是较大和具有侵袭性的肿瘤。标准和扩大经鼻入路处理低龄患者鞍内、鞍旁和颅底病变的有效性已被大量报道。但在利用内镜治疗儿童鞍区病变和垂体腺瘤时，有一些解剖学特征需要考虑到，病灶可能受到许多骨性标记、鼻旁窦和重要的神经血管结构限制，如梨状孔、蝶窦气化和颈内动脉间距。

2 岁以下幼儿的梨状孔宽度（17.2mm±0.05mm）和成人（22.2mm±1.3mm）有显著性差异，$P < 0.000\,03$[14]；即使到了 6~7 岁，与成人相比也显著更窄（$P < 0.002$），而到了 9~10 岁后，无明显统计学差异。

2 岁以后蝶骨前下壁开始气化，到 6~7 岁，蝶骨前壁、鞍底前壁（77%）和鞍底（32%）气化完成。因此，儿童患者蝶窦未完全气化是很常见的，但这并不能制约大部分学者采取内镜下经鼻蝶入路（endoscopic endonasal transsphenoidal approach, EETA）切除鞍区肿瘤。10 岁及以上的青少年蝶窦气化完全，蝶骨内的间隔与成人相似。对于海绵窦水平颈内动脉间距，6~7 岁或以下的患儿（10.2mm±1.0mm）显著窄于成人（12.6mm±0.9mm），$P < 0.003$；到了 9~10 岁或以上，与成人无明显差异，$P > 0.36$；对于斜坡上方颈内动脉间距，成人和儿童各年龄组没有统计学差异，$P > 0.18$[14]。

以上 3 个主要的解剖学参数并不是在儿童患者中使用内镜下经鼻入路的禁忌。梨状孔只影响 2 岁以下的幼儿，蝶窦未完全气化需要磨除更多骨质，测量颈内动脉间距可以借助现代设备如微型多普勒超声和神经导航系统。

儿童颅骨处于发育期，与成人解剖标记存

在一些不一致，鼻内手术风险更高，更为小型和精细的器械加上特殊的术前影像学评估尤为重要。这些解剖结构的特殊性增加了经蝶入路显微外科技术难度，当在显微外科技术所必需的撑开器内工作时，不可能使用微型钻。此外，使用撑开器引起的一些严重并发症已被报道，如颅底骨折和失明。

颅眶颧骨在 5 岁时已达到成人的 85% 大小，NSF 面积的大小是重建颅底病变的一个潜在限制 [19]。最近的文献表明，NSF 仅是 6～7 岁或以上患者的一个可行选择 [20]。最近针对 16 名儿童患者的回顾性研究评估了鼻内镜下颅内鞍上肿瘤手术 NSF 重建的可行性，影像学分析表明，即使小于 10 岁的儿童，NSF 也足以覆盖鞍上切除术造成的缺损 [20]；通过充分的影像学检查测量，笔者证明 NSF 长度足以在内镜下经鼻入路切除鞍上病变后重建鞍底。

17.4 手术处理

过去的 20 年中，EETA 切除鞍区垂体腺瘤和其他肿瘤的有效性已在成人中充分验证。它是安全和有效的，这得益于其良好的特性，即其最小的侵袭性和较低的围术期和术后并发症发生率，包括脑脊液（CSF）漏、鼻中隔穿孔和神经血管损伤，特别是结合现代技术中多普勒超声和神经导航系统。

EETA 手术作为治疗儿童鞍区和鞍上病变的首选术式也越来越多地被报道。儿童患者的公认特点是需要手术创伤最小化。研究报道与传统的经蝶入路手术相比，儿童在内镜下垂体手术后疼痛感较低 [21, 22]，术后 ICU 进入率和围术期输血率也较低。

17.4.1 内镜入路和手术技术

根据病灶生长的范围，内镜入路到达鞍区包括鼻中隔旁（通常为双侧）直接经蝶入路、经筛蝶入路、经筛 - 翼 - 蝶入路（transethmoidal-pterygoidal-sphenoidal approach，TEPSA）。

直接双侧鼻中隔旁经蝶入路至鞍区是显露蝶鞍的首选入路，可以直接进入蝶窦内，由于其解剖特性，一直被视为鞍内和鞍上占位的标准入路。

经筛蝶入路适用于鞍内病变延伸至内侧鞍旁区、蝶窦外侧隐窝和后外侧筛窦，以及进入后筛窦、眶尖、蝶窦外侧壁和海绵窦内侧部分。这种入路首先行筛骨切除，部分切除中鼻甲和上鼻甲，联合切除后筛房，可显露蝶窦前壁、眶尖和蝶翼基底部。切除蝶窦前壁，电灼蝶腭动脉（sphenopalatine artery，SPA）[23]。

TEPSA 专用于海绵窦外侧部、颅中窝底部和颞下窝病灶的外科切除。根据最大侧向伸展的部位，TEPSA 可以单侧进行，对侧采用经蝶窦入路。

鼻中隔旁经蝶入路手术步骤：在鼻腔阶段，如果计划进行 NSF 重建，则在蝶骨切开前切取皮瓣，保留皮瓣的蒂和蝶腭动脉中隔支的血供（挽救皮瓣）。NSF 首次报道于 2006 年，已成为成人和最近儿童颅底重建的标准 [24]。以蝶腭动脉后隔支为蒂的黏骨膜瓣和黏软骨膜瓣可用于大多数颅底重建。蒂内血供穿过蝶窦底面，在蝶窦切开前应进行皮瓣切取，因为在该操作前打开蝶窦可能会切断蒂的血管 [25]。NSF 的最大尺寸取决于鼻生长，这是儿童人群的一个重要考虑因素。

一项颅面 CT 检查研究表明，尽管 NSF 的宽度可能在任何年龄都够用，但长度可能在 6～7 岁之前不够修补鞍区 - 蝶骨平台的缺损，9～10 岁之前不足以修补至筛骨缺损，所有儿童年龄都不够修补至斜坡缺损 [16]。

在这个过程中，许多重要的解剖标志应该考虑到，以便保护。确定后鼻孔缘、上鼻甲和蝶窦口，后者在上鼻甲或上鼻甲尾部内侧可见，是安全进入蝶窦的第一步。进入蝶窦的安全部位位于以下两条线的交界处：第 1 条垂直且平行于鼻中隔，第 2 条平行于上鼻甲尾部 [23]。从这个安全的解剖部位内侧磨钻进入蝶窦内。另外，在扩大和向下开放时，必须注意蝶腭动脉的鼻中隔分支，以防损伤。

如果需要磨除上鼻甲以扩大入口，应注意保护上鼻甲的上外侧附着物和尾部（腋部），防止医源性损伤嗅上皮而引起嗅觉减退。

在切开双侧蝶骨并磨开蝶窦口和蝶窦内隔膜后，下一步是确定蝶窦内的关键标志。扩大蝶窦显露有助于确定双侧颈内动脉（ICA）和视神经的蝶窦内位置。充分切开蝶窦两侧可以完全切除蝶窦的整个前壁，连接两个开口，切除蝶窦内分隔，显露鞍底。一旦整个蝶窦腔显露出来，整个鞍底就显露出来了[23]。打开鞍底需要事先对特定标志进行解剖定位，以避免医源性损伤。根据蝶骨解剖类型的不同，外科医师必须确定覆盖斜坡旁颈内动脉的骨性突起、斜坡壁凹陷、颈内动脉海绵窦段的骨性突起、视交叉突起和视神经颈动脉隐窝。在手术过程中可以使用多普勒超声和神经导航系统检查解剖标志。当鞍底中心的骨质打开后，切开硬膜到达病灶。

鞍内手术技术则是经典的鞍内肿瘤刮除。使用不同角度的内镜能360°检查鞍内、鞍旁和鞍上区延伸的肿瘤。

在鞍内阶段，横向扩大入路时一定要注意，使用微型多普勒超声控制操作对避免损伤重要神经、血管结构很重要。

根据病变内部成分不同，对于非常软的肿瘤，应用电极和吸引器足以完成肿瘤切除，而含纤维结构多或较硬肿瘤，需要显微剪刀，纤维或钙化部分可能需要使用 Sonopet® 或 cavitron® 超声吸引器（CUSA）。

有规划地将内镜"潜入"鞍内和鞍旁间隙探查，完成病灶切除，可以保障更快、更安全地切除鞍区和鞍上病变，对完成和评估根治性切除非常实用。笔者在 20 世纪 90 年代早期就根据其在神经内镜经颅入路至脑室系统的经验报道过这种技术[26]。内镜潜水技术利用动态流体膜透镜原理优化了视觉效果，有助于超越单纯的手术视野、完全切除病变、降低脑脊液漏，帮助止血和病灶残余探查。内镜设备置入鞍内时，潜水技术特别适用于检测海绵窦内小的病灶浸润、检查垂体柄的完整性。

止血的整个过程中注意温水冲洗、使用脑棉和努力保护正常黏膜。在大量出血的情况下，密封胶和止血材料（如凝血酶衍生产品）能改善出血控制，并可放置在术区。

内镜下经鼻入路切除颅底病变需要正确重建颅底缺损以免发生脑脊液漏，如果术中有证据表明脑池与蝶窦相通，则需要扩大手术入路。这项技术需要使用不同材料的多层重建策略。材料的选择取决于手术入路类型和患者的解剖结构。笔者更喜欢自体材料，如颞肌筋膜、鼻中隔或鼻甲黏膜骨膜、鼻中隔软骨和鼻甲骨。如果在手术过程中，必须切除中鼻甲（如TEPSA），它可以作为游离移植物。重建技术需要在鞍底放置第 1 层结缔组织筋膜层、第 2 层骨或软骨（底层）和第 3 层颅外黏膜骨膜（覆盖层）；这些层可以减少为 2 层（底层和覆盖层），筋膜也可以单独使用。

笔者认为，在标准的直接鼻中隔旁入路，重建不是强制性的。

最后放置止血材料和止血海绵有助于完全闭合，加上双侧鼻中隔旁硅橡胶片有助于再上皮化，避免粘连。

17.4.2 术中和术后并发症

可能的并发症与鼻窦功能障碍、神经血管损伤、脑脊液漏、中枢神经系统（CNS）感染（脑膜炎、脑脓肿）和中枢神经系统损伤（内分泌疾病、运动或感觉功能障碍）有关。神经血管并发症包括术中急性出血（颈内动脉及其分支出血、蝶腭动脉出血）、脑卒中，以及脑神经损伤，特别是展神经损伤，从而引起复视。

儿童患者的一个需要考虑的因素是颅底手术对颅面部发育的潜在影响。对于训练有素的颅底外科团队，内镜颅底手术是安全的，对颅面部发育几乎没有影响。

脑脊液漏是 EETA 最严重的并发症之一。据报道，成人脑脊液漏发生率为 1.3%～15%，儿童为 8%～10.5%[27]。成人脑脊液漏发生率较高可能与扩大手术有关，需要进行更大范围的蛛网膜下腔剥离才能到达病灶。许多技术被用来防止内镜下经蝶入路后脑脊液漏，但笔者更喜欢用自体材料和 NSF 进行多层重建，如第

16 章所述[20]。其在预防成人术后脑脊液漏方面的效果已经在文献中得到证实和描述，而对儿童的重建效果尚知之甚少。

黏液囊肿是这种手术另一种可能的并发症。基本的病因学是鼻窦通气受损。由于鼻窦发育不完全的解剖特点，儿童可能特别容易发生黏液囊肿。最近一项关于外伤病例的研究描述了在内镜下修复额隐窝骨折时正确放置移植物的重要性[28]。也有创伤数十年后发生黏液囊肿的儿童病例报道。鼻内镜手术如功能性鼻内镜手术已被证明会增加鼻额管狭窄和黏液囊肿形成的风险。这种入路，特别是经蝶入路，可能在黏液囊肿的发病机制中起作用。避免损伤健康黏膜，尤其是中鼻道区域，以及术后仔细清洁和清创筛窦腔，可能会降低中鼻道粘连和黏液囊肿形成的风险[28]。使用中鼻甲进行修复时，必须小心剥离周围的黏膜与颅底面的鼻甲黏膜，避免任何黏膜包裹，因为它未来可能引起黏液囊肿[29]。

其他鼻内并发症包括局部结痂（用软化药物治疗）、瘢痕和粘连，手术结束时放置硅橡胶片可预防。短期的鼻窦功能障碍需要清创和盐水冲洗，但有可能出现长期问题，包括粘连、鼻塞、慢性鼻窦炎、鼻中隔穿孔和嗅觉改变。

短暂性尿崩症（DI）是 EETA 手术后的一种并发症，其发生率为 0.4%～48.8%。永久性 DI 发生率为 2.3%～8.1%。DI 神经性损伤由下丘脑大细胞神经元损伤引起，精氨酸血管升压素正是在这里产生并运输到神经垂体的。病灶大小、与周围结构的粘连情况、组织病理学类型和手术入路等因素均与 DI 有关。手术中应注意保护靠近病灶的神经、血管结构。

文献报道垂体功能减退发生率为 1.4%～19.8%。可能与腺垂体功能障碍有关，需要激素替代治疗[15,19,30]。

17.5 组织学亚型

17.5.1 催乳素腺瘤

催乳素腺瘤是儿童期最常见的垂体肿瘤，其发生率因年龄和性别不同而不同，主要发生于青少年和 20～50 岁的女性。

催乳素腺瘤诊断标准：催乳素腺瘤通常在青春期或青春期后诊断出来[5,14,30]。临床表现因年龄和性别不同而异。青春期前女性的临床表现通常为头痛、视力障碍、发育障碍和原发性闭经。

高催乳素血症的鉴别诊断应考虑干扰多巴胺合成、多巴胺向脑垂体的转运或其对催乳性多巴胺受体作用的任何过程。单次检测的 PRL 水平是不可靠的，因为 PRL 的分泌明显受生理和情绪的影响。为了获得 PRL 浓度的诊断值，至少需要采样 3～6 次进行检测，取平均值。PRL 水平与肿瘤体积成正比，鉴别高催乳素血症是由于垂体微腺瘤高分泌，还是无功能大腺瘤或颅咽管瘤的垂体柄效应引起，这对病灶的处理很重要。相反，大催乳素腺瘤分泌大量 PRL，由于钩状效应（hook effect），可能会被误诊，这是由化学发光法的测量误差造成的。对于 PRL 低于 200ng/ml 的大腺瘤，建议在 1:100 稀释后测量血清 PRL，以明确是否存在钩状效应。

多巴胺受体激动剂治疗大多数催乳素腺瘤非常有效，手术仅推荐用于耐药或药物不耐受的病例。

17.5.2 促肾上腺皮质激素腺瘤

在 11～15 岁的儿童中，促肾上腺皮质激素腺瘤是肾上腺功能亢进最常见的原因，也是仅次于催乳素腺瘤的第二常见的垂体腺瘤。儿童库欣病很少由大腺瘤引起。

库欣病诊断：库欣病的临床表现主要是皮质醇分泌过多所致。临床表现高度多变，症状和体征从细微到显著均可出现。诊断通常会较迟，因为可长时间仅生长速度下降为唯一症状。库欣病患者的发育迟缓可能是由于游离胰岛素样生长因子 1 水平下降和（或）皮质醇对骺板的直接负性作用。

库欣病其他的身体表现包括满月脸，腹部、腿部和手臂出现紫纹，肌肉无力，高血压和骨质疏松。库欣病患儿也可能有糖耐量异常（但糖尿病并不常见）。肾上腺分泌雄性激素过多可能会导致痤疮和毛发旺盛，或 10 岁以前过早性发育。此外，皮质醇增多症可能导致青少年青春期延迟。特别是年轻库欣病患者，可能会出现不同于成年患者的神经精神症状。通常，他们在学校中可能是活跃分子，受到很多关注。

库欣病的鉴别诊断包括肾上腺肿瘤、异位 ACTH 分泌（在儿科人群中罕见）和异位促肾上腺皮质激素释放激素（CRH）分泌性肿瘤。在疑似库欣病的儿童 / 青少年中，诊断是基于皮质醇和 ACTH 的基础和刺激后水平的测量；24 小时尿游离皮质醇升高，夜间低剂量地塞米松不会抑制早晨的血清皮质醇浓度[31]。抑制血清皮质醇的自发昼夜变化是库欣病的另一个特征。夜间给予大剂量地塞米松后，皮质醇抑制超过 50% 将证实皮质醇增多症是 ACTH 依赖性的。在增强 MRI 上，ACTH 腺瘤明显小于所有其他类型的垂体腺瘤，因此即使是高分辨率的垂体 MR 图像也可能无法观察到肿瘤。

在某些病例中，库欣病的诊断是基于主要的临床表现和实验室检查。在不能确诊的库欣病病例中，岩下窦采血具有很高的特异性，但假阳性率也很高[32, 33]。海绵窦采血是另一种静脉取样方法，由于受静脉解剖结构变异的影响较小，诊断病灶位于垂体的哪一侧更为可靠[34]。但这一操作对儿童来说也很困难，不仅技术角度有难度，也存在手术和麻醉的并发症风险[33]。如果患者 ACTH 浓度两侧对比达到或大于 2∶1，切除一侧的腺垂体可治愈 80% 的病例[35]。根据 Kunwar[9] 和 Wilson 的报道，在手术探查中阴性发现的情况下，使用岩下窦采血作为垂体腺瘤的定位指导，可成功切除治愈。进行经蝶入路手术后未能缓解的患者必须接受辅助治疗。对于顽固性疾病，双侧肾上腺切除和（或）放疗是最后的选择。

17.5.3　生长激素腺瘤

在儿童期，生长激素腺瘤占所有垂体腺瘤的 5%～15%。在不到 2% 的病例中，生长激

素分泌过多是由下丘脑肿瘤或异位生长激素释放激素肿瘤（如支气管或胰腺类癌）引起的。

生长激素腺瘤的诊断标准：在成人中，生长激素的慢性高分泌导致肢端肥大症，其特征是骨质增生。在儿童和青少年中，由于合并继发性性腺功能减退，骨骺闭合延迟，从而长骨生长，形成巨人症。这两种疾病可被视为生长激素分泌过多的不同表现，其主要表现取决于发病时所处的发育阶段[27]。肢端肥大症和巨人症的诊断通常是临床诊断，通过测量循环中与 24 小时生长激素分泌水平关联的胰岛素样生长因子 1 的浓度可迅速确诊[8]。

17.5.4　促甲状腺激素腺瘤

促甲状腺激素腺瘤在成人较少见，在儿童期和青少年期更少见，文献中只有少数病例报道[5]。其通常为大腺瘤，表现为头痛和视觉障碍等占位效应，同时伴有甲状腺功能亢进的症状和体征。促甲状腺激素腺瘤必须与甲状腺激素抵抗相鉴别。在大多病例中，经典的诊断标准是促甲状腺激素对促甲状腺激素释放激素刺激缺乏反应，血清 α 亚单位水平升高，以及高 α 亚单位 / 促甲状腺激素值，同时 MRI 表现为垂体占位，满足以上情况可诊断促甲状腺激素腺瘤。

17.5.5　促性腺激素腺瘤

临床表现为激素分泌过多，卵泡刺激素（FSH）和黄体生成素（LH）分泌性肿瘤在儿科人群中非常少见[3]。

17.6　鉴别诊断

病变在鞍内和鞍上区对于鉴别垂体腺瘤和其他良性病变如 Rathke 囊肿（RCC）很重要，后者通常无症状。临床相关症状主要是头痛（32.1%～80%）、内分泌素乱（30%～69.4%）和视力损害（14.3%～55.8%）。

一篇针对 341 名年龄小于 15 岁患者 MRI 的研究显示只有 4 例是囊性垂体病变[34]。对于垂

体腺瘤的鉴别诊断，位置是一个重要因素，RCC通常位于腺垂体和神经垂体之间的中间部，而垂体腺瘤位置一般偏离中心，通常位于腺垂体内。此外，在 MRI 上 RCC 的弥散系数（ADC）值明显高于颅咽管瘤囊性成分和垂体腺瘤出血性成分，可作为鉴别诊断的一个有用信息。

偶发肿瘤可能造成处理上的困难，对于偶然发现儿童垂体中的小囊肿，在没有垂体功能障碍有关的体征或症状的情况下，必须考虑到偶发瘤[25]。

17.7　笔者经验

1997～2006 年笔者实施了 1500 例经蝶入路鞍区肿瘤切除术，分析这些病例发现了 23 例儿童垂体腺瘤（病例未发表）。在这组病例中，包含了 3 位资深颅底神经外科医师和耳鼻喉科医师在 3 所不同的大学医院进行的手术。笔者回顾性分析这些患者病历，记录下临床表现、手术策略、组织学和随访情况。

23 例患儿由 14 例女性和 9 例男性组成（女 / 男为 14/9），最小年龄为 4 岁，最大为 18 岁（平均年龄为 15.13 岁）。

所有 23 例患者均接受了经蝶入路手术，7 例是在 2007 年前采用的显微镜手术，剩下 14 例采用的 EETA 手术；仅有 1 例先接受了显微镜手术，后因复发再次行了 EETA 手术。

所有病例中，56.5%（13/23）为微腺瘤，34.8%（8/23）为大腺瘤，8.7%（2/23）影像学表现阴性；所有大腺瘤中，50% 表现有海绵窦侵袭（4/8）。

23 例中 13 例表现为库欣综合征（56.5%；2 例大腺瘤，9 例微腺瘤，2 例影像学表现阴性），5 例表现为高催乳素血症（21.7%；3 例大腺瘤，2 例微腺瘤），2 例青少年患者表现为巨人症（8.7%；2 例均为大腺瘤伴海绵窦侵袭）；无功能瘤 3 例（13.04%；2 例大腺瘤，1 例微腺瘤）。肿瘤全切 17 例（17/23，73.9%）。并发症包括 2 例脑脊液漏（需要二次行 EETA 修补）和 1 例短暂性 DI。这组病例中没有死亡和神经系统损伤病例。

17.7.1　病例展示

患儿，男，4 岁，表现为体重快速增加、易怒和腹痛（图 17.1）；体格检查：身高 95cm[标准差（SD）：1.24]，向心性肥胖，体重 22.5kg[体重指数（BMI）25kg/m^2，BMI > 95%]，有满月脸、水牛背和紫纹表现，神经系统查体正常。

激素检测如下：皮质醇大于 59.8μg/dl，ACTH 53.6pg/ml，硫酸脱氢表雄酮（DHEA-S）496.1μg/dl，24 小时尿游离皮质醇（UFC）大于 1000μg，TSH 0.5mIU/ml，游离甲状腺素（FT$_4$）1ng/dl，游离三碘甲腺原氨酸（FT$_3$）1.8pg/ml，睾酮 92ng/dl。

抑制试验：1mg 地塞米松抑制（DST）试验，皮质醇大于 59.8μg/dl，ACTH 53.24pg/ml；2mg

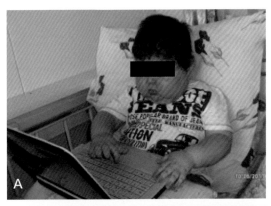

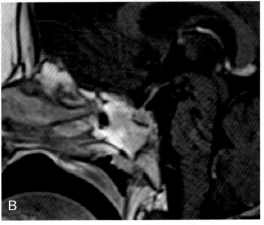

图 17.1　A．患儿体重增加，体检身高 95cm，体重 22.5kg，有向心性肥胖；B．鞍区增强 MRI 显示可疑微腺瘤

DST 2 天，皮质醇 40μg/dl，24 小时 UFC 大于 1000μg；8mg DST 试验，皮质醇大于 59.8μg/dl，ACTH 7.02pg/ml。

影像学检查显示肾上腺正常；鞍区增强 MRI 显示可疑微腺瘤。

患者接受了内镜下经蝶入路垂体探查和可疑部位的活检。海绵窦采血的实验室检查结果见表 17.1。

病理显示右侧为正常腺垂体和神经垂体组织，左侧为 Crooke 细胞阳性。

术后无任何并发症，病情逐步缓解（随访 4.5 年）。术后 6.7 年时身高为 117cm，BMI 为 15.3kg/m^2（BMI SD：–0.07）。垂体功能在正常范围，术后 MRI 显示无残留或复发（图 17.2）。

17.8　讨论和结论

儿童垂体腺瘤是一种罕见的病理学表现，关于其手术方式和病例的文献仍较为缺乏，其中原因是多方面的，包括鞍区肿瘤确实更常见的是颅咽管瘤，垂体腺瘤相对少见；儿科人群的解剖结构特征有时可能限制内镜手术指征；用于定义"儿科"的年龄范围报道不一致，其中年龄上限为 16～20 岁，因此儿童人群鞍区病变的发生率也受"儿童"年龄上限的影响[7]。

考虑到这些病变可能发生在特定年龄范围，必须分析这一特征。临床表现即不同于成人的内分泌症状、面部骨骼的发育及一些特殊的解剖特征，在手术前必须加以考虑和讨论，以优化手术入路。

表 17.1　海绵窦采血			
海绵窦采血检查 ACTH 水平	右侧 CS（Pg/ml）	左侧 CS（Pg/ml）	外周血样本（Pg/ml）
开始	70.97	67.66	44.74
应用 CRH 1 分钟后	54.61	77.79	46.06
应用 CRH 2 分钟后	50.84	65.53	41.94
应用 CRH 5 分钟后	61.36	61.41	44.27
应用 CRH 10 分钟后	95.38	54.18	38.16

注：ACTH. 促肾上腺皮质激素；CRH. 促肾上腺皮质释放激素；CS. 海绵窦。

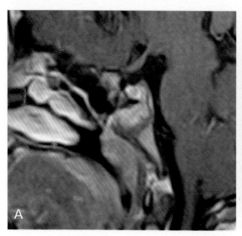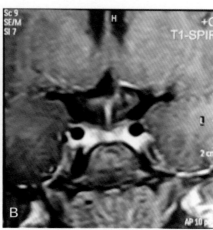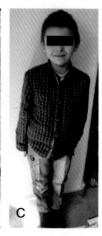

图 17.2　手术过程包括内镜下经蝶垂体探查和可疑部位的活检。A、B. 术后 MRI 显示无残留或复发；C. 术后无并发症，患者症状缓解，垂体功能在正常范围内

内镜下经鼻蝶入路手术已被证明是安全和有效的治疗儿童垂体病变的方式，其具有相对最小的侵袭性；它有助于保持下丘脑 - 垂体轴的解剖和功能完整性，对儿童生长发育和维持良好的鼻窦功能至关重要。

对正在发育中的儿童进行颅底手术，儿科专用的精细器械对外科医师来说是必要的，但同时也需要对每个颅底外科医师进行终身训练。

总之，儿童颅底病变，包括垂体腺瘤，虽然少见，但需要特别处理，以提供最佳的外科治疗和避免出现显著并发症。在制订儿童患者鞍内和鞍上区的手术计划时，必须考虑一些代表性解剖学特征。鼻内镜下颅底手术技术的提高和术中导航技术的改进为此类疾病的治疗提供了广阔的前景。

接受了多学科训练的颅底团队代表了当今治疗的最佳选择，从而实现由理想的术者对患者实施最佳的手术治疗。

17.9　致谢

感谢医学博士 Olcay Evliyaoğlu 提供了展示病例中患儿的内分泌学数据，感谢医学博士 Oya Ercan 为在 Cerrahpasa Medical Faculty 神经外科手术的儿童患者提供内分泌方面支持，以及医学博士 Necmettin Tanriover 为垂体腺瘤患儿手术的两位资深神经外科医师之一。还要感谢医学博士 Desiree Lattanzi 和 Lidia Bifone，他们都是在意大利瓦雷泽 Ospedale di Circolo e Fondazione Macchi ASST Sett Laghi 神经外科工作的医师，感谢他们提供数据等研究方面的帮助和合作编辑文章方面给予的支持。

参考文献

[1]　Artese R, D'Osvaldo DH, Molocznik I, et al. Pituitary tumors in adolescent patients. Neurol Res. 1998; 20(5):415–417

[2]　Haddad SF, VanGilder JC, Menezes AH. Pediatric pituitary tumors. Neurosurgery. 1991; 29(4):509–514

[3]　Mindermann T, Wilson CB. Pediatric pituitary adenomas. Neurosurgery. 1995; 36(2):259–268, discussion 269

[4]　Webb C, Prayson RA. Pediatric pituitary adenomas. Arch Pathol Lab Med. 2008; 132(1):77–80

[5]　Jagannathan J, Dumont AS, Jane JA, Jr, Laws ER, Jr. Pediatric sellar tumors: diagnostic procedures and management. Neurosurg Focus. 2005; 18 6A:E6

[6]　Jagannathan J, Dumont AS, Jane JA, Jr. Diagnosis and management of pediatric sellar lesions. Front Horm Res. 2006; 34:83–104

[7]　Zhan R, Xin T, Li X, Li W, Li X. Endonasal endoscopic transsphenoidal approach to lesions of the sellar region in pediatric patients. J Craniofac Surg. 2015; 26(6):1818–1822

[8]　Cannavò S, Venturino M, Curtò L, et al. Clinical presentation and outcome of pituitary adenomas in teenagers. Clin Endocrinol (Oxf). 2003; 58(4):519–527

[9]　Kunwar S, Wilson CB. Pediatric pituitary adenomas. J Clin Endocrinol Metab. 1999; 84(12):4385–4389

[10]　Ezzat S, Asa SL, Couldwell WT, et al. The prevalence of pituitary adenomas: a systematic review. Cancer. 2004; 101(3):613–619

[11]　Tindall GT, Barrow DL. Disorders of the Pituitary. St. Louis, MO: CV Mosby; 1986

[12]　Blackwell RE, Younger JB. Long-term medical therapy and follow-up of pediatric-adolescent patients with prolactin-secreting macroadenomas. Fertil Steril. 1986; 45(5):713–716

[13]　Jankowski PP, Crawford JR, Khanna P, Malicki DM, Ciacci JD, Levy ML. Pituitary tumor apoplexy in adolescents. World Neurosurg. 2015; 83(4): 644–651

[14]　Tatreau JR, Patel MR, Shah RN, et al. Anatomical considerations for endoscopic endonasal skull base surgery in pediatric patients. Laryngoscope. 2010; 120 (9):1730–1737

[15]　Berker M, Hazer DB, Yücel T, et al. Complications of endoscopic surgery of the pituitary adenomas: analysis of 570 patients and review of the literature. Pituitary. 2012; 15(3):288–300

[16]　Shah MV, Haines SJ. Pediatric skull, skull base, and meningeal tumors. Neurosurg Clin N Am. 1992; 3(4):893–924

[17]　Mehrazin M. Pituitary tumors in children: clinical analysis of 21 cases. Childs Nerv Syst. 2007; 23(4):391–398

[18]　Sinha S, Sarkari A, Mahapatra AK, Sharma BS. Pediatric giant pituitary adenomas: are they different from adults? A clinical analysis of a series of 12 patients. Childs Nerv Syst. 2014; 30(8):1405–1411

[19]　Ghosh A, Hatten K, Learned KO, et al. Pediatric nasoseptal flap reconstruction for suprasellar approaches. Laryngoscope. 2015; 125(11):2451–2456

[20]　Shah RN, Surowitz JB, Patel MR, et al. Endoscopic pedicled nasoseptal flap reconstruction for pediatric skull base defects. Laryngoscope. 2009; 119(6): 1067–1075

[21]　Massimi L, Rigante M, D'Angelo L, et al. Quality of postoperative course in children: endoscopic endonasal surgery versus sublabial microsurgery. Acta Neurochir (Wien). 2011; 153(4):843–849

[22]　Frazier JL, Chaichana K, Jallo GI, Quiñones-Hinojosa A. Combined endoscopic and microscopic management of pediatric pituitary region tumors through one nostril: technical note with case illustrations. Childs Nerv Syst. 2008; 24 (12):1469–1478

[23]　Castelnuovo P, Locatelli D. The Endoscopic Surgical Technique. Two Nostrils-Four Hands. Tuttlingen, Germany: Endo-Press; 2008

［24］Hadad G, Bassagasteguy L, Carrau RL, et al. A novel reconstructive technique after endoscopic expanded endonasal approaches: vascular pedicle nasoseptal flap. Laryngoscope. 2006; 116(10):1882–1886

［25］Rastatter JC, Snyderman CH, Gardner PA, Alden TD, Tyler-Kabara E. Endoscopic endonasal surgery for sinonasal and skull base lesions in the pediatric population. Otolaryngol Clin North Am. 2015; 48(1):79–99

［26］Locatelli D, Canevari FR, Acchiardi I, Castelnuovo P. The endoscopic diving technique in pituitary and cranial base surgery: technical note. Neurosurgery. 2010; 66(2):E400–E401, discussion E401

［27］Kassam A, Thomas AJ, Snyderman C, et al. Fully endoscopic expanded endonasal approach treating skull base lesions in pediatric patients. J Neurosurg. 2007; 106(2) suppl:75–86

［28］Verillaud B, Genty E, Leboulanger N, Zerah M, Garabédian EN, Roger G. Mucocele after transnasal endoscopic repair of traumatic anterior skull base fistula in children. Int J Pediatr Otorhinolaryngol. 2011; 75(9):1137–1142

［29］Frank G, Pasquini E. Endoscopic endonasal cavernous sinus surgery, with special reference to pituitary adenomas. Front Horm Res. 2006; 34:64–82

［30］Mamelak AN, Carmichael J, Bonert VH, Cooper O, Melmed S. Single-surgeon fully endoscopic endonasal transsphenoidal surgery: outcomes in three-hundred consecutive cases. Pituitary. 2013; 16(3):393–401

［31］Magiakou MA, Mastorakos G, Oldfield EH, et al. Cushing's syndrome in children and adolescents. Presentation, diagnosis, and therapy. N Engl J Med. 1994; 331(10):629–636

［32］Liu C, Lo JC, Dowd CF, et al. Cavernous and inferior petrosal sinus sampling in the evaluation of ACTH-dependent Cushing's syndrome. Clin Endocrinol (Oxf). 2004; 61(4):478–486

［33］Oldfield EH, Doppman JL, Nieman LK, et al. Petrosal sinus sampling with and without corticotropin-releasing hormone for the differential diagnosis of Cushing's syndrome. N Engl J Med. 1991; 325(13):897–905

［34］Takanashi J, Tada H, Barkovich AJ, Saeki N, Kohno Y. Pituitary cysts in childhood evaluated by MR imaging. AJNR Am J Neuroradiol. 2005; 26(8):2144–2147

［35］Gazioglu N, Ulu MO, Ozlen F, et al. Management of Cushing's disease using cavernous sinus sampling: effectiveness in tumor lateralization. Clin Neurol Neurosurg. 2008; 110(4):333–338

第18章 无功能性垂体腺瘤

Wenya Linda Bi，Edward R. Smith，Ian F. Dunn，Edward R. Laws Jr.

摘　要：无功能性垂体腺瘤在小儿垂体肿瘤中罕见，大部分从更常见的成人无功能性垂体腺瘤推断而来。无功能性腺瘤缺乏生化或临床上激素分泌过多的证据，使得肿瘤不断生长直至压迫邻近的神经血管结构产生占位效应才被发现。深入的病史询问及体格检查，包括发育过程中的异常，可能帮助洞察该类肿瘤的生长轨迹。当有干预的指征时，手术是无功能性腺瘤的治疗首选。年龄太小的儿童因解剖局限性可能不适合开展经蝶入路手术。最终采取经颅或经鼻蝶入路取决于肿瘤的生长模式、质地、视觉通路和大脑动脉环的累及程度，以及外科医师的经验和偏好。术后密切监测激素水平和维持电解质平衡很关键，因为儿童对体液快速变化的代偿能力不如成人。对无功能性腺瘤儿童进行长期随访和多学科治疗是获得最佳预后的重要因素。

关键词：垂体腺瘤，无功能性腺瘤，内镜下经鼻手术

18.1　概述

在儿童群体中蝶鞍病变包含多种不同病理改变，如颅咽管瘤、Rathke囊肿、生殖细胞瘤、脊索瘤、垂体腺瘤或其他。与成人相比，儿童垂体腺瘤相对少见，且大多数是分泌激素的功能性腺瘤，无功能性腺瘤则罕见（表18.1）[1-5]。儿

表18.1　儿童手术病例中各种垂体腺瘤亚型的相对发生率a

垂体腺瘤亚型	发生率（%）
无功能性腺瘤	6
分泌亢进腺瘤	94
催乳素腺瘤	61
促肾上腺皮质激素腺瘤	33
生长激素腺瘤b	15

注：a. 典型的分泌亢进腺瘤只表达一种激素，也有一小部分可分泌多种激素；b. 儿童生长激素腺瘤可以只分泌生长激素，但更常观察到分泌多种激素。

童散发垂体腺瘤与基因突变相关联的概率比成人高[6]。这种变异包含生殖细胞和体细胞的变异，相关基因包括*MEN1*、*AIP*、*CDKN1B*、*PRKAR1A*，可以是家族聚集性，或以单发病例出现[7-10]。

儿童无功能性垂体腺瘤发生率低，故单就儿童群体而言，记录该类肿瘤临床病程和描述其治疗反应的资料甚少，所以这类特殊肿瘤的自然病史大多来自更为常见的成人无功能性腺瘤。无功能性垂体腺瘤缺乏激素过度分泌的临床及生化证据，包括裸细胞腺瘤、嗜酸细胞瘤、静默的促肾上腺皮质激素腺瘤亚型1/2/3、无功能性促性腺激素腺瘤和无功能性生长激素腺瘤[11, 12]。功能性腺瘤常见的激素过度分泌产生的内分泌症状在无功能性腺瘤中是缺失的，导致无功能性腺瘤的生长具有隐匿性，直至对邻近的血管神经结构产生压迫造成占位效应才被发现。症状可有头痛、视力减退、垂体功能减退症的相关症状或压迫漏斗部出现的尿崩症。在详细询问病史、应用生长曲线图法进行体格

检查后，术前评估应包括内分泌实验室检查、神经眼科评估（包括视野检查，要特别关注是否合并双颞侧偏盲和双侧视神经功能存在差别），以及影像学检查（临床医师可以借助生化数据、生长发育异常以及青春期发育情况发现一些无明显临床症状的年幼患者。）

18.2　处理措施

蝶鞍占位一经诊断，可以考虑继续观察、手术切除、辅助放疗或药物治疗。干预指征包括占位效应导致神经功能障碍，激素分泌过多造成系统性后遗症，压迫引起正常垂体功能受损及诊断的需求。手术是无功能性垂体腺瘤的主要治疗措施。手术目的对应了治疗适应证，目的在于明确组织病理学诊断、在保留功能的前提下最大限度安全切除（表 18.2）。残余或复发肿瘤的再次手术因为瘢痕、粘连导致手术层面模糊不清而更加复杂困难，医源性损伤风险及脑脊液漏概率都增大。因此，首次手术要尽各种努力以最佳化手术入路切除肿瘤。一些大型侵袭性或复发垂体肿瘤可能无法完全切除，可以采取分阶段手术或辅助治疗。在这种情况下，手术切除肿瘤的重点应该是对视觉通路及其他重要结构进行减压。

表 18.2　垂体瘤手术目的
减轻占位效应
获得组织病理学诊断
减瘤，使肿瘤复发风险最小化（尤其是无功能性肿瘤）
纠正激素分泌过多（如果是高分泌性的）
保留或恢复正常垂体功能（如果允许）

首次手术后肿瘤残留或复发可能随着时间推移被发现，尤其是一些生长缓慢的肿瘤。对于此类缓慢进展的肿瘤，考虑到放疗对幼儿的长期不良反应，故再次手术可能优于放疗。术后放疗仅当肿瘤快速复发或持续存在的肿瘤获得性激素过度分泌时给予[13]，且作为延迟补

救性治疗时同样有效，证明了其在临床中的应用时机[14]。

无功能性垂体腺瘤的药物治疗方法选择很少。无功能性垂体腺瘤患者存在多巴胺及生长抑素受体提示使用抑制剂可能有效，如溴隐亭、卡麦角林、喹高利特，均在缩小肿瘤方面效果有限[15]。

纵观任何治疗过程，特别是手术切除后，应密切监测体液平衡和激素水平。儿童垂体腺瘤更经常显现为大腺瘤而非微腺瘤[1]，故漏斗柄受累是明显的手术风险。对于体液的快速变化，儿童不能像成人一样容易补偿，故术后要求严密监测电解质和体液平衡。特别是婴幼儿，其并不具备像稍大儿童一样交流症状的认知能力，提示应该更主动进行实验室检测以评估该类患儿的体液平衡情况。

18.3　内镜下经鼻入路手术

鞍区手术入路通常分为经颅和经鼻两类。选择经颅或经鼻入路受几个重要因素影响：预期切除范围；肿瘤的起源、生长模式和质地；视觉通路、大脑动脉环和其他神经血管结构的受累情况；先前手术干预或放疗；以及术者经验和偏好（表 18.3）[16]。重要提示，年幼儿童可能具有解剖局限性进而增加内镜手术的难度，包括小鼻腔、蝶窦气化不良，以及两侧颈内动脉之间狭小的工作通道。即便如此，经鼻蝶入路正逐渐被视为大多数垂体病变的标准治疗方式，这里将以此为例进行讨论。

表 18.3　选择经鼻或经颅切除垂体腺瘤时需考虑的问题
影响蝶鞍占位手术入路的因素
肿瘤起源、生长模式和质地
神经血管受累，特别是视觉通路和 Willis 环
预期切除程度
既往手术或放疗史
术者偏好

儿童的解剖考量

　　垂体肿瘤的天然轴性生长有利于经鼻入路进行手术切除。垂体以蝶鞍、鞍膈和海绵窦为界。垂体腺瘤向四周生长导致鞍壁骨质变薄，压迫或侵入海绵窦及其内容物，侵犯视神经通路及可能阻塞脑脊液流入第三脑室。设计手术入路时均应考虑以上正常解剖结构产生的病理学改变。

　　儿童具体手术入路注意事项包括更小的面中部和鼻通道，通常缺乏气化完全的蝶窦。蝶窦气化始于 10 月龄，3～6 岁加速并延续至 20～30 岁[17]。经鼻蝶入路切除垂体瘤手术时，如蝶窦未气化，则需要磨除更多骨质。是否可获得足够的鼻中隔带蒂黏膜瓣也值得重视。对于部分病例，当鼻腔特别狭窄时，唇下入路也许可提供更佳的操作通道。

　　（1）手术入路：笔者采用两人三手的内镜下经鼻入路手术，正如文献报道[18]。简言之，手术台与麻醉团队旋转 170°，术者站在患者右边，洗手护士站在患者左边，麻醉医师和呼吸机在足侧（图 18.1）。协助患者取倾斜的公园躺椅式仰卧位，使躯干抬高 30° 以最小化减轻静脉充血。鼻背所在平面与手术室的墙面及地面平行以维持空间定向。面部轻微向右侧倾斜以最小化术中躯干上方的操作距离。对于明显侵犯鞍区以外的肿瘤，稍微伸展头部使得更容易接近蝶骨平台和筛板；反之，适当弯曲头部以有利于显露斜坡部位。术前鼻内使用羟甲唑啉喷剂（0.05% 溶液）进行鼻腔准备，麻醉后使用含羟甲唑啉的脱脂棉和含 1% 利多卡因 /1∶200 000 肾上腺素的脱脂棉交替填塞鼻腔。行腹部皮肤准备（通常在脐下）以保证出现脑脊液漏时可获取脂肪移植物。无框立体定向系统是手术的重要补充手段，将显示屏放置于术者的视线可及范围内。如果使用磁性导航系统（对比更常见的红外线系统），则需使用非金属头架以防止干扰。

　　手术过程可以分为 3 个阶段：鼻腔、蝶骨、鞍区。在鼻腔处理阶段，应使中下鼻甲向外侧

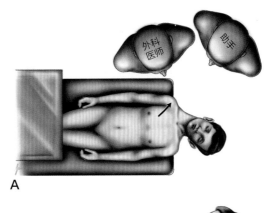

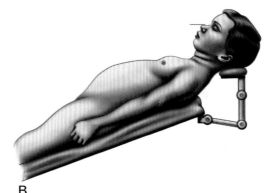

图 18.1　内镜下经蝶入路手术的手术室设置 A. 患者体位是为了最大化显露鞍区并同时保持术者的舒适度和空间定向。手术台旋转 170°，术者站在患者右边，助手站在术者左边。患者的肩部与手术台的右上角齐平，头部轻微偏向左侧。B. 手术台调整为倾斜的公园躺椅位置，使躯干抬高 20°～30°，膝部轻微弯曲。鼻背所在平面与手术室的墙面及地面平行 [经作者允许引自 Jane JA, Thapar K, Kaptain GJ, et al. Pituitary surgery: transsphenoidal approach. Neurosurg, 2002, 51(2): 435-444.]

偏斜以提供手术器械进入的操作通道。经鼻或唇下入路都可使用骨膜下或软膜切开技术显露鼻中隔后部和犁骨以建立操作通道。鼻道狭小患儿推荐用唇下黏膜下经中隔入路。对黏膜和鼻中隔的操作程度因人而异，取决于显露的需要、保留带蒂鼻中隔黏膜瓣的需求或术者的偏好。如果预期会出现高流量脑脊液漏，则应保留鼻中隔黏膜和供应它的蝶腭动脉或鼻中隔动脉。鉴别蝶骨入口的标志是在上鼻甲下内侧，从中鼻甲下端向上到一半，后鼻孔弓形上方

1.5cm，对此入口行手术扩大以便进入蝶窦。

蝶窦骨面扩大切除以将其在肿瘤切除过程中对手术器械操作的阻挡最小化。蝶窦内部的骨性分隔需切除，注意 20% 的蝶窦分隔通向颈内动脉隆起而非中线。对术前影像的仔细评估及术中使用立体定向技术对定位进行充分再评估有助于减少这种情况的并发症风险。对于儿科患者，更常遇到的是蝶鞍前型和甲介型蝶窦，可在神经导航指引下使用磨钻或骨凿去除额外的骨质。前路蝶窦切开术的边界上至蝶骨平台平面，下至蝶窦底面。随着蝶窦显露，鞍底位于视野中心，两侧为颈内动脉虹吸段突起，上部为鞍结节和蝶骨平台，下部为斜坡，上外侧为视神经，以及位于视神经和颈内动脉之间的视神经颈动脉隐窝（图 18.2）。对于垂体大腺瘤侵袭到鞍上空间者，需要扩大经蝶显露，

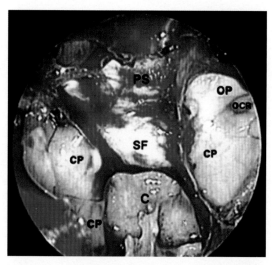

图 18.2　术中显露的蝶窦图像。展示了位于中心的鞍底，上方为蝶骨平台，下方为斜坡，视神经如翅膀在蝶鞍上外侧绕过，颈内动脉虹吸段凸起与蝶鞍并排，以及位于视神经和颈动脉之间的视神经颈动脉隐窝，并指向前床突。PS. 蝶骨平台；OP. 视神经；OCR. 视神经颈动脉隐窝；SF. 鞍底；CP. 颈内动脉虹吸段；C. 斜坡。[经作者允许引自 Yonetsu K, Watanabe M, Nakamura T.Age-related expansion and reduction in aeration of the sphenoid sinus: volume assessment by helical CT scanning. AJNR Am J Neuroradiol, 2000, 21(1):179 - 182.[17]]

根据需要切除鞍结节和蝶骨平台后部[19]。鞍底可在确认中线位置后用骨凿、钝神经钩或磨钻小心打开。

依据肿瘤大小和范围进行恰当的骨性显露后，在切开覆盖于垂体上的硬膜前应使用微血管多普勒超声探头对海绵窦段颈动脉的位置进行确认。垂体大腺瘤可能压迫硬膜内海绵间静脉丛的上下极，足以允许相对无血管的硬膜切开。垂直切开中线处硬膜，再向两侧扩展。虽然对于微腺瘤推崇进行囊内切除，但是大肿瘤通常进行块状切除，并连续检查下方、后方、侧方和上方边界。切除下方肿瘤使得上部肿瘤可以下降到视野内，同时避免意外损伤鞍膈或蛛网膜憩室导致早发脑脊液漏。对于被狭窄的鞍膈限制的鞍上肿瘤，可以利用升高颅内压的方法使其下降，如进行 Valsalva 动作，或压迫双侧颈内静脉，或腰椎穿刺注射空气或盐水。少数病例手术结束时肿瘤的路径会被故意留空，尤其是显著侵及颅前窝、颅中窝、颅后窝的大腺瘤，跨越鞍膈上下的哑铃形肿瘤，或已知质地坚硬的复发性腺瘤。

肿瘤切除后，检查术野脑脊液漏情况，脑脊液漏表现为在静脉渗血的背景下出现暗黑色的液体。肿瘤切除完患者做 Valsalva 动作有助于检出隐性脑脊液漏。小漏口可由脂肪、筋膜或合成胶原蛋白组合填塞。高流量脑脊液漏使用带蒂鼻中隔黏膜瓣填塞效果好。脂肪适度填塞以免压迫视交叉。鞍底可用生物合成物重建，如 MEDPOR 聚乙烯移植物（Stryker, Kalamazoo, MI）或同种异体移植物鼻中隔软骨 / 骨，理想安放位置是鞍内硬膜外。其他重建技术包括垫片密封方法和合成移植物运用[20, 21]。手术结束后，可用胃管将胃腔内的积血抽吸掉以减少术后恶心。如果预期术后需要腰椎穿刺或频繁进行实验室检查，可术后麻醉下置入经外周静脉穿刺中心静脉的导管（PICC），对于不易进行静脉注射的年幼儿童是种可行的方法。

（2）手术经验和教训：对于儿童患者，需考虑以下手术差别。

• 如果手术显露鞍区需要额外的空间，

可使用唇下入路并扩大梨状孔。

● 处理部分气化的蝶鞍，可使用磨钻或骨凿磨除前壁骨皮质；用刮匙挖出骨松质；用骨蜡填塞止血；继续推进直至内层构成蝶鞍的面的骨皮质被去除。当进行骨性磨除时，使用无框立体定向技术反复评估位置可在解剖标志缺乏时提供安全的导航。

● 仔细保留正常腺体对是否能最优生长和发育至关重要。

18.4　典型病例

患儿，女，14 岁，表现为原发闭经和 1 年间歇性头痛病史。增强 MRI 发现鞍区和鞍上区占位，侵袭左侧海绵窦（图 18.3）。实验室检查提示正常，包括电解质、甲胎蛋白（AFP）、β-人绒毛膜促性腺激素（β-HCG）及胎盘碱性磷酸酶（PLAP）；患者内分泌激素检查均正常，除了血清催乳素是 97ng/ml。神经眼科检查显示左侧轻微外展受限，视力、视野正常。

采取内镜下经鼻入路手术切除垂体占位，如前所述，使用的是两人三手技术。肿瘤切除后鞍膈下降，无脑脊液漏。病理检查确认为无功能性垂体腺瘤。术后，患者出现短暂的尿崩症，经补水和使用血管升压素后，术后 4 天病情稳定出院，无须长期服用去氨加压素。3 个月随访时，患者主诉头痛改善，MRI 未见明显残留肿瘤。患者开始出现月经并且催乳素水平也下降至正常水平（20ng/ml）。

18.5　结论

最近几十年内镜下经鼻入路垂体病变手术的概念和运用更新迅速。在儿童中运用这些技术的相对障碍正随着经验的积累而逐渐减少。无功能性垂体腺瘤在儿童中仍属罕见，可呈现为具有占位效应的大腺瘤。多学科联合会诊和密切进行患者监测将继续为内镜下经鼻蝶入路手术保驾护航，以进行安全有效的减瘤及改善神经内分泌功能。

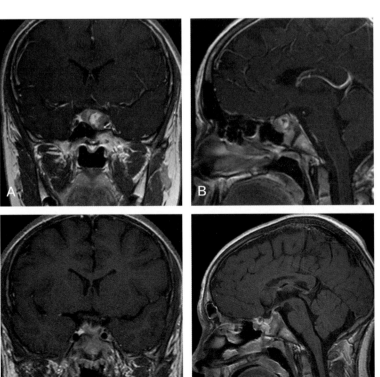

图 18.3　青少年垂体腺瘤。增强 MRI 冠状位和矢状位显示鞍区占位并向鞍上和左侧海绵窦扩展（A、B），内镜下经鼻入路手术切除后复查（C、D）

参考文献

［1］ Kane LA, Leinung MC, Scheithauer BW, et al. Pituitary adenomas in childhood and adolescence. J Clin Endocrinol Metab. 1994; 79(4):1135–1140

［2］ Sinha S, Sarkari A, Mahapatra AK, Sharma BS. Pediatric giant pituitary adenomas: are they different from adults? A clinical analysis of a series of 12 patients. Childs Nerv Syst. 2014; 30(8):1405–1411

［3］ Partington MD, Davis DH, Laws ER, Jr, Scheithauer BW. Pituitary adenomas in childhood and adolescence. Results of transsphenoidal surgery. J Neurosurg. 1994; 80(2):209–216

［4］ Leinung MC, Kane LA, Scheithauer BW, Carpenter PC, Laws ER, Jr, Zimmerman D. Long term follow-up of transsphenoidal surgery for the treatment of Cushing's disease in childhood. J Clin Endocrinol Metab. 1995; 80(8):2475–2479

［5］ Richmond IL, Wilson CB. Pituitary adenomas in childhood and adolescence. J Neurosurg. 1978; 49(2):163–168

［6］ Cuny T, Pertuit M, Sahnoun-Fathallah M, et al. Genetic analysis in young patients with sporadic pituitary macroadenomas: besides AIP don't forget MEN1 genetic analysis. Eur J Endocrinol. 2013; 168(4):533–541

［7］ Kirschner LS, Carney JA, Pack SD, et al. Mutations of the gene encoding the protein kinase A type I-alpha regulatory subunit in patients with the Carney complex. Nat Genet. 2000; 26(1):89–92

［8］ Marx SJ. Molecular genetics of multiple endocrine neoplasia types 1 and 2. Nat Rev Cancer. 2005; 5(5):367–375

［9］ Vierimaa O, Georgitsi M, Lehtonen R, et al. Pituitary adenoma predisposition caused by germline mutations in the AIP gene. Science. 2006; 312(5777): 1228–1230

［10］ Tichomirowa MA, Lee M, Barlier A, et al. Cyclin-dependent kinase inhibitor 1B (CDKN1B) gene variants in AIP mutation-negative familial isolated pituitary adenoma kindreds. Endocr Relat Cancer. 2012; 19(3):233–241

［11］ Thapar K, Kovacs K, Laws ER. The classification and molecular biology of pituitary adenomas. Adv Tech Stand Neurosurg. 1995; 22:3–53

［12］ Lopes MBS. The 2017 World Health Organization classification of tumors of the pituitary gland: a summary. Acta Neuropathol. 2017; 134:521-535

［13］ Laws ER, Jr, Vance ML. Radiosurgery for pituitary tumors and craniopharyngiomas. Neurosurg Clin N Am. 1999; 10(2):327–336

［14］ Snead FE, Amdur RJ, Morris CG, Mendenhall WM. Long-term outcomes of radiotherapy for pituitary adenomas. Int J Radiat Oncol Biol Phys. 2008; 71 (4):994–998

［15］ Colao A, Pivonello R, Di Somma C, Savastano S, Grasso LF, Lombardi G. Medical therapy of pituitary adenomas: effects on tumor shrinkage. Rev Endocr Metab Disord. 2009; 10(2):111–123

［16］ de Divitiis E, Laws ER, Jr. The transnasal versus transcranial approach to lesions of the anterior skull base. World Neurosurg. 2013; 80(6):728–731

［17］ Yonetsu K, Watanabe M, Nakamura T. Age-related expansion and reduction in aeration of the sphenoid sinus: volume assessment by helical CT scanning. AJNR Am J Neuroradiol. 2000; 21(1):179–182

［18］ Bi WL, Dunn IF, Laws ER Jr. Pituitary surgery. In: Jameson JL, De Groot LJ, eds. Endocrinology: Adult and Pediatric. Philadelphia, PA: Elsevier Saunders; 2015

［19］ Zada G, Du R, Laws ER, Jr. Defining the "edge of the envelope": patient selection in treating complex sellar-based neoplasms via transsphenoidal versus open craniotomy. J Neurosurg. 2011; 114(2):286–300

［20］ Leng LZ, Brown S, Anand VK, Schwartz TH. "Gasket-seal" watertight closure in minimal-access endoscopic cranial base surgery. Neurosurgery. 2008; 62 (5) Suppl 2:E342–E343, discussion E343

［21］ Kassam A, Carrau RL, Snyderman CH, Gardner P, Mintz A. Evolution of reconstructive techniques following endoscopic expanded endonasal approaches. Neurosurg Focus. 2005; 19(1):E8

Amanda L.Stapleton，Elizabeth C.Tyler-Kabara，Juan C.Fernandez-Miranda，

Eric W.Wang，Paul A. Gardner，Carl H.Snyderman

摘　要：表皮样和皮样囊肿是罕见的先天性非肿瘤性疾病，常见于小儿。皮样囊肿最常位于神经轴的中线，而表皮样囊肿则多见于脑桥小脑角和鞍旁脑池的外侧。由于囊肿生长缓慢，出现的症状可能模糊多样。头痛是最常见的症状，除此之外还有癫痫发作、单侧听力丧失、脑神经功能障碍、视力改变/丧失及行为改变等。颅后窝肿瘤表现为脑神经受累和小脑功能障碍。通常可以通过影像学检查进行确诊，其在 MRI 上有特征性表现。手术完全切除是首选的治疗方法。鼻内镜手术避免了经颅手术的并发症，非常适合于这些肿瘤的切除。在矢状面上，可采用经额入路、经筛入路、经面入路、经蝶鞍入路和经斜坡入路切除具有一定向侧方生长性的中线肿瘤。对于位于侧方的肿瘤，经翼突入路、经上颌骨入路和经岩骨入路有助于切除冠状面的肿瘤。如果肿瘤是颅内的，硬脑膜缺损重建是手术的重要组成部分。另外，多层重建、自体筋膜移植和带蒂鼻中隔皮瓣修复也都效果良好。

关键词：皮样囊肿，鼻内镜入路，鼻内镜手术，表皮样囊肿，经斜坡入路

19.1　概述

表皮样和皮样囊肿是罕见的先天性非肿瘤性病变。它们由具有表皮和真皮成分的小囊构成，内有囊性成分。随着囊细胞脱落的细胞碎片在囊内积聚，囊内的细胞碎片随着时间推移而缓慢扩大。表皮样和皮样囊肿被认为起源于发育中的神经管中残留的全能外胚层细胞，因胚胎发育第 3～5 周神经管闭合缺陷所致。

表皮样囊肿起源于原始的外胚层成分，有由复层鳞状上皮所组成的光滑包膜，周围环绕着一层胶原纤维[1]，包膜内充满了由包膜上皮产生的柔软、蜡状、黄色的物质。表皮样囊肿较罕见，占所有颅内肿瘤的 1%，占脑桥小脑角肿瘤的 7%～9%[2]。

皮样囊肿起源于外胚层和间充质成分。其拥有一个由许多不同的真皮衍生物所组成的厚囊腔，毛囊、鳞状碎片、皮脂腺和汗腺等结构都可

以在其中找到，其最常位于神经轴的中线，而表皮样囊肿更常见于外侧的 CPA 和鞍旁脑池内。但两种囊肿都可以发生在沿颅脊轴线的任何地方。

表皮样囊肿通常位于外侧[1]。由于耳囊和视囊在妊娠早期发育较晚，未来的表皮样囊肿的外胚层细胞被向外推，这可能解释了其典型的侧向位置。

表皮样和皮样囊肿的特点是生长缓慢，因为剥落的碎片逐渐积累。恶变极其罕见[3]。由于它们的解剖位置使其通常导致周围神经和血管结构压迫，进而导致脑积水、感染、无菌性脑膜炎和颅内高压。其最常见于 20～30 岁人群，因其病变从出生至确诊都在缓慢增长。上皮样组织倾向沿 CPA 的脑池生长，并可引起慢性炎症反应，可能是手术切除过程中表皮样病变与周围血管和神经粘连紧密的原因。据报道，皮样囊肿在儿童时期更为常见，若伴有真皮窦道，则可以使得这些病变比颅内表皮样囊

肿更早发现。

由于囊肿生长缓慢，出现的症状可能是模糊和多样的。头痛是最常见的症状。此外还有癫痫发作、单侧听力丧失、脑神经功能障碍、视力改变 / 丧失及行为改变等。颅后窝肿瘤表现为脑神经受累和小脑功能障碍。一旦肿瘤大到足以导致脑池压迫和阻塞，一些患者也会出现脑积水和脑膜炎的迹象。

CPA 或内耳道的表皮样瘤通常表现为单侧听力丧失和头痛。CPA 肿瘤还可以表现为失衡、眩晕、耳鸣、面神经麻痹、耳痛、面部疼痛或舌下麻痹等。在最近的儿童 CPA 肿瘤中，只有 5% 是表皮样病变，平均年龄为 12.8 岁[4]。

在 CT 上，表皮样囊肿和皮样囊肿的典型表现为圆形 / 分叶状肿块，密度与脑脊液相似（脑脊液；图 19.1）。肿块是低密度，由于其低血管供应，没有增强。10% 的颅内表皮样瘤有钙化。

在 MRI 上，典型的表皮样变在 T_1 上呈低信号，在 T_2 上呈高信号，弥散受限（图 19.2）。质子像和 FLAIR 图像上的内部不均一性有助于将这些囊肿与蛛网膜囊肿区分开[5]。在弥散加权图像上也可以与蛛网膜囊肿相鉴别，因为在这些序列上，表皮样囊肿会显得更加明亮（弥散受限）（图 19.3）。其在对比度成像中不会明显异常增强。

19.2　治疗策略：手术、放疗和化疗

手术切除历来是治疗皮样囊肿和表皮样囊肿的主要方法。囊肿是良性的颅内病变，对放疗不敏感，因此手术切除是唯一可行的选择。手术目标是在不损伤重要神经、血管结构的情况下，完全切除囊肿和囊壁，以避免病变复发。然而，如果囊壁附着在周围的神经、血管或脑实质上，有时则无法实现全部切除，若强行全部切除，则会带来广泛损伤。如果由于粘连不能完全切除囊壁，则在打开囊壁切除内容物时需格外谨慎，必须注意防止内容物溢入蛛网膜下腔，因其可能导致术后发生无菌性脑膜炎。次全切除后必须定期复查，以观察病变是否复发。

颅内表皮样瘤的手术应首先从瘤内切除开始（双手操作），使病灶减容。随着肿瘤包膜的塌陷，可以显露更大的瘤周空间，随后，便可以沿肿瘤周边进行解剖分离。表皮样瘤经常突入蛛网膜下腔各个间隙，因此术中可以利用这些通道，进入各个腔隙进行切除。

向硬膜内生长的颅前窝皮样病变传统上采用额外侧 / 单侧或冠状切口额下入路。过去也曾使用经面部入路将皮肤窦道和颅内病变一并切除。

长期以来，乙状窦后 / 枕下外侧入路一直被用来切除 CPA 的表皮样瘤。在大多数情况下，该术式都可以很好显露病灶，而不会有过多的小脑牵拉。如果患者有严重的、单侧的、不可逆的感音神经性听力缺失，也可以采取迷路入路。通过这一入路可以进入颅后窝的腹侧，表皮样病变常发生于此区。对于延伸到幕上至颅中窝

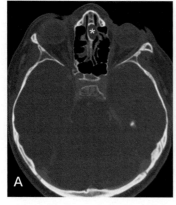
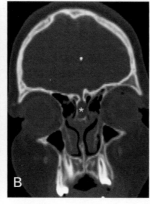
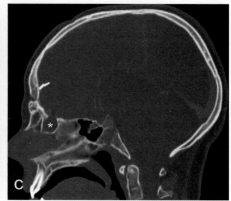

图 19.1　术前轴位（A）、冠状位（B）和矢状位（C）CT 显示鼻中隔膨胀性病变并延伸至颅底

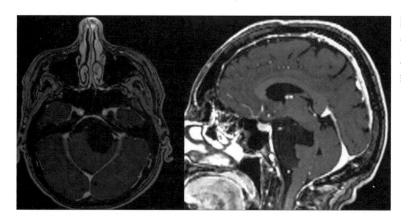

图 19.2　术前 MRI（轴位和矢状位 T_1 加权像）显示颅后窝低信号肿块，脑干受压。它延伸到整个斜坡

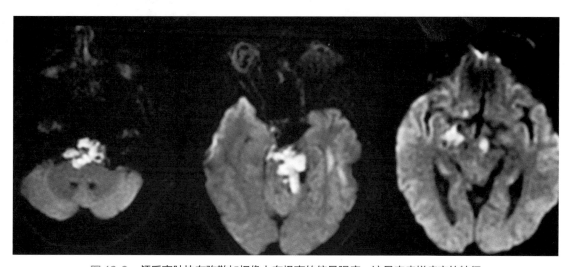

图 19.3　颅后窝肿块在弥散加权像上有极高的信号强度，这是表皮样病变的特征

的肿瘤，可采取颞下入路，但这种入路增加了颞叶损伤的风险[6]。随着内镜的出现，20 世纪 90 年代末开始逐渐开展内镜辅助显微手术，使得手术视野更加清晰开阔。内镜可以向术者提供肿瘤的多维度、多角度视图，使得病变全切更容易，并减少对神经、血管牵拉所造成的损伤。

囊肿复发通常所需时间较长，其主要由上皮细胞组成，以每月一代的速度稳定生长。因此，症状复发可能需要 6～9 个月甚至更长时间。建议在治疗后前两年每隔 3～6 个月进行影像学复查。如果在这段时间内切除的病灶没有实质性增长，则每 12～24 个月进行复查。

手术切除相关的并发症有轻有重，如周围脑神经损伤、血管损伤（静脉或动脉）、无菌性脑膜炎和脑脊液漏都可能对患者造成灾难性后果。根据肿瘤的大小和局部情况，根治性切除也可能导致垂体功能减退、视力丧失和共济失调。交通性脑积水可在术后出现或进展。而需要抗凝治疗的鼻窦血栓也有报道。因此，最大限度减少这些并发症，并提供一种安全有效的切除手段是内镜下经鼻入路手术的目标。

19.3　内镜下经鼻入路手术的应用

内镜下经鼻入路手术可以很好地显示表皮样和皮样囊肿，而对神经、血管或颅内结构没有牵拉。它为某些肿瘤提供了更好的可视角度，并可降低手术风险。没有外部切口，恢复也更快[7]。

内镜下经鼻入路可直接到达位于颅前窝底中线的皮样囊肿。内镜可以很好地进行病灶视野显露，并且可以分块切除而不会使内容物溢入蛛网膜下腔，从而防止术后发生化学性脑膜炎。

内镜鼻腔技术可在多个平面上应用。在矢状面上，可采用经额入路、经筛入路、经蝶入路、经面入路和经斜坡入路切除具有一定侧方生长性的中线囊肿。而对于主要生长在侧方的病变，经翼突入路、经上颌骨入路和经岩骨入路可以切除冠状面上的囊肿 [8]。

经鼻斜坡入路可以切除位于脑干腹侧的表皮样囊肿。手术路径包括打开蝶窦，显露鞍底和斜坡，并可直视斜坡硬脑膜。切开斜坡硬脑膜和蛛网膜便可直接到达病灶。

颅底重建是内镜经鼻入路的关键部分。而重建治疗措施在过去15年中一直在不断更新。嵌体和嵌体移植物及带血管的组织瓣减少了术后脑脊液漏的发生率。使用胶原蛋白海绵封闭硬脑膜缺损处，然后嵌体移植，再用带血管的黏膜瓣和外层封闭剂是颅底重建的主要方法。游离中鼻甲黏膜瓣可作为小面积缺损的嵌合性移植，较大的缺损则需要用带血管的组织进行多层修复。无论是嵌体还是嵌体移植，阔筋膜都是修复大型硬脑膜缺损的理想选择。带血管的组织瓣重建的主力是鼻中隔皮瓣，它可以旋转并足以覆盖颅前窝到斜坡的范围。在儿童人群中，鼻中隔皮瓣已被证实是一种可靠的用于颅底重建的组织来源 [9-11]。如果没有鼻中隔皮瓣可供使用，也可以使用带血管的颅骨膜瓣或鼻侧壁皮瓣。在阔筋膜嵌合移植物和带血管蒂皮瓣之间放置腹部脂肪移植物来填补由经斜坡入路造成的无效腔也有助于减少术后脑脊液漏的发生率，并可将脑桥脱出的风险降至最低 [12, 13]。

19.4　病例示例

19.4.1　颅内上皮样病变

（1）内镜下颅底入路解析：经鼻入路的选择取决于颅内表皮样病变的位置。颅前窝的表皮样瘤需要经筛板或经面入路，而颅后窝的表皮样瘤则需要经斜坡入路。

（2）经筛板 / 经面入路：在手术开始时鼻中隔皮瓣的位置要较高，用于之后的颅底重建。手术切除双侧蝶筛，显露出肿瘤范围以外的前颅底骨质。必要时，在筛顶和内侧眼眶的交界处烧灼筛前动脉和筛后动脉。切除鼻中隔上方的附着物以显露鼻中隔两侧。用4mm钻头使前颅底的骨质变薄，并小心抬起以显露硬脑膜。根据病变的大小和位置，可能有必要进行双极电凝电灼嗅觉纤维的操作。切开硬脑膜至肿瘤边缘。双手吸引法行瘤内切除减容，然后沿周边剥离包膜，仔细分离皮层血管和软脑膜。重建包括嵌入胶原蛋白海绵或阔筋膜移植，然后是鼻中隔皮瓣覆盖。如果鼻中隔皮瓣不能提供足够的覆盖，则需再次补充筋膜移植。

（3）斜坡入路：行双侧蝶骨切开，切除蝶骨嘴。斜坡分上、中、下三部分，如果肿瘤位于鞍背后方，则行垂体移位术进行鞍区减压及双侧海绵窦硬脑膜切开（图 19.4）。出血由氧化纤维素（Floseal 或 SurgiFoam）控制。对鞍底进行硬脑膜内剥离，切断垂体下动脉。抬高

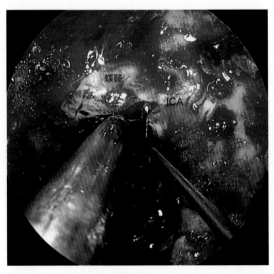

蝶鞍

ICA

图 19.4　垂体和海绵窦段颈内动脉（ICA）之间的硬脑膜间隙用钩状的"羽状刀片"打开，以便进行垂体移位术

腺体，用以提供与后床突一样高的鞍背通道。在中线处磨除骨质，并分别取出后床突，注意避免损伤颈内动脉（ICA；图 19.5）。

中斜坡从鞍底延伸至蝶窦底。在斜坡旁段颈内动脉之间磨除斜坡隐窝骨质。展神经在斜坡旁段颈内动脉的中点进入 Dorello 管，因此在磨骨时易损伤。如果需要更多的侧向显露范围，可以去除覆盖在斜坡旁段颈内动脉上的骨质，允许斜坡旁段颈内动脉向侧方移位（图19.6），由此通道可进入岩尖内侧。

显露下斜坡需要将鼻中隔从蝶骨嘴完全分离。烧灼咽鼓管之间的黏膜，并将下面的肌肉（头长肌）切除以显露骨质。磨除骨质显露硬脑膜，避免损伤破裂孔处的颈内动脉。可经翼突入路到达岩骨段颈内动脉而达到更大的侧方视野。行上颌窦开窗后，蝶腭孔开放。去除上颌窦后壁，显露翼腭隙，可见内容物向外涌出。切断翼管神经，将翼管周围的骨质磨至岩骨段颈内动脉水平。切断破裂孔软骨组织，将颈内动脉与咽鼓管分开，可从外侧到达岩骨段颈内动脉的下方。

切开硬脑膜外层，基底静脉丛出血可通过氧化纤维素进行控制。如果基底动脉表浅，则

可以通过使用导航和多普勒超声确定其具体位置。神经电生理监测的刺激器有助于在切开前定位硬脑膜深处的展神经（图 19.7）。如前所述，双手操作进行瘤内减容，然后行囊外分离，注意在此过程中保护脑神经（图 19.8）和血管结构（图 19.9）。

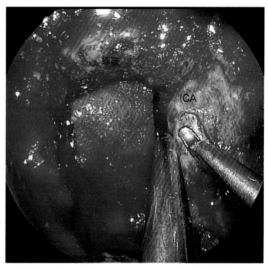

图 19.6　鞍底骨质被切除，中斜坡显露至硬脑膜下。图中，颈内动脉（ICA）上方的骨质被仔细地用钻头削薄，然后用 Kerrison 咬骨钳进行抬高

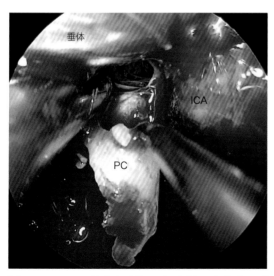

图 19.5　一旦垂体向上移位，则两侧的后床突（PC）都被移位。PC 都被单独取出，以避免损伤颈内动脉（ICA）

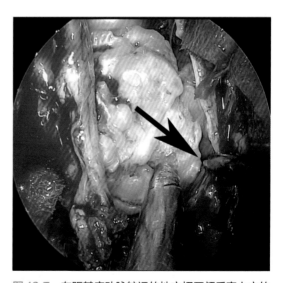

图 19.7　在距基底动脉较远的地方切开颅后窝上方的硬脑膜，显露表皮样囊肿。神经刺激器用于定位斜坡中部的展神经（箭头）

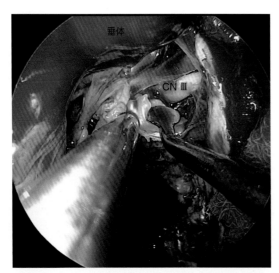

图 19.8　在确定上斜坡区的动眼神经（CN Ⅲ）后，使用锐利的提升器或吸引器仔细将表皮样囊肿从神经中分离

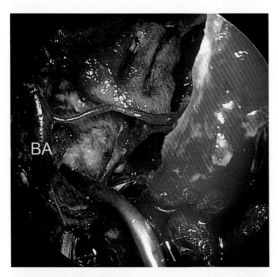

图 19.9　为避免损伤基底动脉（BA）分支，宜采用温和的双吸分离技术

较大的跨斜坡缺损需要多层重建，包括嵌入性和覆盖性筋膜移植（阔筋膜）、防止脑桥脱出的脂肪组织移植和带血管的鼻中隔皮瓣（图 19.10）。术后影像学检查显示肿瘤完全切除，并可看到带血管的鼻中隔皮瓣（图 19.11）。

（4）术中亮点和难点：在垂体移位术中，切除后床突骨质为垂体的向上移位提供了空

间。切除后床突时应慎重，避免损伤颈内动脉。如果颈内动脉周围有完整的硬脑膜环，则需仔细将其从后床突分离。

展神经常因肿瘤移位而易受损伤。在切开硬脑膜前应通过神经生理监测确定神经的位置。岩尖操作时应仔细，应经常进行神经生理监测，以免损伤进入 Dorello 管的展神经。

19.4.2　鼻部皮样病变

（1）内镜下颅底入路解析：鼻部皮样病变由颅外和颅内两部分组成，颅外部分包括鼻外和鼻内疾病，通常由从鼻骨之间的鼻背中线延伸到上鼻中隔的鼻小窝和鼻窦道。颅内部分通过盲孔延伸至硬脑膜表面。颅外部分需要外部入路，选择鼻背上的垂直正中切口，或者外鼻成形切口，沿鼻窦道切除鼻窝至鼻骨之间的缺损处。向鼻窦道内注入染料（亚甲蓝）或轻轻插入泪道探头，可使鼻窦道更易分离。

鼻内入路可经过鼻腔通向皮样囊肿的颅内部分[14]。上鼻中隔通常肿胀明显，去除覆盖的黏膜，并引流鼻窦道的内容物，切除上鼻中隔的黏膜和软骨 / 骨直至鼻骨，为手术提供双侧通道，并与手术的鼻外部分相连（图 19.12）。

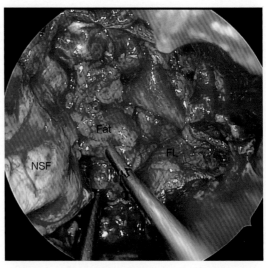

图 19.10　切除表皮样囊肿后，用嵌入性胶原（未示出）、嵌入性阔筋膜（FL）、脂肪（Fat）和带血管的鼻中隔皮瓣（NSF）重建斜坡缺损区

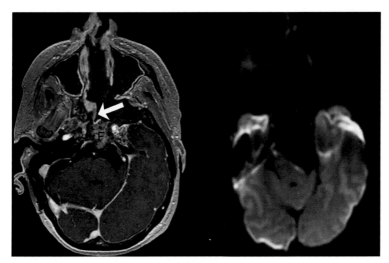

图 19.11　术后 MRI [包括弥散加权成像（DWI）] 显示表皮样瘤完全切除。脂肪移植物（F）在 T_1 加权像上为高信号，增强的鼻中隔皮瓣（如箭头所示）证实了其血管的存在

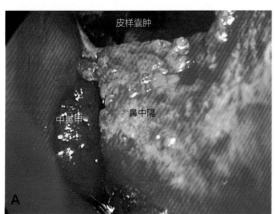

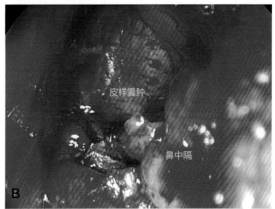

图 19.12　A. 右鼻腔内镜（0° 内镜）显示中鼻甲附着点前方有一上鼻骨缺损区；B. 已切除鼻中隔骨以显露皮样囊肿

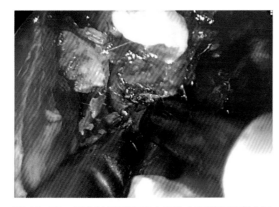

图 19.13　具有特征性真皮内容物（皮脂和毛发）的鼻部皮样囊肿内观。上鼻中隔已被切除以显露皮样囊肿

切除囊内容物行瘤内减容（图 19.13）。如果额窦气化良好，则需行 Draf Ⅲ 型额窦切开术，否则，窦道可沿中线处鸡冠前方的盲孔到达颅底。额窦腔明显开大，剥离被覆上皮与骨质，用 3mm 金刚钻头将周围的骨质磨除，显露硬脑膜（图 19.14）。去除足够的骨质，切除皮样囊肿的颅内 / 硬膜外成分，然后用双极电凝电灼硬脑膜上的所有附着物（图 19.15）。如果硬脑膜没有损伤，则不需要重建；显露的硬膜上用生物蛋白胶覆盖。

（2）术中难点：如鼻窝位于鼻腔水平，可用小钻头（2mm）通过外切口磨除鼻窦道周围

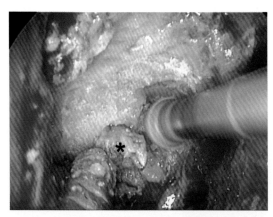

图 19.14　使用双通道入路，磨除皮样囊肿残留物（星号）周围的骨质，直到显露硬脑膜边缘

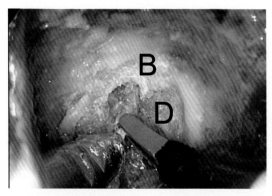

图 19.15　磨除颅底骨质（B），显露硬脑膜（D），最后用双极电灼硬脑膜附着的皮样囊肿

的骨质。上鼻中隔缺损的形成为内固定提供了更多的空间。通常情况下内镜从右侧鼻腔进入，而钻头从左侧进入。将鼻中隔缺损限制在鼻骨深处可以有效避免鞍鼻畸形。如果上鼻中隔缺损处的所有上皮残留物都没有被切除，那么上鼻中隔缺损的形成也可以为造袋手术提供条件。

19.5　结论

　　鼻内镜手术切除皮样和表皮样肿瘤可提供良好的手术视野，并可处理中线和侧方病变。优点包括手术视野更清晰直观和神经及血管解剖操作更少。该技术可应用于多个手术平面，

从而提高病变全切除率，并且不会使囊内容物溢入蛛网膜下腔。鼻内镜手术中使用的重建原则有助于将术后脑脊液漏的风险降至最低。

参考文献

[1] Caldarelli M, Massimi L, Kondageski C, Di Rocco C. Intracranial midline dermoid and epidermoid cysts in children. J Neurosurg. 2004; 100(5) Suppl pediatrics:473–480

[2] Ahmed I, Auguste KI, Vachhrajani S, Dirks PB, Drake JM, Rutka JT. Neurosurgical management of intracranial epidermoid tumors in children. Clinical article. J Neurosurg Pediatr. 2009; 4(2):91–96

[3] Link MJ, Cohen PL, Breneman JC, Tew JM, Jr. Malignant squamous degeneration of a cerebellopontine angle epidermoid tumor. Case report. J Neurosurg. 2002; 97(5):1237–1243

[4] Holman MA, Schmitt WR, Carlson ML, Driscoll CL, Beatty CW, Link MJ. Pediatric cerebellopontine angle and internal auditory canal tumors: clinical article. J Neurosurg Pediatr. 2013; 12(4):317–324

[5] Sirin S, Gonul E, Kahraman S, Timurkaynak E. Imaging of posterior fossa epidermoid tumors. Clin Neurol Neurosurg. 2005; 107(6):461–467

[6] Safavi-Abbasi S, Di Rocco F, Bambakidis N, et al. Has management of epidermoid tumors of the cerebellopontine angle improved? A surgical synopsis of the past and present. Skull Base. 2008; 18(2):85–98

[7] Kassam A, Thomas AJ, Snyderman C, et al. Fully endoscopic expanded endonasal approach treating skull base lesions in pediatric patients. J Neurosurg. 2007; 106(2) Suppl:75–86

[8] Chivukula S, Koutourousiou M, Snyderman CH, Fernandez-Miranda JC, Gardner PA, Tyler-Kabara EC. Endoscopic endonasal skull base surgery in the pediatric population. J Neurosurg Pediatr. 2013; 11(3):227–241

[9] Shah RN, Surowitz JB, Patel MR, et al. Endoscopic pedicled nasoseptal flap reconstruction for pediatric skull base defects. Laryngoscope. 2009; 119(6): 1067–1075

[10] Purcell PL, Shinn JR, Otto RK, Davis GE, Parikh SR. Nasoseptal flap reconstruction of pediatric sellar defects: a radiographic feasibility study and case series. Otolaryngol Head Neck Surg. 2015; 152(4):746–751

[11] Giannoni CM, Whitehead WE. Use of endoscopic vascularized nasoseptal flap in children. Otolaryngol Head Neck Surg. 2013; 148(2):344–346

[12] Zanation AM, Carrau RL, Snyderman CH, et al. Nasoseptal flap reconstruction of high flow intraoperative cerebral spinal fluid leaks during endoscopic skull base surgery. Am J Rhinol Allergy. 2009; 23(5):518–521

[13] Koutourousiou M, Filho FV, Costacou T, et al. Pontine encephalocele and abnormalities of the posterior fossa following transclival endoscopic endonasal surgery. J Neurosurg. 2014; 121(2):359–366

[14] Pinheiro-Neto CD, Snyderman CH, Fernandez-Miranda J, Gardner PA. Endoscopic endonasal surgery for nasal dermoids. Otolaryngol Clin North Am. 2011; 44(4):981–987, ix

第20章 青少年鼻咽血管纤维瘤

Tiruchy Narayanan Janakiram，Shilpee Bhatia Sharma，Onkar K. Deshmukh

摘　要：青少年鼻咽血管纤维瘤是一类局部侵袭性生长、血管丰富的良性肿瘤，占头颈部肿瘤的 5%，是鼻咽部最常见的肿瘤。相比西方国家，该肿瘤在印度及埃及发病率更高。现在可采用多种方式治疗这类肿瘤，其中手术切除仍被证明为最有前景的治疗方式。但这类血管丰富的肿瘤因术中出血及术后复发率高而著名。根据 20 多年对 242 例初发青少年鼻咽血管纤维瘤患者的内镜治疗经验，笔者以术前增强 CT 等影像学检查结果为依据，提出了内镜治疗的分期。在此分期系统中，他提出了不同阶段肿瘤的治疗方式及内镜切除的步骤。这个分期方法旨在建立内镜治疗或内镜辅助治疗的青少年鼻咽血管纤维瘤切除手术策略。笔者设计了多种操作方法及外科手术方式，有效减少了术中出血及术后复发 / 残余肿瘤的发生。内镜治疗被认为是青少年鼻咽血管纤维瘤甚至更高级别分期肿瘤的治疗方式，对于咽旁巨大占位并延伸至颅内的青少年鼻咽血管纤维瘤，单纯的内镜治疗通常不够，笔者建议采用内镜辅助开放手术治疗。

关键词：青少年鼻咽血管纤维瘤，内镜切除，Janakiram 分期

20.1 概述及流行病学

青少年鼻咽血管纤维瘤（juvenile nasopharyngeal angiofibroma，JNA）是一类富血管的良性肿瘤，具有侵蚀颅底并向颅内侵袭性生长的特点，最早由希波克拉底在公元前 4 世纪提出。1878 年，Bensch 首次详细阐述了 JNA 的形态学和临床特征 [1]。直到 1906 年才由 Chaveau 提出"青少年鼻咽血管纤维瘤"这一概念 [2]。

JNA 被认为是起源于鼻咽部最常见的良性肿瘤 [3]。Biswas 等报道 JNA 是最常见的耳鼻喉科良性肿瘤之一 [4]。根据现有文献，JNA 占所有头颈部肿瘤的 0.05%～0.5% [5, 6]。JNA 的发病率约为 1/150 000，几乎完全发生于 10～25 岁的青少年男性 [7, 8]。目前一致认为，印度和埃及的 JNA 发病率高于美国和欧洲。此外，Mishra 等进行的一项研究指出，印度是该疾病发病率最高的国家，在过去 10 年中发病率增加了 4 倍 [9]。

本章回顾性总结了该类肿瘤的内镜治疗方法，并总结了有关其诊治演变的相关文献。本章描述的治疗方法主要基于笔者 20 多年治疗 JNA 的经验。着重于彻底了解肿瘤的影像学演变、播散途径、内镜治疗方法，以减少围术期死亡率，实现更好的手术结果。

20.2 疾病的演变

有学者认为，JNA 在板障内起源后，通常沿着一定的途径在黏膜下扩展。笔者观察到，肿瘤通常向前外侧生长，也就是说向后侧生长少见。前侧扩散途径为从鼻咽部到蝶窦，通过翼腭窝向外侧到达颞下窝。从颞下窝开始，肿瘤向多个方向生长，向上至颞窝，向下至咽旁间隙，向侧面到颊部（图 20.1A）。向后侧生长少见，肿瘤扩散到四边形区域，延伸到 Meckel

腔，然后扩散到海绵窦（图 20.1B）。需要手术切除所有这些延伸部分的肿瘤，以避免复发。虽然在少数伴有术后残余肿瘤的病例中发生了自然消退，但这种现象的机制仍在研究中。

20.3　临床评估

大多数情况下，JNA 表现为进展性无痛性鼻通气障碍伴间断自发性鼻出血。青春期男性如出现鼻出血，应行内镜检查以排除有无 JNA。

长期阻塞可致鼻窦炎、头痛和嗅觉减退。肿物阻塞咽鼓管可导致耳痛、耳道流液及传导性耳聋。肿瘤推挤软腭，突向口腔，或者进入咽旁间隙，导致发声及吞咽困难。

肿瘤进展向后延伸至鼻咽部的患者有张口呼吸、鼾症及闭塞性鼻音（发声鼻音过重）的表现。

肿瘤向前延伸阻塞鼻泪管可引起泪囊炎，并扩散至面颊，导致典型的"蛙脸"畸形。肿瘤向上侵袭眼眶而破坏眶内结构可导致突眼及复视。肿瘤侵及海绵窦可导致脑神经（如动眼神经、滑车神经、三叉神经、展神经）麻痹表现，但该情况极少见。

怀疑 JNA 的患者，应该进行全面的一般体格查体、耳鼻喉专科检查及脑神经检查。在检查面部时，可能发现面颊或颞窝有明显的肿胀；检查口腔时应注意是否有张口困难或软腭突起的现象。对于儿童患者，鼻内镜直径首选 2.7mm，内镜下鼻咽部显示一个光滑、淡红色的分叶状肿块。怀疑 JNA 的患者不推荐进行活检。

20.4　影像学检查

术前影像学检查是 JNA 诊断和治疗的必需评估方式。精准的术前影像学检查是判断该病有无扩展的重要方法。CT 检查是 JNA 分期的基础，并对临床预后有重要意义。CT 的骨窗可显示骨质部分的细节，如骨侵蚀、骨孔和裂隙的扩大。在软组织和中间窗中，肿瘤的增强扫描应以 0.625mm 的厚度在轴状位及冠状位进行分析。冠状位 CT 图像能显示出肿瘤及重要结构的解剖关系，能更好地评估肿瘤的分期，并可为选择合适的手术入路显露肿瘤提供影像学判断。

增强 CT（CECT）的典型表现为鼻咽部和翼腭窝的无包膜分叶状肿块。Lloyd 等[10] 将以下 3 种特征性表现作为 JNA 的诊断依据。

（1）鼻咽部和鼻腔中的软组织肿块。

（2）翼腭窝肿块。

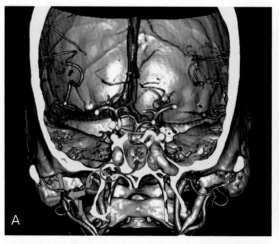
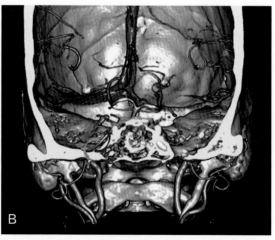

图 20.1　A. 前外侧生长路径。青少年鼻咽血管纤维瘤（JNA）被认为起源于翼状楔（圆圈）至蝶窦上内侧（红色箭头）、鼻咽（黄色箭头），通过翼腭窝沿前外侧通路（蓝色箭头）至颞下窝。肿瘤从颞下窝开始向多个方向生长：上至颞窝，下至咽旁间隙，向侧面到颊部。B. 在不太常见的后侧生长路径中，肿瘤扩散到四边形区域，延伸到 Meckel 腔，然后扩散到海绵窦

（3）蝶腭孔延伸至翼突内侧板基部的骨质破坏。Holman–Miller 征为 CT 轴位上的上颌后壁向前弓状突起的表现。

20.4.1 起源部位

JNA 的起源及生长方式尚不明确。肿瘤边界的识别对于手术全切是必不可少的，可以减少肿瘤残留和复发。目前大众较为接受的起源部位为蝶腭孔的上缘，为中鼻甲后部附着的交界处。影像学检查方法的发展为肿瘤的早期观察提供了条件，从而提出了关于其起源和生长方式的新观点。

目前的理论观点正受到局限于蝶骨的罕见 JNA 病例的挑战[11]。Liu 等报道了 46 例病理证实为 JNA 的男性患者，所有病例均累及翼管但无翼腭窝及颞下窝侵犯[12]。笔者报道了 3 例肿瘤仅限于蝶窦和翼状楔，而其他部位仍没有被累及。对 242 例病例的进一步研究显示，19% 的病例起源于翼状楔而不累及翼管。因此，笔者建议将其作为可能的起源部位。

20.4.2 翼状楔的重要性

翼状楔是翼突外侧板和内侧板连接处的三角形区域。术前影像学检查发现 99.1% 病例的肿瘤累及翼状楔。在笔者发现的病例中，可以一致地观察到翼状楔逐渐扩大为四边形的特征，称为 Ram Haran 征（图 20.2）。进一步回顾病例发现这种征象的形成与骨质结构破坏和手术切除无关。

在这 242 例病例中，笔者观察到患侧翼状楔平均的宽度接近健侧的 2 倍。99.1% 的病例在早期尚未延伸至其他部位前，均可发现翼状楔累及。因此，翼状楔被认为是肿瘤发生的中心部位。

在笔者所在的医疗中心，术后早期评估包括在术后 36 小时进行增强 CT 检查，其重点是在软组织窗中评估有无肿瘤残余。鼻窦腔或鼻咽部无增强区域被认为是肿瘤完全切除的判定标准。另一个有趣的发现是术后冠状位可见翼突外侧板和内侧板位置关系的改变，由于翼状楔完全去除，内外侧翼板术后分别出现两个平行的棍棒样结构（图 20.3）。由于能更好地显示软组织，MRI 用来评估术后残余更具优势，但它可能将纤维组织误显示为增强信号，且更容易受运动干扰而产生伪影。

在 MRI 上，肿瘤和血管流空区域显示出特

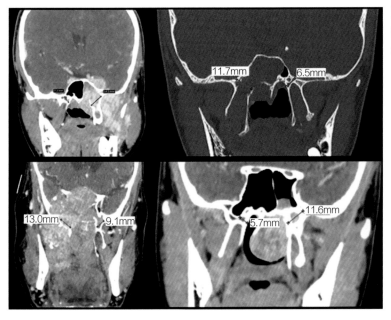

图 20.2 冠状位增强 CT 显示增强的肿瘤使得患侧的翼状楔较健侧增宽（Ram Haran 征）

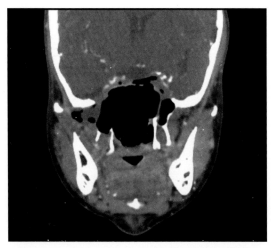

图 20.3　术后冠状位 CT（对比后）显示内侧和外侧翼板分别出现两个平行的棍棒样结构，称为"筷子"征

征性的"盐和胡椒"表现。由于肿瘤富血管的自然特性，血管流空多见。病变的特征性影像是在 T_1 加权像上表现出低到中等的信号强度。在 T_2 加权像中，肿瘤呈异质性中等信号强度，流空为暗区域，在增强的 MRI 中存在明显增强，特别是 T_1 加权像。MRI 在术后显示残留或复发的肿瘤及监测放疗效果方面更为重要[13]。

数字减影血管造影（DSA）有利于判别供支血管和行术前栓塞。栓塞后残留的肿瘤血管分布是宾夕法尼亚大学医学中心（UPMC）JNA 分期的依据[14]。在笔者所在医学中心，如果术前发现 JNA 的血供来自颈内动脉系统，这类肿瘤可能需要分步手术。

JNA 术前的血管栓塞可减少术中出血及缩短手术时间。为避免栓塞后血管再生，一般在外科切除手术前 24～48 小时进行栓塞。即使使用较新的栓塞剂，栓塞后也可能出现脑神经损伤、卒中和失明等。术前应在栓塞的优势与神经系统并发症的风险中权衡利弊。

20.5　肿瘤的分期

分期有利于描述肿瘤范围、选择治疗方案及预测预后。一个理想的 JNA 分期系统应该提供有关预后、治疗选择、预计术中出血和可能出现的并发症等全面信息。

首个 JNA 分期由 Sessions 等在 1981 年提出[15]，与鼻咽癌类似，它是根据解剖位置进行分期的。随后 Chandler[16]、Fisch[17]、Bremer[18]及 Andrews[19] 等均对 JNA 进行了分期。作为 Session 分期的改良，Radkowski 分期最为大众接受[20]。它提出了肿瘤在颅骨底部的延伸与较高的复发水平有关，并描述了最小的颅底侵蚀、最小的颅内扩展和巨大的颅内扩展的区别。

在过去的 10 年中，由于可降低发病率和复发率，内镜手术已替代开放手术成为主要的治疗方式。基于影像学技术的进步和内镜的广泛使用，Onerci[21] 等在 2006 年提出了一种新的分期系统，引入内镜作为开放手术的一种可行的替代方案。Snyderman 等[14] 指出了两个重要因素，即病变颅底延伸的途径和栓塞后的残余血管分布，以预测血管纤维瘤患者的预后并提出 JNA 的内镜分期。他们指出，肿瘤的大小和分布的范围在预测肿瘤是否完全切除方面并不那么重要。

笔者已经制订了一个以肿瘤扩展的术前增强 CT 影像为依据的分期系统。该系统强调根据术前影像进行分期，并为每个分期提出不同的手术方法。由于单通道的限制，只用了内镜下经鼻入路的方法，在一些其他病例报道中，多通道入路方法被认为可减少手术损伤。这种分期系统的可重复性取决于外科医师的经验和技术。各种分期系统详见表 20.1。

20.6　内镜治疗

既往文献中讨论了关于最佳手术入路选择的不同观点。血管纤维瘤多种手术入路的发展本身就证实了这种病变的难治性。此外，特别是在手术难以进入的部位，JNA 有很高的术后复发倾向。内镜的引入改善了耳鼻喉科疾病的可视化和手术通路。1996 年，Reida Kamel 进行了第 1 次内镜下 JNA 切除。此后，技术进步和日益增长的外科专业知识不断打破鼻内镜 JNA 手术的限制。因为手术效果好，所以这个通道手术已经成为中小型肿瘤的首选治疗方式。

表 20.1　JNA 的不同分期系统

病例	Sessions[15] 12 例	Chandler[16] 13 例	Andrews[19] 14 例	Radkowski[20] 23 例	Onerci[21] 36 例	Snyderman[14] 35 例	Janakiram[26] 242 例
Ⅰ期	Ⅰa：仅限于鼻腔和鼻咽 Ⅰb：肿瘤扩展范围≥1个鼻窦	局限于鼻咽部	局限于鼻咽部，微小骨质破坏或仅局限于蝶腭窝	Ⅰa：仅限于鼻腔或鼻咽部 Ⅰb：在Ⅰa基础上，延伸≥1个鼻窦	鼻腔、鼻咽部、筛窦和蝶窦或最小延伸到翼腭窝	鼻腔、翼腭窝	Ⅰa：翼状楔和（或）鼻旁窦 Ⅰb：延伸到鼻咽部
Ⅱ期	Ⅱa：最小延伸到翼腭窝 Ⅱb：完全占据翼腭窝，无论有无眼眶侵蚀 Ⅱc：颞下窝伴或不伴面颊部受累	肿瘤扩展到鼻腔和（或）蝶窦	侵入翼腭窝、上颌窦、筛窦或蝶窦，伴骨质破坏	Ⅱa：最小延伸通过蝶腭窝和进入内侧翼腭窝 Ⅱb：完全占据翼腭窝，上颌窦后壁向前移位，眼眶侵蚀位，上颌动脉分支移位 Ⅱc：颞下窝、面颊、后至翼板	上颌窦、完全占据翼腭窝；向颞下窝延伸	鼻旁窦、外侧翼腭窝、无剩余血管	Ⅱa：鼻腔扩张和（或）最小累及翼腭窝 Ⅱb：翼腭窝和颞下窝 Ⅱc：延伸到颞下窝以外，包括面颊以外，眶/眶下裂/沿蝶骨同隙/翼大翼一侧
Ⅲ期	肿瘤扩展到颅内	肿瘤扩展入筛窦、翼腭窝、颞下窝、眼眶和（或）面颊	肿瘤侵犯颞下窝或眼眶区： Ⅲa：无颅内侵犯 Ⅲb：硬脑膜外受累	颅底侵蚀 Ⅲa：最小颅内延伸 Ⅲb：最大颅内延伸至海绵窦	深部延伸到翼突基部或体部和蝶骨大翼的骨松质。侧面延伸进入颞下窝或翼板。向中颅底眼眶受累，海绵窦闭塞	颅底眼眶、颞下窝受侵，无残留血管	Ⅲa：四角莆间隙/Meckel 腔 Ⅲb：海绵窦/包绕颈内动脉
Ⅳ期	NA	肿瘤扩展到颅内	颅内、硬脑膜内肿瘤： Ⅳa：伴有海绵窦、垂体或视交叉浸润 Ⅳb：不伴有海绵窦、垂体或视交叉浸润	NA	下垂体与颈内动脉之间的颅内延伸。颈内动脉外侧肿瘤。颅中窝和广泛的颅内延伸	颅底眼眶、颞下窝受侵，有残留血管	Ⅳa：茎突前，咽旁延伸 Ⅳb：最小颅内延伸
Ⅴ期	NA	NA					

20.7　治疗原则

内镜治疗的原则和目的是确保比传统手术更好的治疗结果。

20.7.1　手术计划

基于术前影像选择手术入路，是肿瘤显露切除的重要决定因素，直接影响手术效果。术前需行影像学检查分析肿瘤的范围、邻近血管神经结构及血供。术前可通过栓塞阻断血供使肿瘤在术中更清晰地显示。根据肿瘤的范围，应在保证最小损伤的情况下选择合适的入路实现最大程度的肿瘤显露。基于肿瘤分期系统，位于比较复杂的解剖部位的肿瘤需要多手术入路和分期切除。

20.7.2　团队合作

良好的预后不仅取决于精密的手术计划，还取决于团队的协作能力。由耳鼻喉科医师、神经外科医师和麻醉医师组成的多学科团队的协作是提供有效的外科治疗的基础。内镜手术可以作为开放手术及其他方法以外的一种治疗选择。术前应讨论手术入路及预估术中失血量。对于术中出血风险大及位于颈内动脉附近的肿瘤，手术团队需制订详尽的手术计划以减少手术创伤，并防止和处理颈内动脉损伤。

20.7.3　双鼻孔两人四手操作

双鼻孔两人四手操作允许手术医师双手使用器械。这有利于提高外科手术的可操作性及增强识别解剖层次和止血的能力。这种协同操作是内镜切除血管纤维瘤的先决条件，可以在动态操作中观察，以便感知深度、确认空间方向和识别标记。如果不具备这种内镜技术，应该转换为开放手术。

20.7.4　手术器械

术中影像导航对于指导外科医师确认复杂颅底解剖结构至关重要。专门的器械有利于外科医师灵活操作从而获得良好的预后。单通道切除关键区域的肿瘤需要一套精密制作的手术器械。高速的小钻头可用于颅底最厚部位的精细操作，以保护周围的神经血管区域。进行JNA手术时需准备处理术中及麻醉并发症的设备，特别是颈内动脉损伤引发的大出血。

20.7.5　向心方法

在处理肿瘤之前，采用向心方法显露肿瘤。广泛显露可使得肿瘤在可视下被切除。改良Denker入路和后鼻中隔切除术改善了进入鼻咽部和颅骨底部的通道，也提高了手术的可操作性（图20.4～图20.6）。肿瘤切除前阻断血供非常关键。结扎供血动脉可以阻断肿瘤血供，减少术中出血。来自颈外动脉系统的供血动脉可以在手术期间直接结扎。蝶腭动脉（SPA）、降腭动脉（DPA）和上颌内动脉（IMA）等供血血管可在切除肿瘤前确认并结扎（图20.7，图20.8）。颈内动脉供血的肿瘤需根据术中出血量、手术医师的疲惫程度及麻醉并发症进行分期切除。

沿着瘤床切除肿瘤，内镜可放大视角使得肿瘤边界更清楚，以确保切除的完整性。

20.7.6　分段切除

分段切除的原则是在翼状楔水平上分段切除JNA。翼状楔后方的肿瘤血供来自颈内动脉。由于血管的结扎或阻塞，剥离翼状楔前方的肿瘤相对出血少（图20.9，图20.10）。这也为观察更深部位肿瘤提供了更好的条件，并提高了手术的可操作性。这一部位的肿瘤可根据出血量和医师的疲惫度采取分期切除。被侵蚀的骨松质需在可视下完全磨开，以避免复发（图20.11）。

20.7.7　止血

术中止血是进行JNA内镜切除手术的外科医师最关心的问题。术中仔细止血是完整切除这类深部血管肿瘤的关键。麻醉医师在维持血流动力学稳定及提供无术术区方面起着重要作用。热凝、激光、消融、填塞可达到止血的效果，是否使用止血材料取决于出血的部位及出血量（表20.2）。

20.7.8　进展期肿瘤

在过去的几年中，随着内镜颅底外科、影像学和麻醉学方面的进步，对于复杂解剖部位的肿瘤更多考虑采用内镜手术切除。

对于进展期 JNA 病例，治疗策略是供血血管离断和分块切除翼状楔前肿瘤。对于累及颈内动脉、海绵窦及颅内扩展的肿瘤，笔者更倾向分步手术切除。术中失血、麻醉并发症和外科医师疲劳度是其他需要考虑的决定因素。分步手术为失血恢复和稳定患者提供了时间。

包绕颈内动脉的肿瘤是外科手术的巨大挑战。使用神经导航和颈内动脉多普勒超声进行全面解剖定位，逐步完成肿瘤切除。在内镜放大视野的情况下，从无肿瘤侵犯的颈内动脉远端向骨内段轻柔地剥离肿瘤，以减少对血管的牵拉。

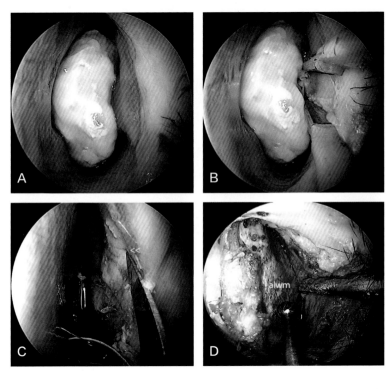

图20.4　A.肿瘤向前延伸至前庭；B. 灼烧上鼻甲；C. 内镜下改良 Denker 入路手术——用刀切割梨状孔上缘；D. 应用剥离子剥离骨膜，显露上颌窦前外侧壁（alwm）

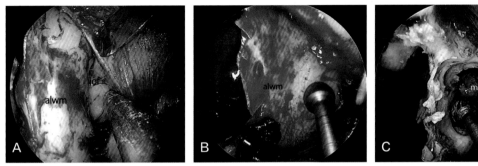

图 20.5　A. 上界显露至眶下神经，注意不要在解剖时伤及该神经；B、C. 使用骨锤和骨凿或切割钻，钻开上颌窦前外侧壁。前外侧壁显露上至眶下神经，横向至颧骨隆突水平，下至颧骨隆突。使用剥离子去除下鼻道侧壁的黏膜，从而显露骨质部分。alwm. 上颌窦前外侧壁；ms，上颌窦；Iof. 眶下裂

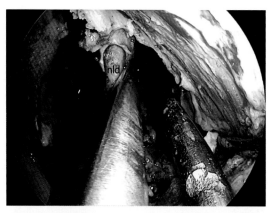

图 20.6　向前磨除上颌窦内壁，直至鼻泪管（nld）水平，将其显露并横断

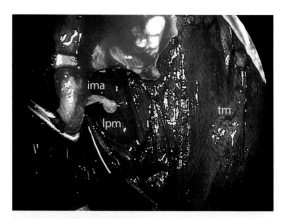

图 20.8　脂肪被去除后，阻断上颌内动脉（ima）。lpm. 翼外侧肌；tm. 颞肌

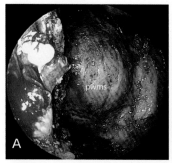
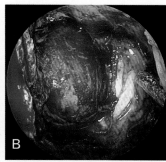
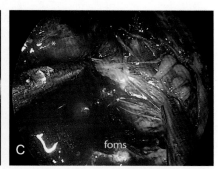

图 20.7　A. 向后磨至腭骨与内侧翼板连接的水平，显露下降的腭神经血管束并烧灼。B. 磨除上颌窦后壁，露出骨膜。上颌窦后壁（pwms）的显露横向延伸至前外侧壁与后壁的交界处。避免使用磨钻，以免周围的脂肪及肌肉组织被卷入钻头，因此此时更倾向使用 Kerrison 咬骨钳。C. 去除颞下窝的脂肪，识别上颌内动脉。foms. 上颌窦底部

大多数 MRI 发现侵犯海绵窦的肿瘤病例中，在术中发现肿瘤通过完整的硬脑膜推挤窦壁。因此术中可以轻柔剥离肿瘤并保留完整的窦壁（图 20.12）。这个潜在的解剖平面可作为内镜治疗的标志部位。

在笔者的经验中，大部分的颅内侵犯都位于硬脑膜外，不用另外开颅切除肿瘤。因此硬脑膜外的小病灶，单一内镜入路更优于联合入路。

20.7.9　外科训练

颅底内镜手术中的外科专业知识是在进展期病例中实施内镜手术的关键因素。通过反复的尸体解剖可以了解颅底复杂的三维解剖，缩短这个学习曲线。需要反复现场手术操作以适应复杂的解剖和学习对并发症的处理。随着对手术操作的熟悉和速度加快，失血量会随着经验的增加而减少，特别是进展期病例。

20.8　手术入路

根据一系列 JNA 患者的内镜治疗经验，笔者制订了一些内镜手术指南（表 20.3）。其重点在于通过适当的内镜入路显露肿瘤，以促进合适的血管控制和完全的肿瘤切除。

20.9　并发症

相比传统方式治疗侵犯颅底的复杂鼻窦病变，微创治疗的发展降低了并发症出现的概率，

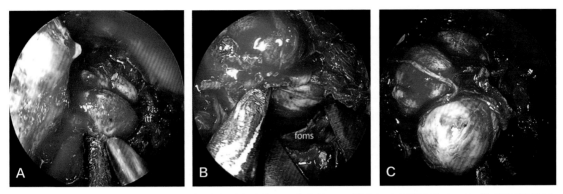

图 20.9　A、B. 从颞下窝（itf）和上颌窦底剥离肿瘤，用弯曲的 Luc 钳轻轻牵引颊部肿瘤；C. 然后从外侧和上方延伸部分解剖分离肿瘤。foms. 上颌窦底部

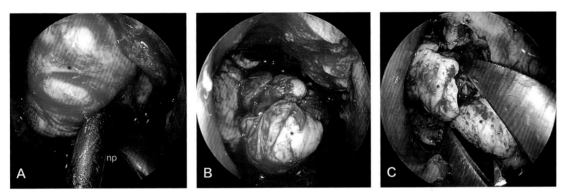

图 20.10　A. 从鼻咽部（np）剥离肿瘤；B. 将肿瘤从周围的所有附着物中游离出来；C. 在翼状楔水平完成肿瘤切除

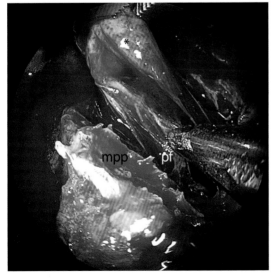

图 20.11　磨开翼状楔，切除残余肿瘤。mpp. 翼突内侧板；pf. 翼窝

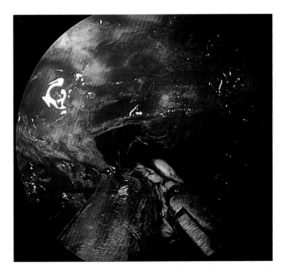

图 20.12　内镜下从海绵窦壁切除青少年鼻咽血管纤维瘤

表 20.2 JNA 止血策略		
麻醉策略		
1. 术前评估	• 优化血红蛋白 • 停止使用凝血级联药物 [8]	
2. 体位	• 反 Trendelenburg 体位	
3. 低血压麻醉	• 平均动脉血压（MABP）60～70mmHg；HR ＜ 60mmHg • 维持体温	
4. 替代治疗策略	• 术前评估失血量	
手术策略		
1. 机械方法	• 直接压迫 • 阻断夹	
2. 温度调控	• 双极电凝，如 Kassam 双极电凝钳 • 温盐水灌洗	
3. 化学方法	• 肾上腺素浸泡纱布 • 止血材料 • 被动止血，如纤维素 • 主动止血，如凝血酶产物 • 流体明胶，如 Floseal、Surgiflo • 纤维蛋白胶，如 Duraseal、Tisseel	
出血来源		
1. 静脉出血	• 黏膜扩张：温盐水灌洗 • 局部止血：压迫止血如凝血酶浸泡的明胶海绵、双极灼烧	
2. 动脉出血	• 低血流：双极灼烧、消融 • 高血流：肌肉贴敷	

并提高了美观度。尽管技术和经验的提高增加了手术的安全性，并发症还是可能出现。只有仔细进行病例筛选，采用正确的手术方法，遵从手术原则，才可避免并发症。

三叉神经心脏反射（trigeminocardiac reflex，TCR）是一种罕见的麻醉并发症。这是一种既定的反射，可能在机械性 / 电生理或任何沿三叉神经分支的刺激下发生 [22]。在颞下窝、翼腭窝、四边形区域和蝶骨大翼的肿瘤切除过程中，笔者意外地在经翼入路术中遇到了 TCR。这种现象可通过停止机械操作、应用局部麻醉药和抗胆碱药处理。

手术并发症可分为术中并发症、术后早期并发症和术后晚期并发症。这在表 20.4 中已有了进一步的说明。

20.10 术后护理及监护

根据失血情况，启动重症监护机制，特别强调监测血流动力学和维持血流动力学稳定。鼻腔填塞物应在术后 3～5 天生理盐水冲洗后取出，以避免结痂。手术后 36 小时内应进行 CT 检查随访手术情况。后期的随访包括术后 6 个月的 CT 检查，以及术后第 1 年每 3 个月 1 次的鼻内镜检查，随后 3 年每 6 个月 1 次的鼻内镜检查，以及每次门诊随访时的全面临床检查。复发性肿瘤被定义为在术后初次影像学

表 20.3　JNA 的 Janakiram 分期及内镜手术方法选择

分期	术前 CT 的范围	建议经鼻内镜入路和手术方法
1a	肿瘤局限于翼状楔，有 / 没有筛窦累及	进行前后筛窦切除，并大范围地切开蝶骨显露肿瘤。通过烧灼蝶腭动脉后鼻支来控制失血，然后再进行肿瘤的切除
1b	肿瘤延伸至翼状楔、筛窦，有 / 无鼻咽部受累	当肿瘤扩展到鼻咽部时，为了广泛显露肿瘤，还必须进行中鼻道鼻窦开窗术。减少蝶腭动脉和腭下动脉降支血供，并在鼻咽部切除肿瘤
2a	肿瘤小部分延伸至翼腭窝（PPF），伴或不伴鼻腔受累	对于延伸至翼腭窝并进一步进入颞下窝的肿瘤，2a 和 2b 期，需行内侧上颌窦切除术去除上颌窦后壁的内侧部以显露肿瘤。鼻中隔后部切除可方便四手操作。沿肿瘤边界仔细剥离、结扎上颌动脉以阻断肿瘤血供。在此阶段，肿瘤切除后需小心钻开翼状楔，并清除此区域的残余肿瘤
2b	肿瘤延伸至 PPF/ 颞下窝（ITF）	
2c	ITF 受累，伴 / 不伴进一步延伸至翼状楔 / 眶下裂 / 蝶骨大翼侧部 / 面颊区	建议在开始内镜手术之前，暂时夹闭同侧颈外动脉，以减少失血量。这也适用于 2c 期以后的所有阶段。在这种情况下，采用内镜下改良 Denker 入路，在开始肿瘤切除前，显露血管纤维瘤的最外侧部分。作为眶下裂的标志，上颌神经需识别并保留。对于病变延伸至眶下裂的 JNA 病例，用 3mm 的金刚砂磨头将骨性边缘钻开，以利于显露并去除部分肿瘤。翼状楔前的肿瘤均先进行剥离，以便于钻除受累的骨松质
3a	累及四边形区域 / Meckel 腔	改良 Denker 入路手术方法，夹闭颈外动脉进行手术。首先剥离肿瘤，以便进入翼状楔。从上方钻开蝶骨大翼得到尽可能多的显露，以便从骨松质间隙切除肿瘤。肿瘤很少从侧方及上方沿上颌神经路径延伸。翼状楔以外向后外侧延伸易受到中颅底硬脑膜的限制。由于肿瘤与硬脑膜的解剖关系，可以轻柔地牵引将其细致地解剖出来。接着识别翼管神经，在 6:00～9:00 方向钻开颅骨释放神经管。接着切除蝶窦前外侧壁，显露斜坡旁颈内动脉（ICA）。显露并切除蝶骨小舌，使得 ICA 松解，并轻柔推移 ICA，为切除侵犯 Meckel 腔的肿瘤留出空间
3b	累及海绵窦和（或）侵及颈动脉	切除肿瘤到翼状楔的水平。仔细剥离在 ICA 附近区域的肿瘤。术中可使用微血管多普勒探头识别 ICA 的确切位置。ICA 发出的肿瘤供支血管可以直接烧灼。逐步切除 ICA 周围的肿瘤。在打开海绵窦前明确 ICA 的位置，及其到海绵窦的操作空间。随后可以从窦壁轻轻剥离肿瘤，同时注意不要损伤脑神经
4	受累于茎突前咽旁间隙和（或）在眶上裂外侧有少量的颅内延伸	在这种广泛的肿瘤扩展的情况下，使用多通道入路或改变手术策略，内镜辅助下行开放切除。为此，手术过程可分为两大步骤，每个步骤都是根据肿瘤的延伸范围而设定的。在肿瘤切除之前，使用经鼻通道行改良 Denker 入路手术，从远侧面显露肿瘤。上颌神经需识别并保留。如前所述，分步在经鼻通道内切除肿瘤
4a	累及咽旁间隙	涉及鼻咽部侵犯的 4a 肿瘤，需采用经口内镜通道。这种路径中可见肿瘤在软腭处突出，经口在前弓处切除肿瘤。剥离舌腭肌和咽上部收缩肌的黏膜、黏膜下层和纤维，以显露肿瘤。持续牵引肿瘤下部，沿茎突前间隙的瘤床钝性分离肿瘤。通过颞下窝向上，在卵圆孔附近可对附着的残余肿瘤进行锐性切割。口腔内部的 JNA 可根据大小决定从口腔还是鼻腔切除。最后止血，切口以水密的方式缝合，以防止感染
4b	咽旁间隙受累，颅内少部分向眶上裂延伸	如果肿瘤通过眶上裂延伸进入颅内（颅中窝和颞叶），最好通过经眶入路方法进入肿瘤。在眉心或其下水平取切口进入眶上区。移开眶骨膜，钻开蝶骨大翼。这条通道两侧以颞肌为界，后内侧以眶上裂为界，上以颅前窝硬脑膜为界。在这条通路上，在眶上裂外侧显露肿瘤，常规双极电凝止血，行显微外科切除
5	巨大的咽旁间隙占位，大范围的颅内延伸及双侧 JNA	对于咽旁延伸或双侧 JNA 的病例，笔者更倾向通过外部途径显露肿瘤。笔者实施的外部方法是 IvoJanecka 提出的一种双侧面部易位方法。然而，笔者不提倡只用特定的外部方法。外部方法的选择由操作者自行决定

表 20.4　JNA 手术并发症		
术　中	术后早期（1～30 天）	术后晚期
1. 血管	1. 鼻中隔穿孔	1. 鼻翼塌陷
（1）颈内动脉痉挛		
（2）失血	2. 痂壳粘连	2. 颈动脉海绵窦瘘
（3）颈内动脉损伤		
2. 神经系统并发症	3. 眶内血肿	3. 肿瘤残余和复发
（1）脑脊液漏		
（2）脑神经麻痹		
	4. 眶下神经感觉异常	
	5. 鼻窦炎	

检查呈阴性后，随访观察期间发现的新肿瘤。如果在术中处理或转置过颈内动脉，则术后应行颈动脉血管造影。

20.11　其他治疗方法

放疗通常用于颅内扩展的肿瘤、不可切除的肿瘤和不适合手术的患者。有效的治疗剂量为 30～46Gy[23]。Amdur 等报道放疗对肿瘤的控制率高达 90%[24]。头颈部放疗的潜在长期并发症包括白内障、眼内炎、视神经萎缩、脑神经麻痹、放射性口干所致龋齿、全垂体功能减退、上颌骨放射性坏死、颅底骨髓炎等。调强放射治疗（intensity modulated radiotherapy, IMRT）能精确照射肿瘤，保留周围结构，从而允许更大的累积剂量（45Gy）。一些病例报道用射波刀切除肿瘤，还需要进行进一步的研究以确定其有效性。

化疗已作为 JNA 在手术及放疗后复发的治疗选择，但较弱的治疗作用加上难以耐受的副作用使这种方法很少应用[25]。

20.12　结论

内镜方法的引入引起了 JNA 手术治疗方式的转变。内镜手术方法在术中失血、围术期死亡率、术后复发和美观方面具有较好的手术效果。然而，JNA 内镜手术在技术上要求很高，需要对颅底解剖和外科专业知识的透彻理解。高质量的影像学检查、精密的术前计划和手术步骤的实施是 JNA 切除的先决条件。分期系统的提出是基于 JNA 最大的一系列原发病例，并根据增强 CT 对肿瘤进行分类。此外，它提供了一个关于手术步骤的全面叙述，以实现最好的手术结果[26]，但仍需多中心试验进一步验证这些手术方法的有效性。

参考文献

[1] Bensch H. Beitrage zur Beurtheilung der Chirurgischen Behandlung der Nasenrachenopolypen. Breslau, Poland: E. Morgenstern; 1878

[2] Chaveau C. Histoire de Maladies du Pharynx. Vol. 5. Paris, France: J.B. Bailliere et fils; 1906

[3] Lee DA, Rao BR, Meyer JS, Prioleau PG, Bauer WC. Hormonal receptor determination in juvenile nasopharyngeal angiofibromas. Cancer. 1980; 46(3):547–551

[4] Biswas D, Saha S, Bera SP. Relative distribution of the tumours of ear, nose and throat in the paediatric patients. Int J Pediatr Otorhinolaryngol. 2007; 71 (5):801–805

[5] Schiff M. Juvenile nasopharyngeal angiofibroma. a theory of pathogenesis. Laryngoscope. 1959; 69:981–1016

[6] Batsakis JG. Tumors of head and neck. 2nd ed. Baltimore, MD. Williams and Wilkins; 1979:291–312

[7] Ungkanont K, Byers RM, Weber RS, Callender DL, Wolf PF, Goepfert H. Juvenile nasopharyngeal angiofibroma: an update of therapeutic management. Head Neck. 1996; 18(1):60–66

[8] Nicolai P, Berlucchi M, Tomenzoli D, et al. Endoscopic surgery for juvenile angiofibroma: when and how. Laryngoscope. 2003; 113(5):775–782

[9] Mishra A, Mishra SC. Time trends in recurrence of juvenile nasopharyngeal angiofibroma: experience of the past 4

decades. Am J Otolaryngol. 2016; 37 (3):265–271

［10］Lloyd G, Howard D, Lund VJ, Savy L. Imaging for juvenile angiofibroma. J Laryngol Otol. 2000; 114(9):727–730

［11］Davis KR. Embolization of epistaxis and juvenile nasopharyngeal angiofibromas. AJR Am J Roentgenol. 1987; 148(1):209–218

［12］Liu ZF,Wang DH, Sun XC, et al. The site of origin and expansive routes of juvenile nasopharyngeal angiofibroma (JNA). Int J Pediatr Otorhinolaryngol. 2011; 75(9):1088–1092

［13］Mishra S, Praveena NM, Panigrahi RG, Gupta YM. Imaging in the Diagnosis of Juvenile Nasopharyngeal Angiofibroma J Clin Imaging Sci.. 2013; 3:1

［14］Snyderman CH, Pant H, Carrau RL, Gardner P. A new endoscopic staging system for angiofibromas. Arch Otolaryngol Head Neck Surg. 2010; 136(6):588–594

［15］Sessions RB, Bryan RN, Naclerio RM, Alford BR. Radiographic staging of juvenile angiofibroma. Head Neck Surg. 1981; 3(4):279–283

［16］Chandler JR, Goulding R, Moskowitz L, Quencer RM. Nasopharyngeal angiofibromas: staging and management. Ann Otol Rhinol Laryngol. 1984; 93(4, pt 1):322–329

［17］Fisch U. The infratemporal fossa approach for nasopharyngeal tumors. Laryngoscope. 1983; 93(1):36–44

［18］Bremer JW, Neel HB, III, DeSanto LW, Jones GC. Angiofibroma: treatment trends in 150 patients during 40 years. Laryngoscope. 1986; 96(12):1321–1329

［19］Andrews JC, Fisch U, Valavanis A, Aeppli U, Makek MS. The surgical management of extensive nasopharyngeal angiofibromas with the infratemporal fossa approach. Laryngoscope. 1989; 99(4):429–437

［20］Radkowski D, McGill T, Healy GB, Ohlms L, Jones DT. Angiofibroma. Changes in staging and treatment. Arch Otolaryngol Head Neck Surg. 1996; 122(2): 122–129

［21］Onerci M, Oğretmenoğlu O, Yücel T. Juvenile nasopharyngeal angiofibroma: a revised staging system. Rhinology. 2006; 44(1):39–45

［22］Potti TA, Gemmete JJ, Pandey AS, Chaudhary N. Trigeminocardiac reflex during the percutaneous injection of ethylene vinyl alcohol copolymer (Onyx) into a juvenile nasopharyngeal angiofibroma: a report of two cases. J Neurointerv Surg. 2011; 3(3):263–265

［23］McAfee WJ, Morris CG, Amdur RJ, Werning JW, Mendenhall WM. Definitive radiotherapy for juvenile nasopharyngeal angiofibroma. Am J Clin Oncol. 2006; 29(2):168–170

［24］Amdur RJ, Yeung AR, Fitzgerald BM, Mancuso AA, Werning JW, Mendenhall WM. Radiotherapy for juvenile nasopharyngeal angiofibroma. Pract Radiat Oncol. 2011; 1(4):271–278

［25］Lee JT, Chen P, Safa A, Juillard G, Calcaterra TC. The role of radiation in the treatment of advanced juvenile angiofibroma. Laryngoscope. 2002; 112(7, pt 1):1213–1220

［26］Janakiram TN, Sharma SB, Kasper E, Deshmukh O, Cherian I. Comprehensive preoperative staging system for endoscopic single and multicorridor approaches to juvenile nasal angiofibromas. Surg Neurol Int. 2007; 8:55

第21章 视神经胶质瘤和儿童毛细胞型星形细胞瘤

Neil Majmundar, John R.W.Kestle, Douglas L.Brockmeyer, Jean Anderson Eloy, James K.Liu

摘 要：本章描述了儿童视神经胶质瘤（OPG）的患病率、自然病程和治疗。笔者讨论了普通人群和1型神经纤维瘤病（NF1）患者中OPG的表现，讨论了各种治疗方式（观察、化疗、放疗和手术），以及内镜在治疗中的作用。笔者提供了2个案例，证明了多学科治疗的重要性。

关键词：视神经胶质瘤，儿童毛细胞型星形细胞瘤，1型神经纤维瘤病，内镜

21.1 概述

视神经胶质瘤（optic glioma，OPG）是一种罕见的良性肿瘤，累及周边神经系统结构如视神经、视交叉、视束和下丘脑。这种相对罕见的肿瘤占所有儿童脑肿瘤的2%～7%[1, 2]。这些肿瘤中60%～65%见于5岁以下的儿童，诊断时10岁以下儿童占近75%[1, 2]。虽然OPG通常出现在较年轻的年龄组中，平均发病年龄为8岁，但据报道，OPG甚至出现在79岁的患者中[1, 3]。总人口中男女发病率无明显差异[1]。

1型神经纤维瘤病（NF1）患者与普通人群中散发性病例相比，OPG患病率更高，11%～30%的NF1儿童患有OPG[1, 4]。超过50%的OPG发生于NF1患者。NF1的诊断对OPG患者的临床表现、自然病程和治疗方法有很大影响。在这些患者中，OPG通常具有更好的临床表现和预后，它们也可以是双侧的、多灶性或位于视神经[1]。OPG通常罕见于NF1患者的下丘脑，当它们见于下丘脑时，它们会表现出侵袭性临床过程，表现为间脑综合征，导致恶病质和嗜睡[1]。NF1患者的OPG在患者6岁后少有进展，与散发性OPG患者相比，该疾病的治疗方式发生显著变化[5]。尽管NF1患者和非NF1患者的OPG的病理和放射学表现相似，但单纯OPG较合并NF1更具侵袭性[6]。

组织学上，OPG的病理诊断大部分是儿童毛细胞型星形细胞瘤（JPA）（WHO I 级），一小部分是毛细胞黏液样星形细胞瘤，极少数情况是星形细胞瘤（WHO II 级）。JPA最好发于小脑（60%），其次是视神经通路（视神经/视交叉、下丘脑/第三脑室；25%～35%），最后是脑桥/髓质和顶盖[1]。由于肿瘤与重要的神经、血管结构密切相关，如视神经通路和下丘脑，因此最佳治疗仍然存在争议。在本章中，我们将讨论OPG的临床表现、自然病程和多模式治疗。

21.2 自然病程和临床表现

OPG的真实患病率和自然病程很难确定，因为这些患者中的许多人只有在出现症状时才会去检查而被发现。患者的自然病程可能有很大差异，因为它可能取决于是否合并NF1、发病年龄和肿瘤分期。通常，OPG是低级别病变，生长速度慢，长期生存良好[1]。然而其自然病程有时不可预测，生长模式多变，从肿瘤长期稳定到快速进展，或生长模式不稳定，交替出

现进展期和稳定期[7]。通过对 OPG 患者进行影像学检查随访发现 OPG 可自发消退[2]。

虽然一部分 OPG 患者无症状，但许多患者基于肿瘤的大小和位置可能会出现各种症状，最常见的是视力下降。如果肿瘤累及眶内视神经，患者可能会因眼眶内容物和视神经受压而出现眼球突出、斜视和视力丧失[5]。单发于视神经的 OPG 通常不会浸润眼，但会导致眼球受到外部压迫[8]。OPG 发生于颅内的患者可能出现视觉症状，包括色觉受损、视力下降、视野缺损、视神经萎缩和完全失明，也可能出现内分泌紊乱，如性早熟。由于靠近下丘脑 - 垂体轴，患者可能出现腺垂体功能障碍、肥胖和间脑综合征。当 OPG 阻碍脑脊液（CSF）正常流动时，患者可能会发展为梗阻性脑积水，通常需要手术干预，如 CSF 分流和（或）肿瘤减压术[1]。

OPG 可以位于视神经通路的任何部位，包括视神经盘、视神经、视交叉、视束和视放射。约 25% 的 OPG 发生于视神经盘和视神经，40%～75% 发生于视交叉[1]。1/3～2/3 位于视交叉的 OPG 也可累及第三脑室或下丘脑[1]。

OPG 的预后因年龄、发病症状、是否合并 NF1 和发病部位而异。近期研究表明，非 NF1 的 OPG 更具侵袭性，预后较差[8]。近期一项涵盖 65 例儿童 OPG 的研究中，NF1 患者的 4 年无事件生存率（EFS）高于非 NF1 患者（分别为 72.9% 和 48.4%）。NF1 患者的 4 年总生存率（OS）为 90%，非 NF1 患者为 84.3%[7]。诊断年龄小于 5 岁的散发 OPG 预后较差[1]。位于视神经通路前方的 OPG，合并 NF1 者预后较好。肿瘤可以出现神经内生型或外生型生长模式。NF1 患者倾向神经外生型，而非 NF1 患者一般表现为神经内生型。局限于视神经的 OPG 患者的生存率高于累及视交叉 / 下丘脑的患者。无事件生存率因 OPG 位置、发病年龄和治疗方式而异，5 年无事件生存率为 30%～40%[9]。

组织学上，OPG 是低级别胶质瘤，可表现为毛细胞型星形细胞瘤、纤维状星形细胞瘤或毛细胞黏液样星形细胞瘤[1]。毛细胞型星形细胞瘤占 OPG 的大部分，并存在 Rosenthal 纤维和嗜酸性小体。更具侵袭性的毛细胞黏液样星形细胞瘤在松散的纤维状和黏液样背景中显示毛细胞，并且与毛细胞型不同，没有 Rosenthal 纤维，很少出现嗜酸性小体[1]。毛细胞黏液样星形细胞瘤的平均发病年龄更小（18个月），具有更侵袭性的临床过程，更可能出现脑脊液播散[1]。

21.3　治疗方案

OPG 治疗方案包括定期影像学检查复查随访、化疗、放疗和手术。建议由神经外科医师、神经眼科医师、神经肿瘤科医师、内分泌科医师、放射肿瘤科医师和耳鼻喉科医师组成多学科专家团队开展治疗。

21.3.1　观察

对于局限于视神经或视交叉且肿瘤体积较小的患者，如视功能保留且脑脊液通路无阻塞，可定期影像学随访观察。据报道多达 50% 的 OPG 患者病情稳定而无须干预[2]。NF1 患者通常具有较良性的病程，肿瘤进展需要干预的患者较少，通常在开始阶段采取定期影像学随访观察，尤其是影像学或视觉 / 神经状态稳定时[1, 2]。NF1 患者应由神经眼科医师密切随访，每年进行 1 次完整的眼科检查直至 8 岁，之后每 2 年 1 次。检查应包括眼底检查、视力和视野评估[1, 8]。有报道，定期影像学检查随访的 OPG 患者中有些出现自发消退[2]。患者因下丘脑 - 垂体轴受累而出现视觉症状、梗阻性脑积水或内分泌功能障碍的不适合该治疗方案。

积极治疗（化疗、放疗和手术）适用于影像学检查显示肿瘤进展或因颅内压升高（占位效应或梗阻性脑积水）、视力恶化或间脑综合征而出现症状的患者。个体化治疗的目的是减少肿瘤容积效应，同时保留神经功能。

21.3.2　化疗

化疗通常被认为是视力丧失、下丘脑 - 垂体轴功能障碍和内分泌紊乱的症状性 OPG 的一线治疗方法。与放疗和手术相比，化疗在年幼儿童中具有良好的耐受性，并且并发症和长期不良反应的发生率较低。由于放疗会增加长期神经认知障碍和生长激素缺乏的风险，因此化疗是 5 岁以下出现视力恶化患儿的主要治疗方式（图 21.1）[1, 5]。多种化疗药物，包括卡铂、顺铂、长春新碱、长春碱、放线菌素 D、洛莫司汀、硫鸟嘌呤、丙卡巴肼、依托泊苷、他莫昔芬和替莫唑胺，已被作为 OPG 的辅助或一线化疗药物 [1]。然而，尚未确定最优和最有效的药物。最广泛使用的化疗方案是 10 周诱导期的卡铂和长春新碱，然后卡铂 / 长春新碱维持 48 周，5 年无进展生存率为 50%[1]。顺铂和依托泊苷的组合也被证明可以提高视力 [10]。替莫唑胺已被证明有助于稳定病情，可用于一线治疗失败患者的治疗 [1]。其他组合，如 Petronio 等使用的五药方案，以及另一种类似的四药方案，已分别被证明是合理的一线和二线治疗方案 [11, 12]。

21.3.3　放疗

虽然放疗是 OPG 的有效治疗方法，但由于其显著的长期不良反应，包括神经认知障碍、继发性肿瘤、神经内分泌障碍（特别是生长激素缺乏）和烟雾病，放疗作为一线治疗的作用近年来已经减弱 [2, 13]。因此，对于其他治疗方式失败后的疾病进展期，放疗可以作为辅助治疗而非主要治疗。关于放疗的研究各不相同，有些研究表明放疗与手术或观察相比没有

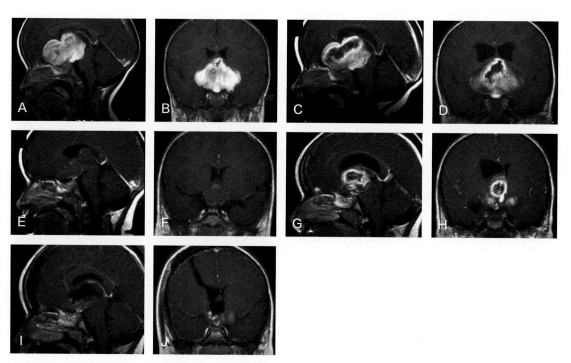

图 21.1　19 个月的女孩表现为发育不良、视力下降。增强 MRI T_1 加权像显示鞍上和第三脑室区域有一个较大的增强病灶：矢状面（A）、冠状面（B）。经脑室内镜活检显示为儿童毛细胞型星形细胞瘤。化疗开始，3 个月后 MRI 随访显示中央强化减弱，但脑积水增多：矢状面（C）、冠状面（D）。行脑室 - 腹腔分流术，然后继续化疗。1 年后随访 MRI 显示肿瘤明显缩小：矢状面（E）、冠状面（F）。化疗 2 年后，肿瘤在第三脑室内生长，右侧脑室被孤立：矢状面（G）、冠状面（H）。右侧经皮质 - 脑室入路切除肿瘤。残余肿瘤贴附于下丘脑，脑脊液通道被打开而无须额外分流：矢状面（I）、冠状面（J）

益处，而另一些则报道了良好的视觉结果和无肿瘤进展率[1]。最近开发的放疗方式，主要是质子束放射治疗、立体定向放射外科和调强放射治疗（IMRT），在 5 年生存率方面显示出更好的结果，神经认知能力下降和内分泌紊乱较少[1]。目前，对于 5～7 岁以下的患者，通常避免将放疗作为一线治疗。放疗应尽可能延迟，以避免出现儿童神经认知障碍和生长激素缺乏的破坏性影响[1, 2, 14, 15]。

21.3.4　手术

手术在 OPG 治疗中的作用一直备受争议。由于涉及重要的关键结构（视神经、下丘脑），OPG 的全切手术在绝大多数病例中是不可行或不推荐的，手术的作用通常仅限于组织活检以进行病理诊断，以及肿瘤减压减轻肿瘤进展造成的占位效应[4, 7]。合并脑积水患者需要进行脑脊液分流手术，如累及第三脑室，肿瘤阻塞双侧室间孔，可考虑在单侧分流时行内镜下透明隔开窗术，以避免双侧分流。

对于影像学及临床特征典型的非进展性 NF1 患者，通常不进行活检。虽然不需要在开始化疗或放疗之前对 OPG 进行活检，但在某些具有非典型影像学特征的病例中，它可以提供更准确的组织病理学诊断，以及用于预后评估和一些临床试验中的治疗选择指导的分子表征[4]。对于鉴别毛细胞型星形细胞瘤和毛细胞黏液样星形细胞瘤，病理类型很重要，因为这两种肿瘤具有不同的临床过程和预后。OPG 病例的活检指征因机构而异，因此在不同中心可能有所不同。在埃及的一项涵盖 65 例儿童 OPG 的研究中，治疗方法更为保守，手术目的主要是活检和组织诊断，然后辅助化疗[7]。只有 4 例患者接受了减瘤手术。4 年总生存率为 86.3%，这表明可能不需要进行更彻底的手术减瘤。OPG 活检的手术方法很大程度上取决于肿瘤位置，以及与所选入路相关的风险。活检可以通过立体定向穿刺进行，也可以在直视下使用内镜经鼻入路（EEA）、内镜经脑室入路或开颅手术进行。

由于周围神经血管结构复杂，我们要避免选择完全切除肿瘤，否则将导致毁灭性下丘脑损伤及内分泌异常和视觉缺陷。手术切除的作用仍然存在争议，因为缺乏共识和文献支持。然而人们普遍认为，在化疗或放疗失败后出现肿瘤进展和（或）症状性占位效应的患者中，手术可以在肿瘤减压中发挥作用。OPG 手术减瘤的主要目的是延缓其他治疗方式失败患者的肿瘤进展，并减轻占位效应导致的神经功能损害或梗阻性脑积水。手术的风险可以通过沿中央切除肿瘤外生成分，并在基底部和下丘脑附近留下肿瘤边缘来降低或避免（图 21.1）。虽然肿瘤部分切除对大部分患者来说并不理想，但仍有部分患者可能从 OPG 减瘤中受益。如果有外生性或囊性成分延伸至第三脑室，导致梗阻性脑积水或视神经视交叉压迫症状，可能需要手术减瘤或囊性引流，以帮助缓解受压。在 Goodden[2] 等最近的一项研究中，7 例患者在非手术治疗［化疗和（或）放疗］失败后进行了肿瘤进展的挽救性外科手术，其中 6 例（85.7%）患者手术后病情稳定，无进一步发展，中位随访时间为 24.3 个月。

Goodden 也提倡在特定的病例出现和诊断时，在开始化疗前及早手术（手术减瘤）（图 21.2）[2]。采用该手术策略的患者主要包括就诊时出现肿瘤导致进行性症状加重，巨大外生性中线肿瘤向上突入第三脑室致梗阻性脑积水，或巨大外生性 / 囊性扩张引起症状性压迫和占位效应。在他们的研究中，10 例患者接受了初次手术减瘤，然后进行了一段时间的观察。7 例患者（70%）保持稳定无进展，中位随访时间为 66.9 个月，而 3 例患者（30%）的肿瘤进展中位时间为 4.3 个月，因此需要进一步的多学科协作治疗。4 例患者接受了初次手术减瘤，然后进行了计划的化疗。其中 1 例患者接受了额外的同步放疗。所有 4 例患者均保持稳定，无进展，中位随访时间为 44.6 个月。该系列的总生存率为 92.9%，肿瘤控制率为 81%，中位随访时间为 6.4 年[2]。有时肿瘤切除后可出现残余肿瘤的自发消退或肿瘤保持稳定。

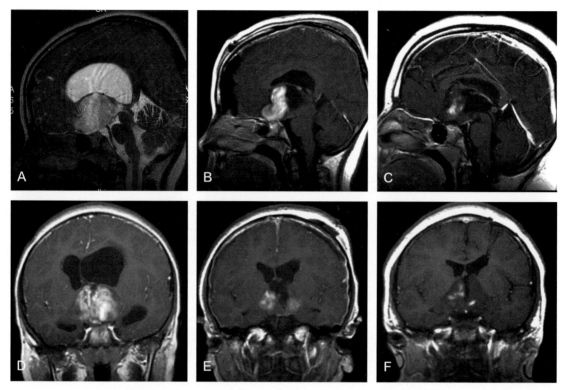

图 21.2   一名 5 岁女孩因视神经通路毛细胞型星形细胞瘤而出现头痛、视力丧失和恶心呕吐。T_2 矢状面（A）和 T_1 冠状面（D）MRI 显示梗阻性脑积水伴第三脑室和鞍上区增强肿块。在最初的内镜活检、室间隔开窗和脑室外引流管放置后 1 周，通过左侧经皮质 - 脑室 - 室间孔入路进行更明确的手术切除减压。术后 T_1 矢状面（B）和冠状面（E）显示脑脊液通路打通，残留肿瘤附着在第三脑室和下丘脑。移除了外部脑室引流管，不需要永久分流。术后，患者接受了卡铂和长春新碱辅助化疗。术后 9 个月矢状面（C）和冠状面（F）MRI 显示残余肿瘤体积和强化进一步缩小

值得注意的是，视力恶化不是手术干预的绝对指征，因为视力丧失可发生于视觉器官的肿瘤浸润，而增大的囊肿压迫视觉器官可被认为是手术指征[2]。有研究显示，减瘤在肿瘤进展方面的作用喜忧参半，但随着治疗方法和患者选择标准的不断完善，谨慎的手术减瘤联合放疗和（或）化疗可以为特定患者提供良好的肿瘤控制[1, 2]。

近年来，无视交叉受累的纯视神经肿瘤的治疗方法各不相同。Jenkin 等的一项研究报道称，仅累及单侧视神经的 NF1 患者的 OPG 全部切除后 15 年生存率为 92%[16]。另外，一些学者建议不要对单纯累及眶内的 OPG 患者（除非有严重的外观畸形）进行手术切除或减瘤术，

特别是仍有视觉功能的患者。这种理念主要基于 OPG 的相对良性生物学行为，局限于单侧视神经，很少进展或成为浸润性病变。局限于单侧视神经的 OPG 患者必须根据个体情况进行治疗，对于已经视力丧失无法恢复的患者，完全切除者长期预后良好[1]。

由于 OPG 的复杂行为及其治疗策略，患者在肿瘤进展期间接受治疗（手术或化疗）并在肿瘤稳定期间进行观察的情况并不少见，必要时可以重复此循环，并根据个人需要进行治疗[2]。

21.4   手术方法

活检或手术切除 OPG 的手术方法主要取

决于肿瘤位置和手术目的。常见手术入路包括经胼胝体纵裂、经皮质 - 脑室（开放或内镜）、额颞（翼点或改良眶颞）和内镜下经鼻入路。

经胼胝体纵裂入路或经皮质 - 脑室入路对局限于第三脑室内外生性肿瘤有效。手术要点是沿肿瘤中心切除，在侧面和下方留下薄薄的肿瘤边缘以保护下丘脑，因为肿瘤通常会侵犯下丘脑。该手术方案可打开脑脊液通路以避免永久分流（图 21.1）。

如果肿瘤明显横向扩展或有外生囊性成分压迫视觉器官，则首选额颞入路（翼点或眶颞）。视神经管去顶减压也可采用该入路。保护视觉和下丘脑功能很重要，因为解剖结构可能会扭曲并且正常的解剖结构难以辨别。视神经和视交叉经常会肿胀或被肿瘤浸润，肿瘤无法安全切除。此时，我们将手术限制于囊肿减压而非肿瘤切除，以避免切除重要的视觉纤维。

由于文献报道较少，内镜下扩大经鼻入路的应用尚未深入研究。如果可以通过经蝶鞍 - 鞍结节 - 蝶鞍平面入路安全地进入视交叉下区肿瘤，则可以考虑进行活检。如外生性肿瘤或囊性成分出现在视交叉下方和视交叉后间隙并向上突入第三脑室，应谨慎考虑手术减瘤。但如果垂体功能正常，术后腺垂体功能低下和尿崩症的发生率较高。同样在通过内镜下扩大经鼻入路进行肿瘤减压手术时，我们应该慎重考虑其风险，可能损伤视觉器官，同时还会导致下丘脑损伤和术后内分泌功能障碍。尽管经蝶鞍 - 鞍结节 - 蝶鞍平面入路常用于视交叉后颅咽管瘤手术切除，但由于下丘脑 OPG 常见神经内生长模式，该术式应用有限。肿瘤与正常功能神经组织粘连，切除可能会导致下丘脑和视觉器官损伤。视交叉下方肿瘤也可共享正常视交叉的血液供应。因此，肿瘤活检或切除可能导致潜在的视力损害甚至失明 [8]。因此，肿瘤组织切除之前仔细研究术前影像学检查和术中检查结果至关重要。如果肿瘤切除或活检被认为是不可行的，那么从上方的途径可能是更为谨慎的，如前所述，选择经胼胝体穹窿间入路至第三脑室。此外如脑积水没有先行分流，

通过内镜下扩大经鼻入路切除肿瘤更合理，因为颅内压升高会增加术后脑脊液漏的风险（图 21.3）。在没有脑积水的情况下，采用带血管蒂鼻中隔皮瓣对颅底缺损进行细致多层重建对减少术后脑脊液漏是至关重要的。虽然鼻内镜的作用有限，但内镜更适合经脑室活检、透明隔开窗和引导分流管放置。

21.5　案例 1

患儿，女，19 个月，因发育不良伴体重下降 2 个月入院。患儿在不足 1 岁时较同龄儿童更强壮、健康、高大。神经系统查体：患儿神志清楚，双瞳孔等大正圆，对光反射好，四肢活动良好，肌力正常。神经眼科检查显示严重的视神经盘苍白，无视神经盘水肿，无水平旋转和摆动性眼球震颤。MRI 显示鞍上巨大对称强化病灶，累及第三脑室（图 21.1A、B）。

我们对这例患儿进行立体定向活检，病理结果为儿童毛细胞型星形细胞瘤。患者开始接受卡铂和长春新碱化疗。尽管肿瘤最初变小，但约 3 个月后复发，出现症状性脑积水（图 21.1C、D）。内镜下行透明隔开窗及左侧脑室 - 腹腔分流术。重新开始辅助化疗，并增加了 2 个周期。分流术后 1 年 MRI 显示肿瘤体积及强化进一步减小（图 21.1E、F）。

患者 5 岁时出现进行性头痛、视力恶化和晨起呕吐。MRI 显示第三脑室内肿瘤进展，梗阻性脑积水伴右侧孤立侧脑室（图 21.1G、H）。患者接受了右侧经皮质 - 脑室入路肿瘤切除，以打开脑脊液通路并避免二次分流，术中透明隔广泛开窗，残留肿瘤向下贴附下丘脑，避免下丘脑并发症发生。

术后，患者一般情况可，无运动障碍，视力稳定，无须二次分流。术后 MRI 显示第三脑室肿瘤切除效果满意，对梗阻的脑脊液通路减压彻底（图 21.1I、J）。

21.6　案例 2

患儿，女，5 岁，出现头痛、视力下降、恶心呕吐。MRI 显示第三脑室和鞍上区有一个

增强肿块（图 21.2A、B）。使用左侧经皮质 - 脑室入路，进行内镜活检和内镜透明隔开窗术，并放置脑室外引流管以引流脑积水。病理检查显示毛细胞型星形细胞瘤。

1 周后，第三脑室肿瘤通过左侧经皮质 - 脑室入路切除。肿瘤后部与第三脑室壁边界清晰，而前部与第三脑室壁粘连紧密。导水管减压，彻底打开脑脊液通路以避免永久性脑室 - 腹腔分流，术后即刻进行 MRI 检查证实（图 21.2B、E）。

术后，患者接受了卡铂和长春新碱化疗。术后 9 个月，MRI 显示残余肿瘤体积和强化进一步缩小。患者神经功能完好，视力稳定（图 21.2C、F）。

21.7　结论

OPG 主要见于儿童，见于视觉通路的任何部位。视交叉和下丘脑受累很常见，较大的肿瘤可延伸至第三脑室，导致梗阻性脑积水。化疗通常是一线治疗方法，但在一些病例中可以考虑进行初次手术减瘤。初始化疗后肿瘤进展情况下的抢救性减瘤可以减轻占位效应并打开脑脊液通路。通过内镜下经鼻入路进行手术的作用仍然有限，而神经内镜可用于经脑室活检、透明隔开窗和引导分流管放置。我们尽可能延迟在儿童中开展放疗，放疗可用于化疗和手术失败后肿瘤进展的病例。个体化多学科团队协作在治疗这种复杂的疾病中是至关重要的。

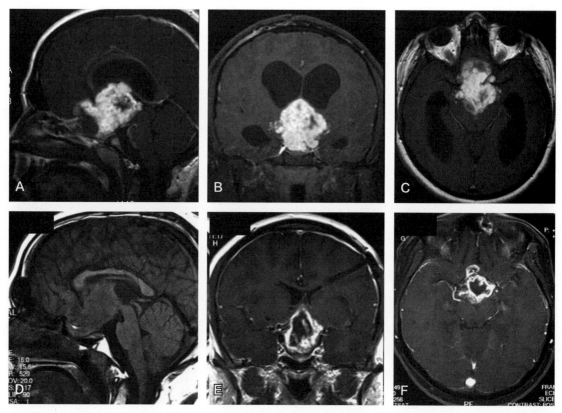

图 21.3　5 岁男童表现为进行性视力丧失、脑积水。T_1 增强 MRI 矢状位（A）、冠状位（B）、水平位（C）显示强化的鞍上占位累及视交叉和下丘脑，并延伸至第三脑室。尽管基于肿瘤的解剖位置可以考虑内镜下经鼻入路活检，但由于梗阻性脑积水的存在，术后出现脑脊液鼻漏的风险很大。故行脑积水分流手术后经翼点入路切开活检显示为青少年毛细胞型星形细胞瘤。化疗开始后 15 个月的随访 T_1 增强 MRI 矢状位（D）、冠状位（E）、水平位（F）显示肿瘤体积与中央强化减少

参考文献

［1］ Binning MJ, Liu JK, Kestle JR, Brockmeyer DL, Walker ML. Optic pathway gliomas: a review. Neurosurg Focus. 2007; 23(5):E2

［2］ Goodden J, Pizer B, Pettorini B, et al. The role of surgery in optic pathway/ hypothalamic gliomas in children. J Neurosurg Pediatr. 2014; 13(1):1–12

［3］ Bessero AC, Fraser C, Acheson J, Davagnanam I. Management options for visual pathway compression from optic gliomas. Postgrad Med J. 2013; 89(1047):47–51

［4］ Walker DA, Liu J, Kieran M, et al. CPN Paris 2011 Conference Consensus Group. A multi-disciplinary consensus statement concerning surgical approaches to low-grade, high-grade astrocytomas and diffuse intrinsic pontine gliomas in childhood (CPN Paris 2011) using the Delphi method. Neurooncol. 2013; 15(4):462–468

［5］ Jahraus CD, Tarbell NJ. Optic pathway gliomas. Pediatr Blood Cancer. 2006; 46 (5):586–596

［6］ Tow SL, Chandela S, Miller NR, Avellino AM. Long-term outcome in children with gliomas of the anterior visual pathway. Pediatr Neurol. 2003; 28(4):262–270

［7］ El Beltagy MA, Reda M, Enayet A, et al. Treatment and Outcome in 65 Children with Optic Pathway Gliomas.World Neurosurg. 2016; 89:525–534

［8］ Avery RA, Myseros JS, Packer RJ. Optic/visual pathway gliomas. In: Keating RF, Goodrich JT, Packer RJ, eds. Tumors of the Pediatric Central Nervous System. 2nd ed. New York, NY: Thieme; 2013:188–196

［9］ Fried I, Tabori U, Tihan T, Reginald A, Bouffet E. Optic pathway gliomas: a review. CNS Oncol. 2013; 2(2):143–159

［10］ Massimino M, Spreafico F, Cefalo G, et al. High response rate to cisplatin/etoposide regimen in childhood low-grade glioma. J Clin Oncol. 2002; 20(20): 4209–4216

［11］ Petronio J, Edwards MS, Prados M, et al. Management of chiasmal and hypothalamic gliomas of infancy and childhood with chemotherapy. J Neurosurg. 1991; 74(5):701–708

［12］ Lancaster DL, Hoddes JA, Michalski A. Tolerance of nitrosurea-based multiagent chemotherapy regime for low-grade pediatric gliomas. J Neurooncol. 2003; 63(3):289–294

［13］ Fouladi M, Wallace D, Langston JW, et al. Survival and functional outcome of children with hypothalamic/chiasmatic tumors. Cancer. 2003; 97(4):1084–1092

［14］ Listernick R, Ferner RE, Liu GT, Gutmann DH. Optic pathway gliomas in neurofibromatosis-1: controversies and recommendations. Ann Neurol. 2007; 61 (3):189–198

［15］ Walker D. Recent advances in optic nerve glioma with a focus on the young patient. Curr Opin Neurol. 2003; 16(6):657–664

［16］ Jenkin D, Angyalfi S, Becker L, et al. Optic glioma in children: surveillance, resection, or irradiation? Int J Radiat Oncol Biol Phys. 1993; 25(2):215–225

第22章 生殖细胞瘤

Domenico Solari，Gianpiero Iannuzzo，Maria Laura Del Basso De Caro，

Luigi Maria Cavallo，Michelangelo Gangemi，Paolo Cappabianca

摘 要：中枢神经系统生殖细胞肿瘤（germ cell tumor）是一种异质性肿瘤，主要发生于儿童，并且主要起源于中轴线结构，累及松果体和鞍上区等区域。中枢神经系统生殖细胞肿瘤的诊断基于临床症状和体征、脑脊液和血清肿瘤标志物、神经影像学特征、细胞学和组织学评估；然而，活检是明确诊断最重要的手段。所有生殖细胞肿瘤对放疗具有一定的敏感性，并且其中大部分对化疗敏感。然而，手术在生殖细胞肿瘤中的作用至关重要，手术能够获得组织样本，对脑脊液进行分流，并对重要的神经血管结构进行减压。以往可以通过不同的经颅和经面入路手术治疗位于鞍上区的生殖细胞肿瘤。如今，经鼻内镜技术被认为是治疗生殖细胞肿瘤的可行手术选择，肿瘤切除可以获得样本并减除了肿瘤对神经血管的压迫作用。手术大部切除病变有助于提高放化疗的有效性和安全性，然后可以在经济允许的情况下进行后续治疗。

关键词：生殖细胞肿瘤，内镜下经鼻入路手术，放疗，脑脊液，鞍上区，松果体区，脑肿瘤，鞍区

22.1 概述

中枢神经系统生殖细胞肿瘤是一种主要发生于儿童的异质性肿瘤，主要发生于中轴线结构，累及松果体和鞍上区等区域。

这些肿瘤在形态、免疫表型和遗传方面与性腺和其他中枢神经系统外生殖细胞肿瘤同源。中枢神经系统生殖细胞肿瘤分为最常见的生殖细胞瘤和非生殖细胞瘤。世界卫生组织（WHO）目前根据组织学成分对中枢神经系统生殖细胞肿瘤进行如下分类。

（1）生殖细胞瘤：纯生殖细胞瘤，有合体滋养细胞。

（2）非生殖细胞瘤性生殖细胞肿瘤：①畸胎瘤，分为成熟、未成熟两种类型，并表现为恶性转化；②卵黄囊瘤；③胚胎性癌；④绒毛膜癌。

具有多种组织学类型的肿瘤称为混合性生殖细胞瘤；中枢神经系统生殖细胞肿瘤也可根据肿瘤标志物的分泌情况进行分类。血和脑脊液中 α- 胎蛋白（α-FP）和 β- 人绒毛膜促性腺激素（β-HCG）水平可作为诊断检查中排除的重要参考。α-FP 升高与卵黄囊瘤、无性细胞瘤或精原细胞瘤、胚胎癌和未成熟畸胎瘤有关。β-HCG 通常由胎盘滋养层组织分泌，在绒毛膜癌或胚胎癌中升高。分泌性肿瘤表现为脑脊液中 α-FP ＞ 10ng/ml（或高于检验机构正常水平）和（或）β-HCG ＞ 50U/L（或高于检验机构正常水平）[1]。生殖细胞瘤经常高表达 PLAP、OCT-4 和 c-kit。纯生殖细胞瘤通常不分泌明显的肿瘤标志物。

22.2 流行病学

在 0～20 岁人群中，中枢神经系统生殖细胞瘤占所有脑肿瘤的 3%～4%，其发病率的高峰在青春期。非生殖细胞瘤性生殖细胞肿瘤多在早期诊断，而生殖细胞瘤通常在 10～21 岁诊断，总体上男性发病率更高[2]。

性别是肿瘤定位的预测因素：男性患者肿瘤大部分位于松果体区，而鞍上病变主要发生于女性[3]。

22.3　病因

中枢神经系统生殖细胞肿瘤的组织发生具有争议。据推测，中枢神经系统生殖细胞肿瘤起源于原始生殖细胞，其在胚胎发育过程中发生异常迁移，随后恶化。它们要么分化为生殖细胞瘤、不迁移的胚胎干细胞，要么分化为其他类型的生殖细胞肿瘤[4]。目前的研究表明，生殖细胞肿瘤细胞和胚胎干细胞的信使 RNA 图谱是匹配的。这可能证实生殖细胞肿瘤细胞起源于原始生殖细胞[5, 6]。起源于性腺和性腺外部位的生殖细胞肿瘤在组织学、临床和遗传学方面具有相似性。染色体基因组杂交分析表明中枢神经系统生殖细胞肿瘤的基因组改变与颅外肿瘤几乎没有区别[7]。

中枢神经系统生殖细胞肿瘤发生于儿童早期，表现为特征性非整倍体和复杂的染色体异常。细胞遗传学异常包括 1p 和 6q 缺失，X 染色体拷贝数增加，12p 少见出现异常[8]。多一条 X 染色体是一种常见的基因型异常。Klinefelter 综合征（XXY）患者容易发生颅内生殖细胞肿瘤，唐氏综合征和 1 型神经纤维瘤病患者也容易发生[9]。

成人中枢神经系统生殖细胞肿瘤最常见的异常是同染色体 [i（12p）] 的形成导致 12 号染色体短臂重复[10]。在 23%～25% 的颅内生殖细胞瘤中可发现 c-kit 突变和 kit 表达增加，在 19% 的患者中发现 AKT-mTOR 通路的体细胞突变。C-myc 和 N-myc 扩增见于少数肿瘤。基因组分析显示不同的 mRNA 和 micro-RNA 谱可能与组织学分化和临床结果相关，并在未来成为新的治疗靶点[11, 12]。另外，单纯颅内畸胎瘤表现为先天性或婴儿时期生长，具有典型的二倍体和一般染色体完整性，类似于婴儿睾丸畸胎瘤。

22.4　临床特点

绝大多数中枢神经系统生殖细胞肿瘤起源于中轴线结构，从松果体区（最常见的部位）延伸至鞍上区（第二常见的部位），也有肿瘤起源于漏斗区神经垂体。脑室内、脑室周围弥漫性、丘脑、大脑半球、小脑、延髓、髓内和鞍内的生殖细胞瘤也均有报道。多灶性生殖细胞肿瘤通常同时或先后累及松果体区和鞍上区。这些病变的意义尚有争议；事实上，它们是同步发病还是转移病灶仍然存在争议。双病灶表现可能是预后不良的征兆，提醒临床医师注意播散性疾病存在的可能[13]。中枢神经系统生殖细胞肿瘤的最初临床表现取决于患者的年龄、肿瘤部位、肿瘤大小和病程长短。

先天性肿瘤常为畸胎瘤，超声检查可发现囊性和实性成分的异质性回声肿块，可引起羊水过多和梗阻性脑积水。婴儿期中枢神经系统生殖细胞肿瘤可引起易怒、无精打采、发育不良、大头和囟门膨出；其中畸胎瘤和绒毛膜癌是这个年龄段最常见的生殖细胞肿瘤。在婴儿期以后，临床表现取决于肿瘤的部位。

22.4.1　松果体区肿瘤

松果体区的病变会压迫和阻塞导水管，导致进行性脑积水和颅内高压。症状包括头痛、恶心、呕吐、视神经盘水肿、嗜睡、共济失调、癫痫发作和行为异常。多达 50% 的松果体区生殖细胞肿瘤患者可见顶盖受压和侵犯，从而引起 Parinaud 综合征，表现为向上凝视麻痹、光感和调节能力丧失、眼球震颤和会聚功能麻痹。内分泌疾病和性发育障碍在单纯的松果体区肿瘤患者中较少见。

22.4.2　鞍上区肿瘤

鞍上区生殖细胞瘤通常会引起下丘脑 - 垂体轴功能障碍，如尿崩症、遗尿症和垂体功能低下，伴有甲状腺和（或）肾上腺皮质功能减退、生长障碍、青春期延迟、性发育减退或性功能障碍。分泌 β-HCG 的肿瘤可能因睾丸激素分泌增加而导致性早熟（男性同性假性性早熟）。视交叉受压可引起视野缺损、双颞侧偏盲、复视、视物模糊和视力丧失。

22.4.3　罕见表现

精神异常如精神病和行为改变是松果体多发性病变或生殖细胞肿瘤患者的不典型表现。有报道称生殖细胞肿瘤患者出现中脑性震颤（Holmes tremor）。它是一种多动性运动障碍，表现为轻度至重度震颤、肌张力障碍和小脑功能障碍。

22.5　诊断

中枢神经系统生殖细胞肿瘤的诊断基于临床症状和体征、脑脊液和血清肿瘤标志物、神经影像学特征、脑脊液细胞学和组织学评估。CT 和 MRI 在显示鞍上区和松果体区肿块时有很强的敏感性，但所有生殖细胞肿瘤的 X 线检查特征非常相似，所以 X 线检查在肿瘤组织学识别方面的作用有限。因此，除非特异性血清或脑脊液肿瘤标志物同时升高，活检是诊断肿瘤的最佳方式。

22.6　治疗

所有生殖细胞肿瘤都具有一定的放疗敏感性，大部分具有化疗敏感性。然而，对于部分病例，手术是重要的治疗方式，如为了获得组织样本、进行脑脊液分流、对重要的神经血管结构进行减压等。

组织学亚型对于确定最合适的治疗策略至关重要，因为不同的组织类型对放疗和（或）化疗的敏感性不同。

此外，生殖细胞肿瘤有扩散到整个中枢神经系统的风险，因此，整个中枢神经系统的 MRI 检查对于制订治疗计划和判断预后是必需的。局灶性疾病和脑脊液细胞学阴性的患者被认为无转移患者；而脑脊液细胞学阳性或有转移灶的患者可定义为转移病变。适当的肿瘤分期是至关重要的，因为转移性疾病患者可能接受更大照射剂量。

因此，对于生物标志物阳性的生殖细胞肿瘤患者，标志物变化也可以用于监测治疗反应，并作为肿瘤复发的早期敏感迹象。

22.6.1　放疗

恶性生殖细胞肿瘤患者需要放疗。推荐的放疗方案是每天对整个脑室系统进行放疗，并对肿瘤部位增加放疗剂量[14]。全脑全脊髓放疗是有争议的，目前的趋势是只对有脊髓播散的患者进行全脑全脊髓放疗。小儿患者很容易产生不良的辐射反应。为了减少辐射相关毒性，最近的治疗策略是小剂量放疗与化疗联合治疗。总体来讲，生殖细胞瘤对放疗和化疗均高度敏感，预后良好，10 年总生存率为 90%[15]。

相反，非生殖细胞瘤对放疗的反应较差，5 年总生存率为 30%～50%[1]。

22.6.2　化疗

大多数生殖细胞瘤的化疗方案是根据对化疗疗效比较好的颅外生殖细胞肿瘤的经验推断出来的。目前，最常用的方案为联合应用依托泊苷和卡铂或顺铂。化疗已被用于生殖细胞瘤，目的是减少放疗剂量和减少放疗对生长发育的影响。与生殖细胞瘤患者相比，非生殖细胞肿瘤患者预后较差；因此，通常化疗与放疗联合应用以改善预后，使患者有预期的长期生存率[16]。

22.6.3　手术：内镜下经鼻入路手术

鞍上区生殖细胞肿瘤原来的手术入路主要有经颅和经面入路。如今，随着内镜下经鼻入路技术的发展，小儿患者的适应证已扩展到涉及鞍上区的各种病变[17-21]。

自 1997 年以来，Solari 等使用鼻内镜技术切除超过 2000 例鞍区病变，首先目的是切除不同的鞍区病变，然后是切除涉及周围颅底区域的病变。事实上，经鼻通道提供了一个直接的、多角度的、近距离的鞍上神经血管结构的视图，而没有任何脑组织阻挡视野[17, 19, 21]。内镜下经鼻入路手术可以早期阻断肿瘤的供血动脉，从而限制术中出血量和降低术后视力丧失的风险，这与保全视交叉血管的完整性密切相关。此外，内镜下入路可以清楚地看到垂体腺和垂体柄，从而降低内分泌紊乱和下丘脑功能损伤的风险，这在小儿患者中是最重要的[20, 21]。

值得注意的是，在处理鞍上区生殖细胞肿瘤时，内镜下经鼻入路手术可通过减少细胞数量和降低肿瘤体积提高放化疗的有效性和安全性[22-26]。

然而，在大多数不需要手术治疗的病例中，该方法是一种可行且简单的技术，可以实现组织取样，且致残率低。在本文中，Solari 等展示了一例内镜下经鼻平面/经鼻结节入路切除鞍内和鞍上混合性生殖细胞肿瘤患儿病例。

22.7 案例分析

患儿，女，12 岁，因多尿、多饮、继发性闭经数月入院；表现为左眼黑朦，右眼颞侧偏盲。MRI 显示鞍内肿块，视交叉受压，病变侵及第三脑室（图 22.1）。

根据临床表现，尤其是进行性视力损害和病变特点，患者需要采取内镜下经鼻平面/鼻结节入路手术治疗。在整个手术过程中，使用长度为 18cm、直径为 4mm 的硬内镜（0°）（Karl Storz & Co，Tuttlingen，Germany）作为唯一的可视化工具。

在建立足够的经鼻蝶入路手术通道后，将中鼻甲推向一侧，切除对侧鼻甲，完成预定的

双侧筛窦切除术和蝶窦切开术；然后在影像学引导下从蝶鞍上半部分和蝶平面上取下蝶骨，打开硬脑膜发现一个黄绿色的肿块（图22.2A、B）。根据传统的显微外科手术方式，在内镜下直接对肿瘤进行囊内剥离，随后进行囊外剥离。最后，将肿瘤包膜从第三脑室漏斗窝和垂体柄周围剥离开。然而，Solari 等保留了紧紧附着于漏斗上的一小块肿瘤（图22.2C）。

作者建议在达到"最大限度允许"手术切除的范围后，不强求完全切除病变，最重要的是要保持组织和功能的完整。

切除病变后，术者按照"三明治"方法进行颅底重建。应用纤维蛋白胶和氧化纤维素将带血管蒂黏膜瓣置于蝶窦后壁，减少粘连和固定材料的使用[27]。

术后患者右眼颞侧视力明显改善，左眼有光感。术后 1 个月 MRI 证实肿瘤几乎全切（图22.3），给予辅助化疗和放疗。

22.8 结论

内镜下经鼻入路手术是一种可行的治疗生殖细胞肿瘤的手术选择，通过手术可以直接取病变组织进行组织活检或进行神经血管减压。此外，手术大部切除病变有助于提高放化疗的有效性和安全性，然后可以在经济允许的情况下进行后续治疗。

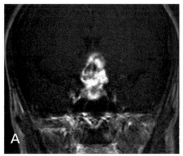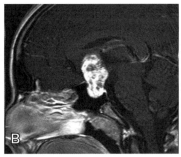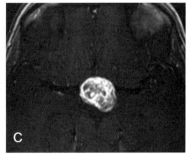

图 22.1 T_1 加权像 MRI 及对比。术前冠状面（A）、矢状面（B）和轴向面（C）显示巨大鞍内-鞍上病变，鞍上病变压迫视交叉并扩展至第三脑室，肿瘤不均匀明显强化（引自 Somma et al.[22]）

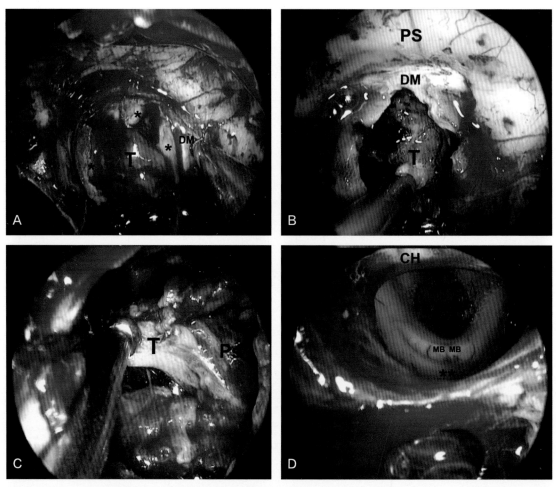

图 22.2　A. 打开硬脑膜后，可以看到病变将垂体分成若干部分；B. 超声吸引器（CUSA）对肿瘤进行囊内减容去除鞍内病变；C. 辨别垂体柄，保留靠近垂体柄的一小块肿瘤和漏斗；D. 第三脑室底部近观。T. 肿瘤；*. 垂体；PS. 蝶骨平台；DM. 硬脑膜；Ps. 垂体柄；CH. 视交叉；MB. 乳头体；**. 灰结节

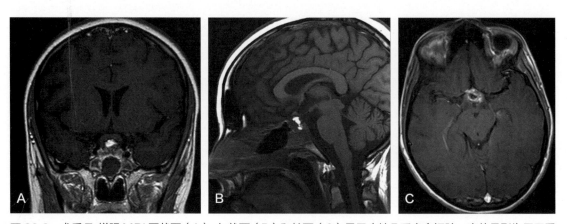

图 22.3　术后 T_1 增强 MRI 冠状面（A）、矢状面（B）和轴面（C）显示病灶几乎完全切除。高信号影为用于重建的自体脂肪组织（引自 Somma，et al.[22]）

参考文献

［1］ Echevarría ME, Fangusaro J, Goldman S. Pediatric central nervous system germ cell tumors: a review. Oncologist. 2008; 13(6):690–699

［2］ McCarthy BJ, Shibui S, Kayama T, et al. Primary CNS germ cell tumors in Japan and the United States: an analysis of 4 tumor registries. Neuro-oncol. 2012; 14(9):1194–1200

［3］ Goodwin TL, Sainani K, Fisher PG. Incidence patterns of central nervous system germ cell tumors: a SEER Study. J Pediatr Hematol Oncol. 2009; 31(8):541–544

［4］ Packer RJ, Cohen BH, Cooney K. Intracranial germ cell tumors. Oncologist. 2000; 5(4):312–320

［5］ Wang HW, Wu YH, Hsieh JY, et al. Pediatric primary central nervous system germ cell tumors of different prognosis groups show characteristic miRNome traits and chromosome copy number variations. BMC Genomics. 2010; 11:132

［6］ Sperger JM, Chen X, Draper JS, et al. Gene expression patterns in human embryonic stem cells and human pluripotent germ cell tumors. Proc Natl Acad Sci U S A. 2003; 100(23):13350–13355

［7］ Schneider DT, Zahn S, Sievers S, et al. Molecular genetic analysis of central nervous system germ cell tumors with comparative genomic hybridization. Mod Pathol. 2006; 19(6):864–873

［8］ Palmer RD, Foster NA, Vowler SL, et al. Malignant germ cell tumours of childhood: new associations of genomic imbalance. Br J Cancer. 2007; 96(4):667–676

［9］ Sato K, Takeuchi H, Kubota T. Pathology of intracranial germ cell tumors. Prog Neurol Surg. 2009; 23:59–75

［10］ Looijenga LH, Zafarana G, Grygalewicz B, et al. Role of gain of 12p in germ cell tumour development. APMIS. 2003; 111(1):161–171, discussion 172–173

［11］ Kamakura Y, Hasegawa M, Minamoto T, Yamashita J, Fujisawa H. C-kit gene mutation: common and widely distributed in intracranial germinomas. J Neurosurg. 2006; 104(3) Suppl:173–180

［12］ Wang L, Yamaguchi S, Burstein MD, et al. Novel somatic and germline mutations in intracranial germ cell tumours. Nature. 2014; 511(7508):241–245

［13］ Phi JH, Kim SK, Lee J, et al. The enigma of bifocal germ cell tumors in the suprasellar and pineal regions: synchronous lesions or metastasis? J Neurosurg Pediatr. 2013; 11(2):107–114

［14］ Kyritsis AP. Management of primary intracranial germ cell tumors. J Neurooncol. 2010; 96(2):143–149

［15］ Bamberg M, Kortmann RD, Calaminus G, et al. Radiation therapy for intracranial germinoma: results of the German cooperative prospective trials MAKEI 83/86/89. J Clin Oncol. 1999; 17(8):2585–2592

［16］ Calaminus G, Bamberg M, Jürgens H, et al. Impact of surgery, chemotherapy and irradiation on long term outcome of intracranial malignant non-germinomatous germ cell tumors: results of the German Cooperative Trial MAKEI 89. Klin Padiatr. 2004; 216(3):141–149

［17］ Cappabianca P, Cavallo LM, Esposito F, de Divitiis O, Messina A, de Divitiis E. Extended endoscopic endonasal approach to the midline skull base: the evolving role of transsphenoidal surgery. In: Pickard JD, Akalan N, Rocco C, et al., eds. Advances and Technical Standards in Neurosurgery. New York, NY: Springer; 2008:152–199

［18］ de Divitiis E, Cavallo LM, Cappabianca P, Esposito F. Extended endoscopic endonasal transsphenoidal approach for the removal of suprasellar tumors: part 2. Neurosurgery. 2007; 60(1):46–58, discussion 58–59

［19］ Kassam A, Snyderman CH, Mintz A, Gardner P, Carrau RL. Expanded endonasal approach: the rostrocaudal axis. Part I. Crista galli to the sella turcica. Neurosurg Focus. 2005; 19(1):E3

［20］ de Divitiis E, Cappabianca P, Gangemi M, Cavallo LM. The role of the endoscopic transsphenoidal approach in pediatric neurosurgery. Childs Nerv Syst. 2000; 16(10–11):692–696

［21］ Kassam A, Thomas AJ, Snyderman C, et al. Fully endoscopic expanded endonasal approach treating skull base lesions in pediatric patients. J Neurosurg. 2007; 106(2) Suppl:75–86

［22］ Somma AD, Bronzoni C, Guadagno E, et al. The "extended" endoscopic endonasal approach for the removal of a mixed intrasuprasellar germinoma: Technical case report. Surg Neurol Int. 2014; 5:14

［23］ Hardenbergh PH, Golden J, Billet A, et al. Intracranial germinoma: the case for lower dose radiation therapy. Int J Radiat Oncol Biol Phys. 1997; 39(2):419–426

［24］ Matsutani M, Sano K, Takakura K, et al. Primary intracranial germ cell tumors: a clinical analysis of 153 histologically verified cases. J Neurosurg. 1997; 86(3):446–455

［25］ Oka H, Kawano N, Tanaka T, et al. Long-term functional outcome of suprasellar germinomas: usefulness and limitations of radiotherapy. J Neurooncol. 1998; 40(2):185–190

［26］ Saeki N, Murai H, Kubota M, Fujimoto N, Yamaura A. Long-term Karnofsky performance status and neurological outcome in patients with neurohypophyseal germinomas. Br J Neurosurg. 2001; 15(5):402–408

［27］ Hadad G, Bassagasteguy L, Carrau RL, et al. A novel reconstructive technique after endoscopic expanded endonasal approaches: vascular pedicle nasoseptal flap. Laryngoscope. 2006; 116(10):1882–1886

Moujahed Labidi，Shunya Hanakita，Kentaro Watanabe，Vincent Couloigner，Bernard George，Sébastien Froelich

摘　要：脊索瘤是一种罕见的良性病变，起源于颅底和脊柱的脊索残留物。大多数儿童脊索瘤位于蝶鞍区和斜坡区。在儿科人群中，脊索瘤的位置取决于年龄。颅底脊索瘤几乎只见于年龄非常小的患者，而骶尾部脊索瘤则见于较年长的青少年。本章探讨脊索瘤、其恶性临床行为及作为治疗基础的手术切除。

关键词：脊索瘤，结节性硬化症，重建，硬膜内切除，鼻中隔瓣，儿童，骨溶解

23.1　流行病学

脊索瘤是起源于颅底和脊柱脊索残留物的良性病变。脊索瘤患病率很低，特别是在儿童患者中，脊索瘤占颅内肿瘤比例不到1%（在小于10岁的儿童中每年发病率估计为1/100万）[1-3]。在一项大规模的流行病学研究中，只有6.3%的脊索瘤患者发生于20岁以前[4]。颅底脊索瘤平均出现年龄为8.8岁[1]。大多数儿童脊索瘤位于蝶鞍区（50%～60%的脊索瘤儿童）然后，对于成人，脊索瘤主要位于骶尾部、脊柱和颅底[4, 5]。即使在儿童患者的亚组中，脊索瘤的部位似乎也与年龄有关，非常年轻的患者几乎完全表现为颅底脊索瘤，而骶尾部脊索瘤仅见于年龄较大的青少年[2]。

23.2　家族性

大多数脊索瘤病例是散发性的，但在少数病例中，它们的发生与结节性硬化症或家族遗传有关[2]。这些罕见的相关性在儿童中表现突出，可能为脊索瘤的病理生理学和分子生物学机制提供线索。

23.3　临床表现和自然病史

颅底脊索瘤通常表现为轮廓清楚的中线颅底多分叶状病变。其在MRI上呈现典型的T_2高信号，不均匀强化。

尽管这些病变组织学呈"良性"，但随访期间这些病变通常会生长，并导致嵌入其中的骨松质发生骨溶解。最终，它们会穿透骨皮质，侵入周围结构和硬膜下腔。临床上，儿童颅内脊索瘤最常见的临床表现为神经麻痹（占儿童的60%），通常为展神经麻痹，而头痛（40%）和其他颅内高压症状（28%）也是常见的主诉[1, 6]。儿童脊索瘤比成人更容易发生远处转移，特别是5岁以下的儿童，远处转移也更多地与骶尾部位置有关[3, 4]。大多数患者可以长期生存，Lariboisière医院和Necker医院的研究显示，患者的15年总体生存率（overall survival，OS）约为63%。但是，5岁以下的患者预后似乎更差[6]。

23.4　治疗方案：内科、外科和辅助治疗

小儿颅底脊索瘤的主要治疗方法是手术

切除。保留神经功能的完全切除（gross total resection，GTR）必须是外科医师的目标。在最近一项纳入成人脊索瘤病例的荟萃分析中，我们发现在颅底和斜坡脊索瘤患者中完全切除和次全切除 / 部分切除术后生存期存在显著差异[7]。在 610 例颅底和斜坡脊索瘤患者中，完全切除的复发率低于不完全切除的复发率（24.3% vs. 55.0%，$P < 0.000\ 1$），与不完全切除的患者相比，比值比为 0.289 [95% 可信区间（CI）：0.184～0.453]。在最大的一项儿童脊索瘤病例研究中，George 等和 Ridenour 等也报道了 GTR 后生存期延长，但生存率增加和 GTR 之间没有达到统计学意义[1, 5]。

另一个需要考虑的重要预后因素是第一次切除的质量。事实上，在大多数外科手术中，与第一次手术相比，残留和复发疾病的 GTR 似乎更难实现。与其他颅底病变相比，笔者经常结合不同的手术方法和分阶段策略来处理脊索瘤，以便获得理想的无进展生存期（progression-free survival，PFS）和总体生存期。笔者对文献的系统回顾和荟萃分析发现，脊索瘤手术次数与最终达到 GTR 之间存在统计学上的显著关系（$P < 0.000\ 1$）。表明在许多情况下，GTR 或最大安全切除不能仅通过一条途径实现。

关于放疗在颅底脊索瘤中的作用，缺乏专门针对儿童人群的数据。然而，大多数研究者倾向所有接受部分切除的病例都需要进行高剂量放疗。在 GTR 之后，辅助放疗的作用是有争议的[3, 8]。脊索瘤是相对耐放疗的肿瘤，需要高辐射剂量才能达到足够的局部控制率（65～75Gy）。在这种背景下，荷电粒子放疗（如质子或碳离子）似乎是理想的选择，其陡峭的剂量衰减超出了目标，允许高剂量辐射肿瘤，并将对周围关键结构的毒性降至最低[9]。即使采用这些高度专业化的技术，放疗的晚期并发症也并不少见，包括部分或全部垂体功能不全、视觉毒性和听力损失。

即使在脊索瘤的新药治疗方面投入了大量的研究，到目前为止，还没有药物能够证明在总体生存期和无进展生存期方面有明显的益处。与脊索瘤细胞相关的新分子标志物已经确定，一些靶向治疗方案目前正在试验中[10]。

23.5　鼻内镜手术的作用

23.5.1　基本原理和手术入路的选择

为了在脊索瘤手术中达到最佳的切除效果，为每个病变选择最合适的手术通道是最基本的。虽然脊索瘤优先侵犯中线颅底区域，但它们也有局部蔓延的趋势，并侵犯颅底周围的不同间隔和解剖结构。有经验的多学科颅底团队应仔细分析术前 CT 和 MRI 检查结果，以准确地勾画和记录所有需要切除的病变范围。对于放疗无法照射的地方，如靠近脑干、视路或金属重建材料附近的脊索瘤，都应被视为重要的手术区域，应给予最大程度切除。肿瘤巨大或引起神经结构严重压迫或导致神经功能缺陷的部分也应切除。如前所述，为了达到最大程度地安全切除，通常需要分期手术和采取联合入路。

在过去的 10 年中，内镜下经鼻入路在脊索瘤手术中的作用显著增加，各种研究也证实该方法有效。运用该入路处理的病灶通常起源于中线骨性结构，不需要穿过脑神经就可以通过内镜下经鼻入路接触到肿瘤，此外，这些病灶通常很软，很容易被抽吸出来，不需要脑回缩。少数研究比较了成人患者中内镜下经鼻入路和经典后外侧入路的手术结果，但是选择偏差极大地限制了对此类数据的解释[7, 11]。然而，在儿童人群中没有相类似的数据进行比较。在对成人文献的系统回顾中，笔者观察到仅通过内镜中线入路的脊索瘤病例 GTR 比率高于开颅手术组（60.7% vs. 42.0%，$P=0.02$）。两组术后并发症也有显著差异。正如预期的那样，内镜入路病例术后脑脊液（cerebrospinal fluid，CSF）漏的比例较高（22.1% vs. 9.5%，$P=0.06$）。而在中枢神经系统感染方面则相反（1.9% vs. 6.1%，$P=0.09$），但差异无统计学意义。包括后外侧入路在内的系列开颅手术后新发生的脑神经受损与单纯经内镜手术相比有增加的趋势（16.1% vs. 7.7%，$P=0.10$）[7]。然而，我们认为这些不同的技术不应被视为竞争，而应被视为互补。

带血管蒂黏膜皮瓣和软组织重建需要作为术前计划的一部分。事实上，脊髓瘤通常会复发，许多患者需要多次手术，而通常用作一线重建材料的鼻中隔黏膜皮瓣可能已经使用或已受损。对于 10 岁以下的儿童，鼻中隔发育可能不完整，鼻中隔黏膜皮瓣最终覆盖的表面可能有限[12]。然而，鼻中隔黏膜皮瓣的长度和面积可能足以覆盖儿童相应较小的缺损[13]。因此，在考虑术前 CT 检查时应特别注意这一因素，并在必要时考虑替代移植物。在某些情况下，当我们认为脑脊液漏的风险很高，或者预期脑干或神经血管结构被包裹难以剥离时，我们倾向保留硬脑膜内肿瘤等待二期开颅切除。即使是作为辅助工具，内镜的使用也被证明是增加开颅入路（远侧入路、侧颈入路等）伸入范围的重要方法。

当考虑对儿童进行内镜下经鼻入路手术时，术前必须考虑 3 个特别重要的解剖学限制：前鼻孔（梨状孔）、蝶窦气化程度和蝶窦内颈内动脉（internal carotid artery，ICA）的位置。梨状孔很少成为≥ 3 岁儿童的障碍。蝶窦气化期为 2 岁，蝶鞍型气化期通常为 6～13 岁。在充分的术前影像和术中影像指导下，通常可以安全地磨除未气化蝶窦的剩余部分。虽然颈内动脉间距只有很小的变化，特别是在上斜坡，但颈内动脉隆起的气化程度应该仔细评估，因为它因患者年龄的不同而有很大差异[14]。

23.5.2　手术设置

在所有内镜下经鼻入路手术病例中，我们使用 MRI（T_2 加权像或 CISS/FIESTA 和 T_1 加权像 Gd）和 CT 融合进行手术导航。微血管多普勒超声用于系统性定位颈内动脉和蝶腭动脉。另一项已被证明在内镜下经鼻入路手术中有用的辅助技术工具是肌电图监测。在脊索瘤

病例中，我们通常同时监测经翼突入路一侧的展神经和三叉神经，以及舌下神经和下脑神经（迷走神经、副神经），这取决于肿瘤的范围和计划的手术显露。

在大于 2 岁的儿童中，头部被固定于头部固定器中，头部弯曲、旋转并向手术一侧倾斜。为了改善静脉流出，通常会抬高头部和胸部，同时略微反向调整手术台的倾斜位置。显露腹部或大腿前外侧以便获取脂肪和（或）阔筋膜移植物用于术中修补破损硬脑膜。

23.5.3　外科技术

当需要良好的硬脑膜内分离时，采用两人四手技术。为了使 2 名外科医师都能获得足够的可操作空间，需要双鼻孔入路、鼻中隔切开和蝶骨切开。然而，为了术中努力最大程度减少对鼻腔黏膜和结构（鼻甲和鼻中隔）的切除，以减少与其切除相关的短期和长期并发症，我们在许多最新的鼻内斜坡型脊索瘤病例中使用了单鼻孔入路。

（1）显露：第一步是确定关键标志，包括后鼻孔弓、中下鼻甲和蝶窦口。通常需要一侧行中鼻甲切除术，接下来是后筛窦切除术，增加了内镜置入和抽吸的空间。对于年龄非常小的儿童，在这个阶段应该小心，因为筛窦顶只部分骨化。筛泡在后面，打开中鼻甲的基板以进入后筛窦。筛骨纸样板是后筛窦切除术的侧界，也是眼眶的分界。在切除基板时，蝶窦口是定位和保留后间隔动脉（PSA）的一个有价值的标志，因为后间隔动脉在蝶窦口以下走行。然后进行广泛的蝶骨切开，以广泛显露斜坡的上中 1/3。如果脊索瘤有明显的外侧延伸，上颌窦吻合、经翼突入路和分离翼状神经可以帮助获得显露肿瘤所需的横向视野，更重要的是，可以更好地确定肿瘤与颈内动脉的关系。年轻患者的上颌窦可能非常小，下鼻甲顶部通常在眼眶底的水平，在打开上颌窦时有眼眶穿透的风险。上颌窦的适当开口可能需要切除下鼻甲。

某些简单的手法，如切断下鼻甲，在软腭

上缝上一针，会增加斜坡下 1/3 和上颈区的显露。当接近斜坡下 1/3 时，一个重要的骨性标志是髁上沟，它标志着舌下神经管的位置。枕髁的前内侧形成颈静脉结节的下缘，将舌下神经管与颈静脉孔分开。硬脑膜内显露的侧方极限是沿岩斜裂颅内侧走行的岩下窦，当涉及第 1 颈椎和第 2 颈椎时，还有椎动脉。枕髁最大程度切除多少可能会影响到颅颈交界区的稳定，笔者的意见不一。在一项研究中，Perez-Orribo 等提出，75% 髁突切除可能与临床上显著的颅颈交界区不稳定有关[15]。

（2）脊索瘤切除：在大多数病例中，脊索瘤是柔软的、容易抽吸的分叶状肿瘤。超声吸引器的使用通常是不必要的，但是有角度的吸引器还是需要的，以便吸除内镜下视野盲区内的肿瘤。大多数脊索瘤没有"真正"的肿瘤包膜，分块切除通常可以在不影响 GTR 的情况下更安全地切除肿瘤。有时被识别的假包膜是肿瘤周围的一种炎症反应，可以随肿瘤一起被吸除。在极少数情况下，脊索瘤是纤维性的，包裹或与颈内动脉和脑神经粘连时，GTR 很难安全地实现。脊索瘤通常表现为多个独立的小叶，散在分布于咽肌（头长肌和头直前肌）中并附着于咽肌（头长肌和头直前肌）。如果允许扩大切除范围，这些肌肉可以安全地部分切除。

在肿瘤切除过程中，应采取一切预防措施，防止肿瘤在术区和脑脊液内种植。通常，在硬膜内探查之前，必须最大限度清除肿瘤内积液。在处理病变的硬脑膜内间隙时，也尽量限制冲洗。至于术区扩散，通过仔细检查和在手术结束时充分冲洗，可以将其降至最低。同样，为了避免肿瘤种植发生，在大多数情况下，当影像学特征与脊索瘤高度相似时，应避免进行斜坡病变活检。

由于脊索瘤起源于斜坡骨松质中的脊索残留物，所以尽可能多地切除受累的骨是很重要的。有理由认为 GTR 后延迟复发是由于在初次手术中切除了肿瘤周围骨松质时留下的脊索瘤细胞。

（3）重建：标准方式切开鼻中隔黏膜时要注意保护嗅黏膜[12]。事先进行鼻中隔黏膜切开，术后根据硬脑膜缺损程度进行裁剪。在较大的硬脑膜缺损中，要同时应用同侧鼻底黏膜皮瓣和对侧黏膜皮瓣。笔者通常使用阔筋膜、Tachosil© 和纤维蛋白胶的组合作为第一层重建层。在斜坡区，绝大多数病例都放置了脂肪移植物，以填补斜坡骨质缺损留下的空间。在儿科病例中，鼻腔术后粘连是常见的。笔者于鼻中隔和鼻甲之间放入硅胶片，并缝合在鼻中隔上，防止术后粘连。

23.6 案例分析

患儿，男，15 岁，出现右侧动眼神经和展神经麻痹。在 CT 和 MRI（图 23.1）上，发现以右侧后床突为中心的病变。此病变高度提示斜坡型脊索瘤，在 T_2 上呈高信号，CT 上表现为异质性，有骨溶解和钙化的区域。由于右侧海绵窦段颈内动脉被肿瘤侧推，内镜下经鼻入路手术被认为是最有效的手术策略（图 23.2）。采用对侧单鼻孔入路。在完成鞍旁（海绵窦段）颈内动脉、海绵窦内侧壁和颅后窝硬脑膜在斜坡隐窝的全切和显露后，完成后床突切除术。肿瘤切除是通过使用可延伸的吸引器和倾斜的内镜来实现的。利用游离脂肪移植物和鼻中隔黏膜皮瓣进行重建。即使手术是纯硬脑膜外的，术中没有脑脊液渗漏，血管化的黏膜移植物也被用来覆盖显露的颈内动脉。术后即刻进行的 MRI 检查显示 GTR（图 23.3）。

23.7 手术的注意事项

（1）仔细的术前计划和对 MRI 和 CT 检查结果的详细研究，使肿瘤切除更安全、更彻底。

（2）在儿童患者中，应特别注意鼻中隔的成熟程度、蝶窦的气化和解剖程度及颈内动脉的处理。

（3）在许多斜坡型脊索瘤中，单鼻孔入路足以显露并切除肿瘤，从而将鼻甲和鼻黏膜的创伤降至最低。

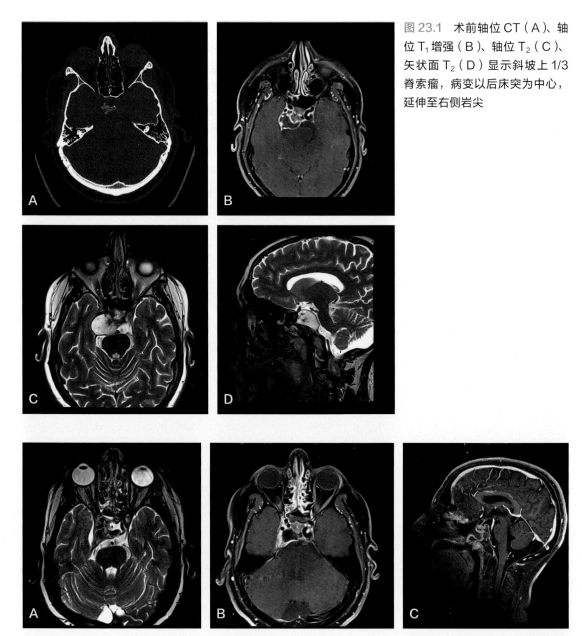

图 23.1　术前轴位 CT（A）、轴位 T_1 增强（B）、轴位 T_2（C）、矢状面 T_2（D）显示斜坡上 1/3 脊索瘤，病变以后床突为中心，延伸至右侧岩尖

图 23.2　术后 MRI 轴位 T_2（A）、轴位 T_1 增强（B）、矢状位 T_1（C），内镜下经鼻入路切除斜坡上 1/3 和右侧岩尖脊索瘤。大部分切除，保留了左侧所有鼻甲和鼻黏膜

23.8　结论

　　小儿颅底脊索瘤是临床少见的恶性骨肿瘤。手术切除这些病变是治疗的基石，应寻求安全范围内最大程度切除。在处理这些肿瘤时，内镜下经鼻入路是常用的手术入路，它经常被用作其他方法的补充技术。

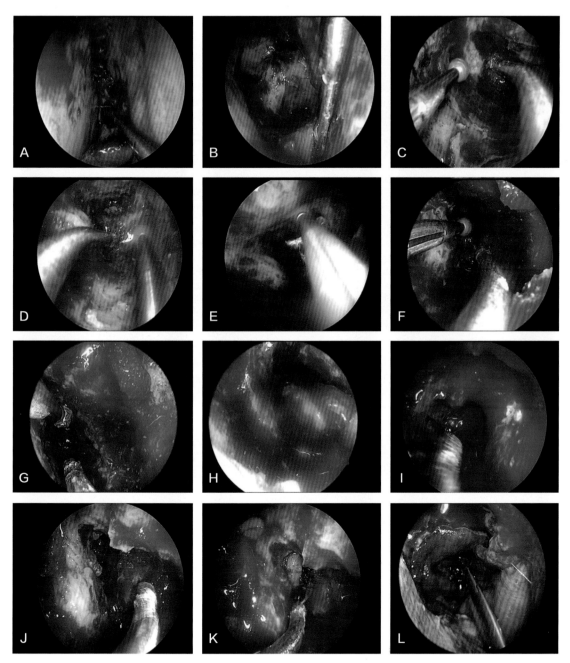

图 23.3　鼻内镜下切除上斜坡脊索瘤。1 例 15 岁男性,患有斜坡型脊索瘤(图 23.1),表现为动眼神经、滑车神经、三叉神经、展神经麻痹。内镜下经单鼻孔入路切除肿瘤的步骤如下。A. 在确定鼻腔解剖结构后,中鼻甲骨折并保留,切取鼻中隔黏膜皮瓣;B. 使用钻头和咬骨钳进行广泛蝶骨切开;C. 磨开右侧鞍旁颈内动脉管壁;D. 在斜坡隐窝钻孔,通过注射止血剂控制斜坡静脉丛出血;E. 显露鞍区右侧硬脑膜;F. 显露海绵窦内侧壁,完成后床突磨除;G. 先掏空后床突;H. 然后从其韧带附着处剥离并取出;I. 用可延伸的吸引器和有角度内镜切除肿瘤;J. 肿瘤切除后瘤床;K. 放置脂肪移植物以填充岩尖和右上斜坡区;L. 将事前制备好的鼻中隔黏膜皮瓣放置在脂肪移植物上,最重要的是,显露在视野中右侧颈内动脉上要用纤维蛋白胶覆盖

参考文献

［1］ George B, Bresson D, Bouazza S, et al. Les chordomes. Neurochirurgie. 2014; 60(3):63–140

［2］ McMaster ML, Goldstein AM, Parry DM. Clinical features distinguish childhood chordoma associated with tuberous sclerosis complex (TSC) from chordoma in the general paediatric population. J Med Genet. 2011; 48(7):444–449

［3］ Beccaria K, Sainte-Rose C, Zerah M, Puget S. Paediatric chordomas. Orphanet J Rare Dis. 2015; 10:116

［4］ Lau CSM, Mahendraraj K, Ward A, Chamberlain RS. Pediatric chordomas: a population-based clinical outcome study involving 86 patients from the Surveillance, Epidemiology, and End Result (SEER) Database (1973–2011). Pediatr Neurosurg. 2016; 51(3):127–136

［5］ Ridenour RV, III, Ahrens WA, Folpe AL, Miller DV. Clinical and histopathologic features of chordomas in children and young adults. Pediatr Dev Pathol. 2010; 13(1):9–17

［6］ Borba LA, Al-Mefty O, Mrak RE, Suen J. Cranial chordomas in children and adolescents. J Neurosurg. 1996; 84(4):584–591

［7］ Labidi M, Watanabe K, Bouazza S, et al. Clivus chordomas: a systematic review and meta-analysis of contemporary surgical management. J Neurosurg Sci. 2016; 60(4):476–484

［8］ Chivukula S, Koutourousiou M, Snyderman CH, Fernandez-Miranda JC, Gardner PA, Tyler-Kabara EC. Endoscopic endonasal skull base surgery in the pediatric population. J Neurosurg Pediatr. 2013; 11(3):227–241

［9］ Habrand J-L, Schneider R, Alapetite C, et al. Proton therapy in pediatric skull base and cervical canal low-grade bone malignancies. Int J Radiat Oncol Biol Phys. 2008; 71(3):672–675

［10］ Stacchiotti S, Sommer J, Chordoma Global Consensus Group. Building a global consensus approach to chordoma: a position paper from the medical and patient community. Lancet Oncol. 2015; 16(2):e71–e83

［11］ Komotar RJ, Starke RM, Raper DMS, Anand VK, Schwartz TH. The endoscopeassisted ventral approach compared with open microscope-assisted surgery for clival chordomas. World Neurosurg. 2011; 76(3–4):318–327, discussion 259–262

［12］ Shah RN, Surowitz JB, Patel MR, et al. Endoscopic pedicled nasoseptal flap reconstruction for pediatric skull base defects. Laryngoscope. 2009; 119(6): 1067–1075

［13］ Purcell PL, Shinn JR, Otto RK, Davis GE, Parikh SR. Nasoseptal flap reconstruction of pediatric sellar defects: a radiographic feasibility study and case series. Otolaryngol Head Neck Surg. 2015; 152(4):746–751

［14］ Tatreau JR, Patel MR, Shah RN, et al. Anatomical considerations for endoscopic endonasal skull base surgery in pediatric patients. Laryngoscope. 2010; 120 (9):1730–1737

［15］ Perez-Orribo L, Little AS, Lefevre RD, et al. Biomechanical evaluation of the craniovertebral junction after anterior unilateral condylectomy: implications for endoscopic endonasal approaches to the cranial base. Neurosurgery. 2013; 72(6):1021–1029, discussion 1029–1030

第24章 软骨肉瘤

Daniel M. Prevedello，Ricardo L. Carrau，Camila S. Dassi，Ana B. Melgarejo

摘 要：儿童颅底软骨肉瘤是一种极为罕见的恶性肿瘤。虽然该肿瘤生长缓慢，但如果没有得到恰当的治疗，术后有复发的倾向。最佳的治疗方案仍然存在争议，全切除或近全切除后再行放疗似乎是效果最好的选择。手术入路的选择通常基于脑神经受累程度、肿瘤的部位和术者的经验。腹侧内镜下经鼻入路手术是一种有效的手术治疗方法，其优势在于可直接显露岩骨斜坡软骨结合处。

关键词：软骨肉瘤，儿童，颅底手术，内镜，鼻内

24.1 概述

儿童期鼻窦和颅底病变有不同的临床表现和预后，这取决于儿童的年龄、肿瘤的部位和病变的病理性质[1]。

软骨肉瘤是一种少见的好发于长骨和骨盆的肿瘤，仅10%发生于头颈部，占颅底病变的6%，占所有颅内肿瘤的0.15%[2, 3]。

儿童颅底软骨肉瘤是一种极其罕见的恶性肿瘤，由于位置特殊，其治疗具有挑战性。肿瘤生长缓慢，但如果没有得到适当的治疗，术后有复发的倾向[3]。

软骨肉瘤起源于软骨样细胞，可由黏液软骨、透明软骨或这两种成分共同组成[4]。它们通常起源于岩骨斜坡软骨结合处。与脊索瘤不同，脊索瘤通常位于中线，而软骨肉瘤通常发生于旁正中部位[5]。在颅底，50%以上的软骨肉瘤发生于颅中窝，14%同时累及颅中窝、颅后窝，14%发生在颅前窝，7%起源于颅后窝[5]。

软骨肉瘤的组织学分类如下：标准型（多数）、间叶型（＜10%）、透明细胞型和去分化型。主要的组织学鉴别诊断为软骨样脊索瘤，其存在脊索成分[6]。软骨肉瘤的预后主要取决于世界卫生组织（WHO）的组织学分级。通过对细胞构成、细胞核大小、有丝分裂率、细胞核间隙等组织学特征进行分析，WHO组织学分级将软骨肉瘤分为Ⅰ级（高分化组）、Ⅱ级（中分化组）和Ⅲ级（低分化组）3个级别[3]。

影像学检查，如CT和MRI，对诊断和手术入路选择具有重要作用。通常CT能发现颅底中线外侧骨质被破坏。MRI有助于评估肿瘤侵犯神经和血管结构的程度和范围。软骨肉瘤在T_1加权像上呈低至中等信号，在T_2加权像上呈高信号。增强MRI通常表现为病灶不均匀强化[5]。

常见的临床症状是脑神经或脑干受压导致的，包括复视、声音嘶哑、言语障碍、面部感觉障碍、听力损失、头痛和步态不稳等[5]。临床上出现的特殊的脑神经功能障碍是术者选择手术入路重要的考虑因素[4]。

24.2 治疗方案

确定最终治疗方案之前，需要鉴别颅底脊索瘤和软骨肉瘤。这两种病变具有非常相似的临床表现和放射学特征，仅依据影像学检查鉴

别困难[7]。

软骨肉瘤的预后与 3 个重要因素有关。第一个是肿瘤切除的范围。第二个是肿瘤 WHO 组织学分级，等级越高，预后越差。第三个因素是是否辅助放疗，放疗似乎可以延长生存期。最佳的治疗方案仍然存在争议，大多数治疗效果好的方案包括了肿瘤全切或近全切，然后进行放疗[7]。

24.2.1　手术切除

软骨肉瘤的最终诊断需要组织病理学检查，因此需要手术切除获取组织标本。最大程度安全切除是软骨肉瘤初步治疗的基本共识。手术治疗的主要目标是对神经、血管结构进行减压和切除靠近重要神经结构（如脑干）的肿瘤，以允许安全的剂量放疗[6]。

一般根据脑神经受累情况和肿瘤部位选择手术入路。软骨肉瘤经常破坏硬脑膜的外层，但不穿透它的内层。因此，颅内软骨肉瘤通常完全位于硬脑膜外，起源于岩骨斜坡软骨结合处，并可能延伸至颅中窝、颅后窝和颈静脉孔周围的颈上间隙。由于这些特征，腹侧经鼻入路是手术治疗最直接和有效的硬膜外入路[8]。

范围广泛的颅底软骨肉瘤的根治性手术并发症多，因此，对于这类肿瘤，不建议采用根治性手术。对残余肿瘤，通过放疗进行安全肿瘤细胞减灭，可以降低并发症，从而提高生活质量。根治性切除或部分切除辅以放疗的肿瘤细胞减灭，似乎达到了相似的 5 年肿瘤复发率（70%～80%）和总生存率（80%～90%）[4]。但是笔者认为，手术的首要目标应该始终是根治性切除，术中判断全切风险较大时，再考虑部分切除。

24.2.2　放疗

放疗作为软骨肉瘤的辅助治疗已被越来越多的人接受，其可提高无瘤生存率和总生存率[2]。肿瘤邻近脑干、脑神经、视神经通路和颞叶等重要结构，加之颅底肿瘤需要高剂量辐射，是选择辅助治疗的重要考虑因素[9]。传统的光子

放疗、立体定向放疗和质子治疗是颅底放疗中最常用的方法[7]。但是，放疗会影响儿童生长发育，对儿童造成长远不利影响。

质子治疗可保护正常组织和减少整体辐射剂量，使其越来越被公认为儿童癌症的首选的放疗方法[9]。大量临床研究表明，对软骨肉瘤儿童采取质子治疗有令人满意的临床效果。与其他放疗相比，质子治疗的并发症更少[4]。

24.2.3　化疗

化疗并不是治疗软骨肉瘤的有效方法。对于高级别软骨肉瘤（如间叶型 III 级肿瘤），它的疗效非常有限[10]。

24.3　内镜下经鼻入路手术

儿童内镜下经鼻入路手术的主要挑战是操作空间小和鼻窦气化不完全。在没有关键解剖标志的情况下，神经导航系统有助于手术安全[1]。治疗团队应具有颅底疾病治疗和儿科护理的经验。

内镜下经鼻入路是最直接的入路。软骨肉瘤通常起源于岩斜区，并倾向向外侧、上部和后部推移神经血管结构。因此，笔者提倡将内镜下经鼻入路作为初始手术入路[6]。在手术中，内镜下经鼻入路允许进入多个颅底腔室，避免神经、血管结构广泛回缩。通过此入路还可以广泛切除被肿瘤侵袭的斜坡、蝶骨和颞骨岩部[8]。

对于位于上岩斜区、海绵窦和颅中窝的病变，建议采用经蝶窦入路，通过此入路可以切除被肿瘤侵犯的蝶骨和颞骨。肿瘤延伸至斜坡中 1/3，可通过经蝶窦入路联合斜坡切除术和岩骨切开术进行手术。下斜坡和颞下窝病变需要采取经翼点入路[6]。

24.3.1　手术技巧

手术在经口气管插管全身麻醉下进行。术前预防性使用抗生素。患者采取仰卧位，头架固定妥当。颈部稍伸展，头部转向右侧，身体向左侧倾斜。用盐酸羟甲唑啉溶液冲洗鼻腔，碘伏去污清洁面部、鼻腔。腹部和右侧大腿也要做好术前准备，以防需要脂肪或肌肉移植。

手术入路最初包括右中鼻甲切除术、双侧后筛窦切除术、鼻中隔黏膜皮瓣提高术[11]和后鼻中隔切除术。通常采用反向皮瓣（切开并旋转现已显露的对侧鼻中隔黏膜皮瓣以覆盖裸露的鼻中隔）[12]。下一步是通过磨钻磨削蝶底直至与斜坡齐平以进行大的蝶骨切开术。为了进入翼腭窝，必须切除上颌窦后壁，以便辨认眶下神经和翼管神经。翼管钻孔可以保留或牺牲翼管神经，翼管也是破裂孔的标志（图24.1）[13]。接下来，进行斜坡钻孔，需要考虑基底静脉丛可能发生大量静脉出血，可以通过直接输注止血药物止血。必须进行岩尖钻孔和颈内动脉（ICA）剥离（图 24.2）[8]。

根据肿瘤的位置，可能需要其他一些处理。例如，位于岩尖下方的肿瘤可能需要切除或松解咽鼓管[8]。颞下窝可以通过切除翼突和邻近的肌肉组织进入。为了能够进入 Meckel 腔的前部和内侧颅中窝，必须进入蝶骨外侧隐窝[14]。

软骨肉瘤通常很软，但有时很硬，钙化甚多。通常，肿瘤的切除始于岩尖。颈内动脉的偏侧化结构利于切除位于岩骨斜坡软骨结合处的肿瘤。在海绵窦、颈静脉孔、颞下窝和高颈区内进行解剖时，选择使用刺激性剥离器以防止脑神经损伤。脑脊液（CSF）漏的存在与否将指导颅底重建的类型。如果存在硬脑膜缺损，则用胶原基质的部分嵌入物／嵌体片填补硬脑膜缺损，并用鼻中隔黏膜皮瓣覆盖。在没有脑脊液漏的情况下，将皮瓣覆盖于显露的颈内动脉上方进行保护[8]。

24.3.2　手术要点

（1）内镜下经鼻入路为岩骨斜坡软骨结合处提供了直接的腹侧入路，而岩骨斜坡软骨结合处通常是软骨肉瘤的起源处。为此，笔者主张将这种入路作为最初的入路。

（2）内镜下经鼻入路有助于切除大段病变和被侵犯的颅骨，且避开了神经、血管结构。软骨肉瘤通常使神经、血管结构向外侧、上方和后方移位。

（3）在海绵窦、颈静脉孔、颞下窝和高

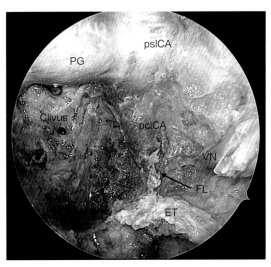

图 24.1　45° 鼻内镜下左侧岩斜区解剖图像。ET. 咽鼓管；FL. 破裂孔；pclCA. 斜坡旁段颈内动脉；PG. 垂体；psICA. 鞍旁颈内动脉；VN. 翼管神经；Clivus. 斜坡；Petrous bone. 颞骨岩部

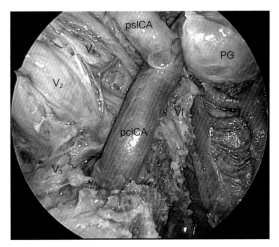

图 24.2　右侧内侧颅中窝和 Meckel 腔的显露。PG. 垂体；pclCA. 斜坡旁段颈内动脉；psICA. 鞍旁颈内动脉；V₁. 眼神经；V₂. 上颌神经；V₃. 下颌神经；Ⅵ. 展神经

颈区应用刺激性解剖器解剖，以防止脑神经损伤。

（4）脑脊液漏需要修补。鼻中隔黏膜皮瓣可用来覆盖硬脑膜缺损和（或）保护被剥离的颈内动脉。

24.3.3 术前评估和术后护理

术中神经导航是必不可少的。术前需进行脑 MRI 联合轴位 CT 检查，以便明确肿瘤与周边组织及骨质的累及情况。

建议进行耳鼻咽喉科检查，以检测鼻窦异常和感染体征。颈静脉孔受累的病例必须进行吞咽评估。肿瘤累及脑桥小脑角和（或）内听道的患者需要进行听力学检查（如电生理监测）。

所有患者都必须在重症监护病房接受术后护理。预防性静脉注射抗生素从术前开始，24 小时后暂停。术后继续口服抗生素预防感染，通常在术后第 5 天左右停用。术后进行头部 CT 平扫，以确保没有即刻术后并发症如颅内出血等，并确定骨质切除的程度。脑部 MRI 也是必要的，以确定肿瘤切除的范围。

患者通常在术后第 2 天出院。病理结果证实肿瘤为软骨肉瘤后，大多数患者需要继续接受辅助放疗。根据组织学类型和切除范围确定随访。

24.3.4 并发症及处理

主要并发症是术后脑脊液漏，需要二次手术进行皮瓣重新修补或脂肪移植物加强修补。脑膜炎极其罕见，即使是在脑脊液漏的情况下也是如此。鼻窦炎和瘢痕形成并不常见。术前出现的脑神经病变可能会加重，但是这通常是一过性的，大多数患者都会恢复。永久性术后脑神经功能障碍非常少见。通常脑神经会被推到肿瘤的周边，而内镜下经鼻入路主要是从中

心切除肿瘤，损伤神经的可能性很小。

软骨肉瘤常引起颈内动脉损伤。在颈内动脉破裂的情况下，术中处理方法是用肌肉直接加压。应该进行血管造影，以确定血管损伤部位及是否存在假性动脉瘤。可考虑颈内动脉血管内支架置入术，以促进内皮愈合和补充修复。

切除咽鼓管的软骨部分可能会导致浆液性中耳积液，可以用鼓室造口管治疗。

24.4 案例分享

一名年轻女性患者出现鼻塞和呼吸困难（后鼻腔息肉）。在体检期间，患者没有其他神经功能缺陷。MRI 显示岩尖、右斜坡和蝶窦有强化肿块，伴有骨质侵蚀和破坏。采用扩大鼻腔经翼点入路切除颅中窝、颅后窝硬脑膜外肿瘤（图 24.3）。颅底重建使用基质胶原嵌体、脂肪移植和神经干细胞（图 24.4）。术后颅脑 MRI 和 CT 检查显示肿瘤完全切除，术后未出现并发症（图 24.5，图 24.6）。

24.5 结论

儿童软骨肉瘤可发生于全身各个位置，但颅底软骨肉瘤极为罕见。颅底软骨肉瘤的标准治疗方法是手术切除后放疗，总体预后良好。内镜下经鼻入路手术是一种安全有效的手术方式，能够在大多数情况下实现全切除或近全切除，并发症发生率较低。儿童患者的鼻窦气化不足可以通过神经导航系统、解剖学知识和经验来克服。

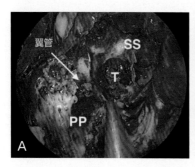 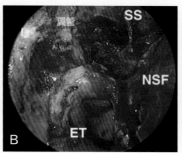 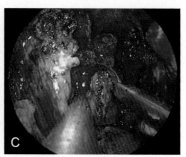

图 24.3 术中鼻内镜下右侧软骨肉瘤切除。A. 经右侧翼突入路；B. 左后鼻孔鼻中隔黏膜皮瓣在手术开始时升高，右侧岩斜区软骨肿瘤；C. 切除咽鼓管可使整个岩斜区完全显露

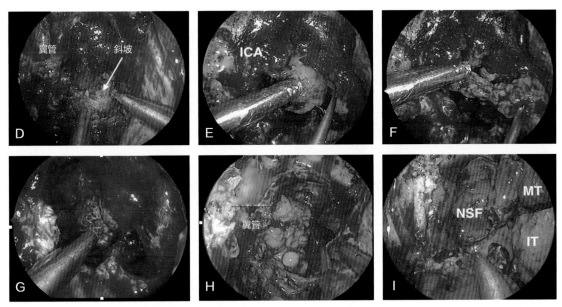

图 24.3（续）　D. 显露翼管神经以定位颈内动脉，并于斜坡钻孔以切除肿瘤；E、F. 通过抽吸和剥离切除肿瘤，同时用健康的硬脑膜显示平面；G. 完全切除后的手术部位；H、I. 脂肪移植加鼻中隔黏膜皮瓣重建术。ET. 咽鼓管；ICA. 颈内动脉；IT. 下鼻甲；MT. 中鼻甲；NSF. 鼻中隔黏膜皮瓣；SS. 蝶窦；PP. 翼板

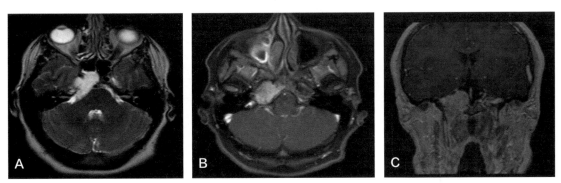

图 24.4　术前影像学检查。A. 横断面 T_2 加权像显示高信号病变；B、C. 术前横断面和冠状面增强 MRI T_1 加权像显示右侧岩尖、斜坡和蝶窦肿块强化

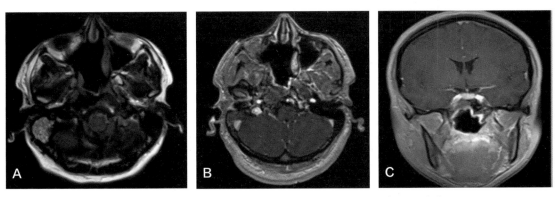

图 24.5　术后 MRI 图像显示肿瘤全切除，无复发迹象（随访 1 年）

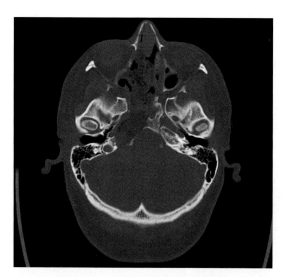

图 24.6　术后 CT 显示骨切除范围

参考文献

［1］ Rastatter JC, Snyderman CH, Gardner PA, Alden TD, Tyler-Kabara E. Endoscopic endonasal surgery for sinonasal and skull base lesions in the pediatric population. Otolaryngol Clin North Am. 2015; 48(1):79–99

［2］ Rombi B, Ares C, Hug EB, et al. Spot-scanning proton radiation therapy for pediatric chordoma and chondrosarcoma: clinical outcome of 26 patients treated at Paul Scherrer institute. Int J Radiat Oncol Biol Phys. 2013; 86(3):578–584

［3］ Bloch OG, Jian BJ, Yang I, et al. A systematic review of intracranial chondrosarcoma and survival. J Clin Neurosci. 2009; 16(12):1547–1551

［4］ Bloch O, Parsa AT. Skull base chondrosarcoma: evidence-based treatment paradigms. Neurosurg Clin N Am. 2013; 24(1):89–96

［5］ Brackmann DE, Teufert KB. Chondrosarcoma of the skull base: long-term follow-up. Otol Neurotol. 2006; 27(7):981–991

［6］ Mesquita Filho PM, Ditzel Filho LF, Prevedello DM, et al. Endoscopic endonasal surgical management of chondrosarcomas with cerebellopontine angle extension. Neurosurg Focus. 2014; 37(4):E13

［7］ Awad M, Gogos AJ, Kaye AH. Skull base chondrosarcoma. J Clin Neurosci. 2016; 24:1–5

［8］ Ditzel Filho LF, Prevedello DM, Dolci RL, et al. The endoscopic endonasal approach for removal of petroclival chondrosarcomas. Neurosurg Clin N Am. 2015; 26(3):453–462

［9］ Leroy R, Benahmed N, Hulstaert F, Van Damme N, De Ruysscher D. Proton therapy in children: a systematic review of clinical effectiveness in 15 pediatric cancers. Int J Radiat Oncol Biol Phys. 2016; 95(1):267–278

［10］ Italiano A, Mir O, Cioffi A, et al. Advanced chondrosarcomas: role of chemotherapy and survival. Ann Oncol. 2013; 24(11):2916–2922

［11］ Kassam AB, Thomas A, Carrau RL, et al. Endoscopic reconstruction of the cranial base using a pedicled nasoseptal flap. Neurosurgery. 2008; 63(1) Suppl 1:44–52, discussion 52–53

［12］ Kasemsiri P, Carrau RL, Otto BA, et al. Reconstruction of the pedicled nasoseptal flap donor site with a contralateral reverse rotation flap: technical modifications and outcomes. Laryngoscope. 2013; 123(11):2601–2604

［13］ Prevedello DM, Pinheiro-Neto CD, Fernandez-Miranda JC, et al. Vidian nerve transposition for endoscopic endonasal middle fossa approaches. Neurosurgery. 2010; 67(2) Suppl operative:478–484

［14］ Kassam AB, Prevedello DM, Carrau RL, et al. The front door to meckel's cave: an anteromedial corridor via expanded endoscopic endonasal approachtechnical considerations and clinical series. Neurosurgery. 2009; 64(3) Suppl: 71–82, discussion 82–83

第25章 恶性颅底肿瘤

paolo Castelnuovo，Apostolos Karligkiotis，Muaid I.Aziz-Baban，Paolo Battaglia，Mario Turri-Zanoni

摘　要： 在儿童，恶性肿瘤累及颅底极为罕见，占所有头颈癌的比例不到 0.9%。横纹肌肉瘤是儿童鼻窦最常见的恶性肿瘤，其次是其他肉瘤、淋巴瘤和嗅神经母细胞瘤。治疗这些肿瘤需要一个受过良好培训和经验丰富的多学科团队，包括耳鼻喉科医师、神经外科医师、放射科医师、病理学家、放射肿瘤学家和儿科肿瘤学家。通常根据患者年龄、病变范围和组织学亚型制订个体化治疗方案。手术包括根治性手术和姑息性手术，通常需配合不同的放化疗方案。在过去，经面部入路广泛用于治疗这种复杂的肿瘤，其并发症的发生率不容忽视，尤其对于儿童更加危险。内镜下经鼻入路手术对小儿炎症和良性病变的治疗效果是肯定的，也可用于某些特定的鼻窦及颅底恶性肿瘤。目前的数据令人鼓舞，其总的生存率与传统的外科手术相当，但是降低了致残率和并发症发生率。内镜下经鼻入路手术的主要优点是没有面部切口，不需要骨切除，避免牵拉脑组织，不会对生长中的颅面骨骼造成损伤，术后疼痛更少，住院时间更短，死亡率更低。

关键词： 横纹肌肉瘤，淋巴瘤，内镜下经鼻颅骨切除术，儿童颅底疾病，鼻窦肿瘤，多学科模式，放化疗

25.1　概述

小儿鼻窦病变可由许多先天性、发育性或肿瘤性病变引起。幸运的是，只有不到 2% 的儿童鼻周肿块是恶性的。小儿鼻窦和颅底恶性肿瘤包括多种组织学类型及多种临床症状，这取决于儿童的年龄、病变部位和疾病特征[1]。这些病变的诊断和治疗非常复杂，需要了解鼻窦和颅底胚胎学、发育解剖学、疾病特异性症状和特异性行为。这些肿瘤的处理需要一个经验丰富的多学科团队，包括耳鼻喉科医师、神经外科医师、放射科医师、病理学家、放射肿瘤科医师和儿科肿瘤科医师[2]。尤其需要注意的是，外科治疗需要相关人员进行大量的临床培训辅以尸体解剖训练，以获得三维解剖学知识，还需要专业的器械及团队合作，以求获得最佳的手术疗效和安全性。由于涉及重要结构和解剖部位的复杂性，通过传统方法（如颅面部手术）切除恶性肿瘤存在困难。显然，这些外入路有相当大的风险，可能会引起许多包括颅内、眶内、神经、皮肤切口等的并发症[3,4]。同样重要的是，尤其对于儿童，如果损害了颅面复合生长中心，未来的骨骼发育将受影响[5]。对颅底解剖的更深入理解，影像学技术日益先进，以及内镜提供的增强可视化，使鼻内入路有了巨大的发展。目前，内镜下经鼻入路手术在儿童的炎症和良性病变方面已经很成熟，并且在部分鼻窦和颅底恶性肿瘤中也有了令人满意的结果[2]。

25.2　流行病学和病理

鼻窦和鼻腔的恶性肿瘤在成人中是罕见的，约占所有头颈癌的 3%。鼻旁窦恶性肿瘤在儿童中更为罕见（0.9%）[6]。症状可能是非特异性的，持续数月甚至数年，导致诊断延迟，出现症状时已进入疾病晚期。美国国家癌症研究所（NCI）监测、流行病学及最终结果数据库（SEER）的流行病学研究表明，横纹

肌肉瘤（RMS）是儿童鼻旁窦最常见的恶性肿瘤，其次是其他肉瘤、淋巴瘤和嗅神经母细胞瘤（ONB）[6]。其他儿童少见的肿瘤包括神经内分泌癌、卵黄囊瘤、梭形细胞肿瘤、腺样囊性癌和黏液表皮样癌。因此，小儿颅底的恶性肿瘤一般分为 RMS 和非 RMS[1]。

RMS 是儿童中第三常见的颅外实体瘤，超过 1/3 的儿童 RMS 发生于头颈部[6]。RMS 是一种起源于胚胎间叶的具有高度侵袭性的肿瘤，具有向横纹肌分化的潜能。该肿瘤最常见于 10 岁以下儿童，第二个发病高峰是青春期。组织学亚型包括胚胎型（多见于幼儿）、肺泡型（多见于青春期）、多形型和混合型。与其他亚型相比，胚胎型具有最高的五年生存率。RMS 的治疗方案主要基于病情进展情况。手术通常用于明确病理诊断，放化疗通常是最好的治疗选择。然而，对于某些对放化疗没有反应的肿瘤，建议选择以肿瘤完全切除为目的的手术方案（图 25.1）[2]。

肉瘤是恶性间质来源肿瘤，病因不明，通常为低级别，且生长缓慢。不到 10% 的患者出现于头颈部，只有 7%～9% 的患者是儿童[6]。软骨肉瘤是儿童最常见的组织类型。高级别肿瘤需要放化疗。手术用于取组织样本进行活检或进行持续性占位切除。对放化疗无反应的低级别病变可能适合手术切除[2]。

包括 B 细胞和 NK/T 细胞在内的淋巴瘤在儿童中是罕见的，在数月甚至数年内其症状可能为非特异性和隐匿的，导致诊断延误，因此就诊时已经发展为较高分期[1]。一旦在内镜下通过活检确诊，治疗策略应包括不同方案的化疗，以及同步或后续的放疗[2]。

嗅神经母细胞瘤（ONB），又称感觉神经母细胞瘤，在儿童中非常罕见，据估计 15 岁以下儿童的发病率小于 0.1/10 万[6]。它是一种

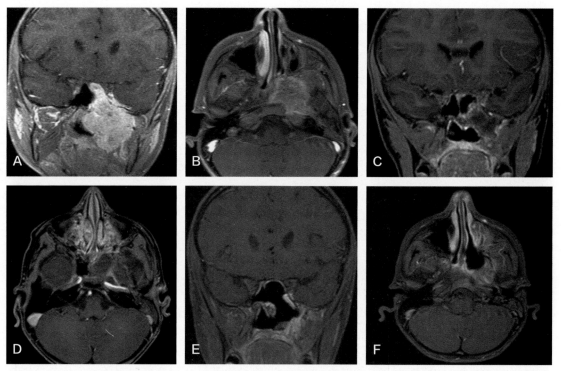

图 25.1　9 岁男孩左侧翼腭窝未分化胚胎型横纹肌肉瘤的冠状位（A）和轴位（B）MRI。患者接受诱导化疗和随后的放化疗。首次治疗后 3 个月 MRI 显示左侧蝶窦翼状隐窝持续存在占位（D）。采用内镜下经筛窦 - 翼腭窝 - 蝶窦入路手术切除可疑部位。最后的组织学报告显示为坏死组织，仅在蝶窦处有一些存活的恶性肿瘤细胞。术后 1 年的冠状位（E）和轴位（F）MRI 未见肿瘤复发

起源于嗅上皮的恶性肿瘤，最常位于筛板、上鼻甲上表面和鼻中隔上 1/3 处。由于它在儿童中罕见和症状隐匿，很难制订标准的治疗方案。然而，特别是对于晚期患者，已经提出包括手术及术后放疗在内的综合治疗方案（图 25.2）。对于患有 Hyams Ⅳ 级疾病的患者（低分化 ONB），包括诱导化疗、手术治疗和放疗在内的联合治疗取得了较好的临床结局 [2]。

虽然原始神经外胚叶肿瘤在儿童中罕见，但必须在鼻窦肿瘤的鉴别诊断中加以考虑。存在未分化小圆细胞组织学特征的鉴别诊断包括尤因肉瘤、ONB 和 RMS。其治疗包括手术和放化疗 [2]。原始神经外胚叶肿瘤的预后极差，局部复发和远处转移的发生率都很高。

25.3 术前流程

根据疾病的组织学特点，内镜颅底外科医师在这些病例中的作用是可变的和个体化的。鼻内镜手术可作为活检的诊断工具，指导化疗和放疗；减小肿瘤体积，为化疗或放疗或两者联合治疗做准备；在一些病例中，手术是为了缓解症状；对于一些大小和部位合适的非

RMS，可以计划全部切除。然而，在每个病例手术前都必须明确治疗目标 [2]。

所有患者的影像学检查包括 CT 和增强 MRI。全身分期可通过 CT 增强扫描进行，而正电子发射断层成像（PET）则用于组织类型为侵袭性的患者 [7]。

值得注意的是，在手术前，必须充分告知患者的父母有关手术方案和转为传统开放手术的可能性（如果认为有必要），并且必须签署知情同意书。因此，需要在手术室为患者准备好内镜和可能的开放手术的专用仪器。建议术中使用磁导航系统引导，超声多普勒超声在某些病例中可以帮助识别大血管。

25.4 手术技巧

内镜下经鼻颅底入路可安全地用于治疗小儿鼻窦和颅底病变。了解年龄相关的鼻窦气化模式，特别是蝶窦和额窦，对于此类患者，选择安全的经鼻入路至关重要。根据肿瘤的起源、侵袭范围和组织学类型，内镜下经鼻入路手术可以单侧进行（从额窦的后壁扩展至蝶骨平台，从鼻中隔扩展至筛板）或双侧进行（从一侧筛

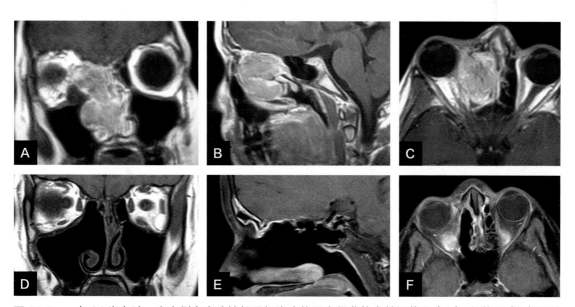

图 25.2 一名 14 岁女孩，患右侧鼻窝嗅神经母细胞瘤伴眶内侵袭的术前冠状面（A）、矢状面（B）和轴向面（C）MRI 增强影像。患者接受内镜下经鼻入路切除术，然后进行辅助放疗。术后 5 年随访冠状面（D）、矢状面（E）和轴向面（F）增强 MRI 显示无复发

板到另一侧筛板）[7]。传统的肿瘤外科手术的理念是整块切除以避免肿瘤扩散，现在仍未达成共识，逐渐被分块切除的理念所取代。内镜下经鼻入路切除肿瘤技术的分步总结如下（图25.3）。

（1）肿瘤的起源识别：从肿瘤中心开始分块减瘤，以确定其起源部位。在这个阶段，保

护周围的解剖结构至关重要，因为这些是定位后续手术步骤的有用标志。

（2）显露术野：在双侧切除的情况下，切除后 2/3 的鼻中隔，以获得更好的术野显露，并采用双孔四手技术优化专用器械的鼻内可操作性。在这个步骤中，广泛蝶窦切开术（在双侧切除中去除蝶窦中隔和蝶窦开口）是显露手

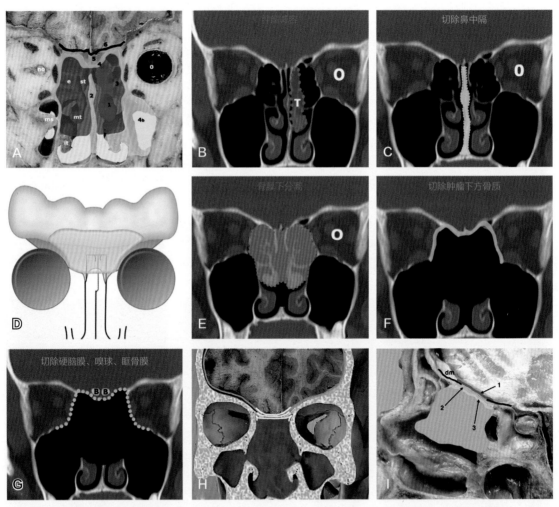

图 25.3 内镜下经鼻入路切除肿瘤的分步操作示意图。A. 手术步骤示意图：1，减瘤；2，切除鼻中隔；3，骨膜下切除；4，切除与肿瘤接触的骨质；4b，内侧上颌骨切除；5，切除硬脑膜、嗅球和眶周骨膜；6，颅底重建。e. 筛骨；st. 上鼻甲；it. 下鼻甲；ms. 上颌窦；mt. 中鼻甲；no. 视神经；O. 眼眶。B. 第一步，去除肿瘤直至发现其根蒂。T. 肿瘤。C. 第二步，需要切除后 2/3 的鼻中隔以显露术野。D. 进行 Draf Ⅲ型额窦切开术，以确定切除的前上界。E. 在骨膜下平面向中心切除筛窦气房。F. 切除与肿瘤接触的颅底骨质，露出硬脑膜。G. 如果需要，可以移除硬脑膜、嗅球和眶周骨膜，以获得清晰的边缘。B. 嗅球。H（冠状面）、I（矢状面）展示硬膜成形术采用 3 层筋膜移植技术，分别为颅内硬脑膜内（1）、颅内硬脑膜外（2）和颅外（3）。dm. 硬脑膜

术后下界的关键。单侧内镜下经鼻入路可采用 Draf Ⅱ b 型额窦切开术，而如果内镜下经鼻入路涉及两侧则可采用 Draf Ⅲ 型额窦切开术。额窦切开术代表了手术的前上界，可以精确地识别颅前窝的起始部。

（3）向心切除：一旦显露切除的后下界和前上界，可单侧或双侧（根据疾病的扩展情况）进行鼻筛 - 蝶窦复合体骨膜下剥离，以显露侧缘。肿瘤靠近或侵袭筛板时，也应该切除。在这个阶段必须电凝并切断蝶腭动脉。由于儿童患者的整体血容量比成人患者少，因此减少和控制术中出血量对儿童患者至关重要。当肿瘤侵犯范围较大时，可行内镜下上颌骨内侧切除术，以达到对整个上颌窦的良好控制。此手术步骤必须显露并切除泪囊下方的鼻泪管[8]。在上方，通过切除嗅丝纤维和筛板，从前向后继续剥离。然后分离整个鼻筛 - 蝶窦复合体，向心法将其推向鼻腔中央，经口或经鼻前庭取出。采用冰冻切片方法检查手术切缘，如有必要，继续进行切除，直到获得切缘阴性。

（4）切除颅底：根据病变范围，内镜下经鼻入路可扩展到前颅底（ASB）（内镜下经鼻入路颅骨切除）。筛窦顶使用金刚头磨钻显露。鉴别筛前动脉和筛后动脉，烧灼并切断。用钝器将鸡冠从硬脑膜上小心分离并取出，注意保持硬脑膜的完整。

（5）颅内切除：在开始硬脑膜切开前，对侧方眶顶上、后方蝶骨平台、前方额窦后壁的硬脑膜外间隙进行适当的解剖是下一步颅底重建的关键。然后切开硬脑膜，用剪刀在周围剪开，远离疑似肿瘤扩散的区域。夹闭并切除大脑镰的前半部分，以避免矢状窦出血，然后切除位于蝶筛平台水平的大脑镰的后半部分。然后沿着肿瘤颅内部分的蛛网膜平面剥离，使其与脑实质分离。经鼻入路切除的部分包括残留的肿瘤、前颅底和覆盖的硬脑膜，以及一个或两个嗅球。硬脑膜边缘行冰冻切片病理诊断。

（6）颅底重建：手术造成的颅底缺损由内镜下经鼻入路多层技术重建修补，最好是使用自体材料。内镜手术后颅底重建技术的进展使外科医师能够进行更广泛的手术，同时维持重建后脑脊液（CSF）漏或其他潜在并发症的发生率在可接受范围内。在使用的材料方面，阔筋膜和（或）髂胫束在厚度、柔韧性和强度方面是最优选择[7]。

对于硬脑膜成形术的第一层是颅内硬脑膜内，移植物必须至少比硬脑膜缺损大 30%，并在双侧切除时在中线前部裂开以适应大脑镰。第 2 层，颅内硬脑膜外，需要大小精确，并在缺损的硬脑膜和残留的前颅底骨之间固定。放置脂肪组织块，以消除第 2 层和第 3 层之间的死腔，并压平残留剥落的前颅底。第 3 层颅外层必须覆盖所有显露的前颅底，但不能与切开的额窦重叠，以避免术后发生黏液囊肿。第 2 层和第 3 层的边缘用纤维蛋白胶固定。如果肿瘤不涉及鼻腔组织（如鼻中隔、对侧鼻甲），且没有多灶性病变，可以使用局部皮瓣进行颅底第 3 层重建。鼻窦瓣包括鼻中隔瓣、鼻中隔翻转瓣、下鼻甲瓣和中鼻甲瓣[9, 10]。它们的使用有助于术腔的快速愈合，特别是对于需要辅助放疗的患者。小儿各类皮瓣的潜在尺寸较小，术前和术中精心规划有助于确保其用于颅底重建的适宜性。然后用止血材料如速即纱（Johnson & Johnson Medical,Arlington,TX）和纤维蛋白胶如 Tisseel（Baxter, Deerfield, IL）或 DuraSeal（Covidien,Dublin,Ireland）覆盖重建。用可吸收性或不可吸收性材料填塞鼻腔 48 小时左右。术后不常规放置腰大池引流管。但是颅底重建失败时首选早期翻修手术（图 25.4）。

对于侵犯额窦或侵犯 ASB 伴眶顶硬脑膜内延伸或脑实质浸润的病变，内镜下经鼻入路必须结合经颅外入路[11]。手术需由两个外科团队（神经外科医师和耳鼻喉科医师团队）分别通过经鼻和经颅同时进行。

25.5　结果

由于儿童鼻窦癌的发生率较低，因此很难获得对比不同手术方法的足够而有意义的数

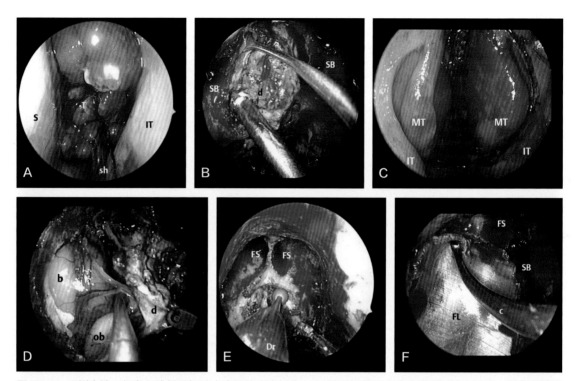

图 25.4　双侧内镜下经鼻入路颅骨切除术步骤的术中图像。A. 使用显微碎吸器在右侧鼻腔内减瘤，以确定其附着和浸润的区域。B. 一旦去除后 2/3 的鼻中隔，可以界定并以骨膜下向心方式切除筛窦。C. 金刚钻头从前至后磨除颅底骨质，前界为额窦后壁，直到蝶骨平台，从一侧眼眶到对侧的眼眶。D. 在打开硬脑膜之前，从眼眶上方的残余颅底骨质上分离硬膜外间隙。在这一步中，需要电凝和切断筛前动脉和筛后动脉，以松解硬脑膜。E. 剪开硬脑膜，根据需要逐步切除，如果需要，可以将嗅球一起切除。F. 从大腿取阔筋膜，采用 3 层的方式重建颅底。第 1 层为颅内硬脑膜内，第 2 层为颅内硬脑膜外，第 3 层为颅外。b. 脑；c. 刮匙；d. 硬脑膜；Dr. 磨钻；FL. 筋膜；FS. 额窦；IT. 下鼻甲；MT. 中鼻甲；ob. 嗅球；S. 鼻中隔；SB. 颅底；sh. 剃刀；T. 肿瘤

据。几乎所有关于儿童鼻窦恶性肿瘤的手术治疗都集中在传统的治疗方法上。经鼻内镜手术最近才被用于治疗此类疾病，因此目前的病例研究较少，随访期短。Kassam 等报道了早期将鼻内镜手术应用于儿童患者的经验，不仅包括恶性病变，还包括其他不同的鼻窦 - 鼻腔病变[12]。在这个研究中，6 例为恶性肿瘤，其中大多数接受了诊断性活检或次全切除并随后进行辅助治疗。

安德森癌症中心报告了 44 例小儿鼻窦恶性病变，其中 8 例经内镜手术切除。遗憾的是，没有关于组织学、疾病范围、切除类型及切缘冰冻病理状态的具体数据[13]。

AlQahtani 等报道了意大利的经验，本研究报道了内镜下经鼻入路手术治疗 7 例鼻窦及颅底恶性肿瘤患者，平均随访 65 个月，无并发症及肿瘤复发[14]。

Yi 等报道了 20 例小儿鼻窦癌患者，其中 4 例采用内镜下经鼻入路手术治疗。其中 2 例为 RMS，目前仍然存活，而且没有复发迹象，另外 2 例为 ONB，分别在术后 18 个月和 21 个月死于该疾病[15] 其他较小的病例系列研究描述了小儿颅底恶性肿瘤，其中内镜下经鼻入路手术是治疗的一部分，见表 25.1[12-19]。现有数据资料是令人鼓舞的，内镜下经鼻入路手术总生存率与传统手术相当，同时降低了并发症的发生率。

在儿科人群中，除了生存率，治疗所带来

表 25.1　儿童鼻窦及颅底恶性肿瘤的内镜手术病例总结

作　者	年份	病例数量	组织学类型	手术目的	并发症	状　态	随　访
Herrmann, et al[16]	2003	3	3，RMS	2，活检 1，CR	无	3，NED	n.a.
Kassam, et al[12]	2007	6	2，生殖细胞瘤 1，淋巴瘤 1，神经胶质瘤 1，NET 1，脊索瘤	5，活检 1，PR	无	4，NED 2，AWD	n.a.
Lee, et al[17]	2008	1	1，淋巴瘤	1，活检	无	1，NED	n.a.
Wilson, et al[18]	2010	1	1，SNUC	1，PR	无	1，NED	12 个月
Zevallos, et al[13]	2011	8	8，肉瘤	n.a.	n.a.	n.a.	n.a.
AlQahtani, et al[14]	2012	7	2，ADC 1，骨肉瘤 1，ONB 1，ACC 1，RMS 1，MuEpCa	7，CR	1，复视 1，感染性发热	6，NED 1，DOC	27～109 个月 （平均 65 个月）
Yi, et al[15]	2012	4	2，RMS 2，ONB	4，CR	无	2，NED 2，DOD	27～40 个月 18～21 个月
Thompson, et al[19]	2013	4	4，RMS	3，CR 1，PR	无	2，NED 1，AWD 1，DOD	13～105 个月 16 个月 41 个月

注：ACC. 腺样囊性癌；ADC. 腺癌；AWD. 带瘤生存；CR. 完整切除；DOC. 死于其他原因；DOD. 死于该疾病；MuEpCa. 黏液表皮样癌；n.a. 不可用；NED. 没有疾病复发的迹象；ONB. 嗅神经母细胞瘤；PR. 部分切除；RMS. 横纹肌肉瘤；SNUC. 鼻窦未分化癌。

的并发症发生率尤其值得考虑。因此，在治疗儿童鼻窦恶性肿瘤时，应始终考虑鼻窦区及颅底手术切除的风险，以及该区域放疗的长期效果。与开放手术相比，没有面部切口及无须截骨、术后疼痛少、住院时间短、残死率低是内镜下经鼻入路手术的主要优势[20]。此外，目前儿童颅底癌患者在接受鼻内镜手术后没有出现明显的并发症，术后脑脊液漏率与成人患者相当[14]。而且，对于小儿患者，还应考虑避免损伤处于生长发育中的颅面部骨骼。值得注意的是，最近的文献结果显示，在随访期间，内镜下经鼻入路手术治疗的病例均未出现

明显的面部生长障碍[12-19]。

25.6　结论

虽然大多数病例通常采用开放手术入路，但不断发展的内镜下经鼻达到鼻窦区域和颅底的入路在减少手术并发症方面是有希望的。此外，多项研究已经证明，即使在儿科患者中，使用内镜方法进行肿瘤完整切除也是可能和安全的。

因此，在经过筛选的病例中，内镜下经鼻入路手术可以替代传统入路，可达到切除或姑息治疗的目的。显然，这种入路必须包含在一

个多模式的治疗计划中，并根据肿瘤病理和临床特点进行调整。因此，多学科团队是非常重要的，应该包括头颈外科医师、神经外科医师、内科医师、放射肿瘤医师及儿科医师。

25.7 利益冲突

所有作者表明，他们与本章中提到的任何实体没有利益冲突或财务关系。

参考文献

［1］ Rastatter JC, Snyderman CH, Gardner PA, Alden TD, Tyler-Kabara E. Endoscopic endonasal surgery for sinonasal and skull base lesions in the pediatric population. Otolaryngol Clin North Am. 2015; 48(1):79–99

［2］ Castelnuovo P, Turri-Zanoni M, Battaglia P, Antognoni P, Bossi P, Locatelli D. Sinonasal malignancies of anterior skull base: histology-driven treatment strategies. Otolaryngol Clin North Am. 2016; 49(1):183–200

［3］ Tsai EC, Santoreneos S, Rutka JT. Tumors of the skull base in children: review of tumor types and management strategies. Neurosurg Focus. 2002; 12(5):e1

［4］ Hanbali F, Tabrizi P, Lang FF, DeMonte F. Tumors of the skull base in children and adolescents. J Neurosurg. 2004; 100(2) Suppl pediatrics:169–178

［5］ Gil Z, Patel SG, Cantu G, et al. International Collaborative Study Group. Outcome of craniofacial surgery in children and adolescents with malignant tumors involving the skull base: an international collaborative study. Head Neck. 2009; 31(3):308–317

［6］ Gerth DJ, Tashiro J, Thaller SR. Pediatric sinonasal tumors in the United States: incidence and outcomes. J Surg Res. 2014; 190(1):214–220

［7］ Castelnuovo P, Battaglia P, Turri-Zanoni M, et al. Endoscopic endonasal surgery for malignancies of the anterior cranial base.World Neurosurg. 2014; 82 (6) Suppl:S22–S31

［8］ Turri-Zanoni M, Battaglia P, Karligkiotis A, et al. Transnasal endoscopic partial maxillectomy: operative nuances and proposal for a comprehensive classification system based on 1378 cases. Head Neck. 2017; 39(4):754–766

［9］ Battaglia P, Turri-Zanoni M, De Bernardi F, et al. Septal flip flap for anterior skull base reconstruction after endoscopic resection of sinonasal cancers: preliminary outcomes. Acta Otorhinolaryngol Ital. 2016; 36(3):194–198

［10］ Shah RN, Surowitz JB, Patel MR, et al. Endoscopic pedicled nasoseptal flap reconstruction for pediatric skull base defects. Laryngoscope. 2009; 119(6): 1067–1075

［11］ Castelnuovo PG, Belli E, Bignami M, Battaglia P, Sberze F, Tomei G. Endoscopic nasal and anterior craniotomy resection for malignant nasoethmoid tumors involving the anterior skull base. Skull Base. 2006; 16(1):15–18

［12］ Kassam A, Thomas AJ, Snyderman C, et al. Fully endoscopic expanded endonasal approach treating skull base lesions in pediatric patients. J Neurosurg. 2007; 106(2) Suppl:75–86

［13］ Zevallos JP, Jain KS, Roberts D, El-Naggar A, Hanna EY, Kupferman ME. Sinonasal malignancies in children: a 10-year, single-institutional review. Laryngoscope. 2011; 121(9):2001–2003

［14］ AlQahtani A, Turri-Zanoni M, Dallan I, Battaglia P, Castelnuovo P. Endoscopic endonasal resection of sinonasal and skull base malignancies in children: feasibility and outcomes. Childs Nerv Syst. 2012; 28(11):1905–1910

［15］ Yi JS, Cho GS, Shim MJ, Min JY, Chung YS, Lee BJ. Malignant tumors of the sinonasal tract in the pediatric population. Acta Otolaryngol. 2012; 132 Suppl 1:S21–S26

［16］ Herrmann BW, Sotelo-Avila C, Eisenbeis JF. Pediatric sinonasal rhabdomyosarcoma: three cases and a review of the literature. Am J Otolaryngol. 2003; 24(3):174–180

［17］ Lee JY, Jang YD, Kim HK. The primary role of the otolaryngologist in managing pediatric sinonasal malignancies: an extranodal NK/T-cell lymphoma originating from the inferior turbinate mucosa of the nasal cavity. J Pediatr Hematol Oncol. 2008; 30(5):401–404

［18］ Wilson JR, Vachhrajani S, Li J, Sun M, Hawkins C, Rutka JT. Pediatric sinonasal undifferentiated carcinoma: case report and literature review. Can J Neurol Sci. 2010; 37(6):873–877

［19］ Thompson CF, Kim BJ, Lai C, et al. Sinonasal rhabdomyosarcoma: prognostic factors and treatment outcomes. Int Forum Allergy Rhinol. 2013; 3(8): 678–683

［20］ Castelnuovo P, Lepera D, Turri-Zanoni M, et al. Quality of life following endoscopic endonasal resection of anterior skull base cancers. J Neurosurg. 2013; 119(6):1401–1409

Ernesto Pasquini，Paolo Farneti，Vittorio Sciarretta

第26章 眶周骨膜下脓肿

摘　要：儿童眶周蜂窝织炎是一种常见的疾病，容易并发鼻部感染及一些严重的并发症，如视力损失、颅内感染和败血症，因而需要及时应用抗生素治疗。事实上，药物是治疗眶隔前蜂窝织炎和眶隔后蜂窝织炎的主要方法。另外，骨膜下脓肿是一种在眶骨和骨膜间发展的复杂的眶隔后感染。然而，对于骨膜下脓肿，并没有普遍公认的治疗指南，每个病例都应进行相对应的治疗。如果内科药物疗效不佳或出现视力衰退表现，应考虑急诊手术引流。

关键词：眶周蜂窝织炎，骨膜下脓肿，眶隔前蜂窝织炎，眶隔后蜂窝织炎，儿科，眶周并发症，鼻窦炎，突眼，眼肌麻痹

26.1　概述

眶周蜂窝织炎被定义为眼眶周围软组织感染。虽然它可以发生于任何年龄，但它在儿童中更普遍。事实上，眶周并发症在儿童中更为常见，在急性鼻窦炎患儿中眶周并发症的总体发病率为3%～4%[1]。

眶周蜂窝织炎可细分为两类，即眶隔前蜂窝织炎、眶隔后蜂窝织炎，后者又称眼眶蜂窝织炎。眶隔前蜂窝织炎通常由眼睑感染或急性鼻窦炎引起，感染不会延伸至眶隔以外，而眶隔后蜂窝织炎通常由急性鼻窦炎所致。病原体从鼻窦（特别是筛窦）传播到周围组织的过程被认为是直接通过筛板或交通血管进行。筛板是一种薄的，包含一些自然孔隙的骨性结构。感染原可以很容易地通过这些筛孔从筛窦扩散到眼眶。

因此，急性鼻窦炎是儿童眼眶感染的主要原因。一般来说，鼻旁窦炎是66%～75%的眼眶感染的原因，急性筛窦炎是儿童眼眶蜂窝织炎中最常见的病因。筛窦感染的传播通常非常迅速，即使在应用抗生素治疗的情况下，眼眶并发症也会发生。当鼻窦炎患者出现眼肌麻痹和眼球突出时，应考虑眼眶受累。

通常结合临床表现和影像学检查诊断该病。Chandler分期（表26.1）仍然是描述感染严重程度的最完整和最流行的分类[2]。

表26.1　Chandler分期

I	眶隔前蜂窝织炎
II	眼眶蜂窝织炎
III	眶骨膜下脓肿
IV	眼眶脓肿
V	海绵窦栓塞

26.2　骨膜下脓肿

眶骨膜是将眶内容物从眶骨和邻近结构中分隔开的一层骨膜结构。眶骨膜向前与外骨膜联合形成眶隔。起源于眶隔前的感染称为眶隔前蜂窝织炎，很少发展为脓肿。另外，眶隔后

的感染称为眶隔后蜂窝织炎，通常更为严重。骨膜下脓肿是眶骨和骨膜之间的眶隔后感染。这些脓肿来自急性筛窦炎的直接传播，但在极少数情况下，它们也可以由急性额窦炎或上颌窦炎发展而来。骨膜下脓肿通常是通过增强CT进行影像学诊断（图26.1）。CT图像上脓肿通常表现为眶骨及骨膜间的边缘强化的液体聚集。在大量脓液聚集的情况下可观察到眶内容物移位，这种现象在轴位和冠状位的CT图像上更易观察到。MRI通常用于怀疑有颅内感染的病例。

26.3　眼眶蜂窝织炎的病原学

眼眶蜂窝织炎最常见的病原体是葡萄球菌和链球菌。较不常见的致病微生物包括流感嗜血杆菌、假单胞菌、克雷伯菌、肠球菌、消化链球菌、梭形杆菌和类杆菌[3-5]。自1985年流行性感冒（Hib）疫苗问世以来，流行性感冒已成为小儿眶周蜂窝织炎的一种罕见病因[6]。最近，耐甲氧西林金黄色葡萄球菌（MRSA）作为致病菌的病例有所增加。

在脓性培养基的环境下细菌很难生长。在笔者所在中心，10例骨膜下脓肿患者中只有2例培养出肺炎链球菌阳性[7]。

26.4　体格检查

耳鼻喉科（ENT）医师应评估鼻腔是否有急性鼻窦炎的迹象（鼻黏膜水肿和脓性分泌物）。如果可能，应该在内镜下进行局部消肿。

眼科医师应该评估受累的眼部情况。患侧眼睑通常出现肿胀，失去皮肤褶皱，并伴有红斑（图26.2）。另外还应评估视力和瞳孔反射。由于脓液聚集，累及眶隔后的脓肿患者通常出现突眼和眼肌麻痹。

对每一名怀疑有脓肿的患者通常需进行CT检查以进行影像学评估。

如果怀疑或出现任何颅内并发症的情况，则应请神经外科会诊。

26.5　治疗方法

眼眶蜂窝织炎是一种严重的感染，容易引发视力丧失、颅内感染和败血症等严重的并发症，因此需要及时应用抗生素治疗。

在抗生素时代之前，眼眶蜂窝织炎患者中17%死于脑膜炎，20%的患者出现永久性视力丧失。

眼眶并发症的治疗选择取决于Chandler分期。事实上，Chandler分期中的Ⅰ期和Ⅱ期通常可通过药物治疗，而其他分期通常需要手术

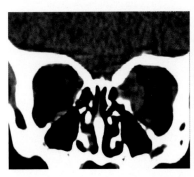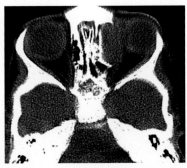

图26.1　眶骨膜下脓肿的CT表现（冠状位和轴位）

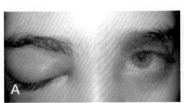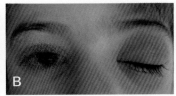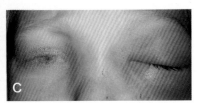

图26.2　3种表现相似的不同疾病。只在图片C的CT上发现了眶骨膜下脓肿

方法来清除脓液。这种分期的 V 期代表了感染扩散至颅内，而不仅限于眼眶并发症。

药物治疗通常是经验性应用广谱抗生素治疗，如青霉素（氨苄西林 - 舒巴坦、阿莫西林 - 克拉维酸）联合第二代或较少用第三代头孢菌素治疗。如果怀疑革兰氏阳性菌合并厌氧菌感染，可采取克林霉素联合青霉素或头孢菌素治疗。对于 MRSA 感染，可采用万古霉素治疗。

此外，鼻充血消肿剂和类固醇鼻喷剂可用于减轻鼻腔炎症。在笔者所在机构中，笔者更倾向静脉滴注类固醇激素（甲泼尼龙），以更快地减少感染的炎症成分。口服或静脉注射类固醇激素治疗眼眶蜂窝织炎似乎对儿童没有特别的不良影响 [8, 9]。

眶周蜂窝织炎（眼睑红斑和水肿）患儿，如果没有突眼或眼球运动障碍，一般可以完全采取药物治疗（图 26.3）。即使是幼儿（9 岁以下），如出现小范围的眶周脓肿而无任何视觉损伤，也可采取药物治疗。

儿童小范围脓肿（≤ 5mm），且没有任何视力障碍、眼肌麻痹或突眼，可以单独采取药物治疗 [10]。有趣的是，Arjmand 等概述了对眶周骨膜下脓肿的病例进行手术引流的必要性，即使在感染迅速进展为严重颅内并发症的情况下，这种治疗方式也可保证患者的视力 [11]。

另外，对于年龄较大的患儿，如果脓肿范围较大且出现了视力障碍，内科治疗通常是不够的，必须结合手术治疗。

主要采用内镜下经鼻入路手术治疗方法实现脓液清除。然而，在经鼻入路无法完全清除脓性物质的情况下，需要结合开放手术。例如，对于位于上方、上外侧的脓肿或眼睑脓肿，必须考虑开放手术。Tanna 等指出当脓液位于上外侧且伴有数条眼肌累及时，需要行开放脓肿清除术 [12]。

总之，在内科治疗没有明显改善甚至恶化，或出现视力恶化（视力或色觉下降，或传入性瞳孔障碍）的情况下，应考虑紧急手术引流。然而，对于骨膜下脓肿的治疗，没有普遍接受的指南，每一例患者都应该采取个体化治疗。如耳鼻喉科医师、眼科医师和儿科医师等专科医师合作，则对最佳治疗方法决策至关重要。

如果患者有明显改善得以出院，可以改为口服抗生素治疗，通常需持续口服 2～3 周。

26.6　内镜下经鼻入路治疗的作用

儿童眶周骨膜下脓肿被认为是位于筛板和眶骨膜之间的袋状脓肿。由于这个解剖区域到达相对容易，内镜下经鼻入路手术方法对清除这类脓肿起主要作用。虽然有一些学者指出了抗生素治疗 9 岁以下儿童眶周骨膜下脓肿的有效性，但笔者的观点是尽快手术排出脓肿 [13-15]。

笔者的病例中所有接受外科治疗的患者都已经通过口服和静脉注射抗生素治疗了数天，但没有任何明显的改善。

手术需要在全身麻醉下进行。通常应用血管收缩药物浸泡过的棉片实现局部血管收缩。一般采用 4mm 或 2.7mm 的 0° 或 30° 内镜来完成手术。一些少见的病例中，45° 镜可用来观

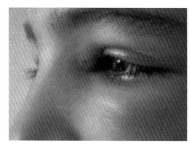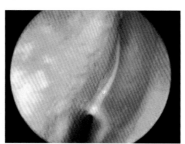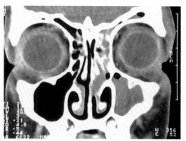

图 26.3　一名 9 岁女孩，有轻度眼睑红斑和水肿，无眼球突出。CT 未见明显骨膜下眼眶脓肿，药物治疗 48 小时后完全临床缓解

察上颌窦。

儿童的内镜鼻窦手术需要一套专门的手术器械。带 2.9mm 刀片的显微电动吸切器常用于脓肿的剥离。

手术开始通过切除钩突处理中鼻甲，尽量避免（部分或全部）切除中鼻甲。切除钩突可显露上颌窦和筛窦的自然开口，然后进入筛泡，完成前筛切开术，接着破坏间板进入筛体后部，切除所有的隔板，使筛窦完全切开。覆盖于筛板上的黏膜也需要完全去除以显露骨质部分。在这个阶段，需要在脓肿水平打开筛板，以安全清除眶骨和骨膜之间的脓肿。轻柔按压眶部可方便脓液从开口处流出。眶骨膜不应该被破坏，筛板应该只行部分切除，并在脓液上方进行操作。只有眼眶脓肿的病例才应行骨膜开放。

术后可以用可吸收或不可吸收材料进行鼻填塞。如果使用不可吸收材料，必须在术后第 2 天取出，以保证手术空间最大通气。

26.7　案例分析

一名 14 岁的患者被转诊到笔者所在机构耳鼻喉科进行左眼持续性骨膜下眼眶脓肿的后续手术治疗。

该患者在 3 天前在院外进行了左侧筛窦部分切开术，以治疗合并眼眶蜂窝织炎和可疑骨膜下脓肿的急性筛窦炎。在进行该次手术治疗时，并没有打开筛板和引流脓性物质。不幸的是，术后第 1 天就出现眼睑红斑和水肿急剧加重（图 26.4）。当眼肌麻痹出现后，重新对眼眶和鼻旁窦进行了 CT 检查（图 26.5）。这次影像学显示，在左侧眼眶水平有大量的脓性物质聚集，对眶周施压并造成眼球移位。眼科检查发现了眼肌麻痹，但没有任何视力损失的征象。

患者被转诊到笔者所在医院，并决定立即进行脓肿引流，选择内镜下经鼻入路方法治疗感染；改良中鼻道切除、完全蝶筛窦切除术加部分筛板去除足以完全排出脓性物质。收集的脓液培养阴性。该患者存在眼肌麻痹和眼睑异常外观等表现，在手术后几小时内得到改善（图

26.6）。经过 5 年的随访，患者没有任何眶周感染复发的表现。

26.8　操作要点

前后筛窦切开通常是为了完全显露筛板，筛板的开放是脓液完全引流的必要步骤。筛板一般不需要完全切除，在脓性物质聚集处进行开放即可。应使用弯头吸引器（尽量选择钝尖）对眶骨膜加压，以促进脓液排出。除了脓肿在眶内扩展的情况需要开放骨膜外，其他情况不建议开放眶骨膜。

26.9　手术误区

耳鼻喉科医师应该熟悉内镜下的一般操作和眼眶减压的方法。不彻底的手术操作，如部分筛窦切除，不足以处理骨膜下脓肿。必须提供一套用于内镜鼻窦手术的儿科专用仪器和成像系统。及时的眼科和耳鼻喉科检查是决定是

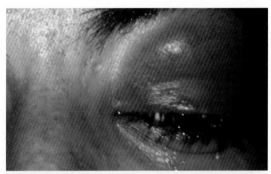
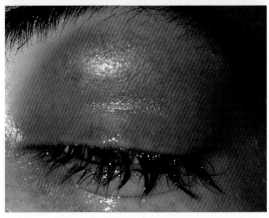

图 26.4　一名 14 岁的男孩转诊到笔者所在机构进行内镜下经鼻引流左侧眼眶骨膜下脓肿

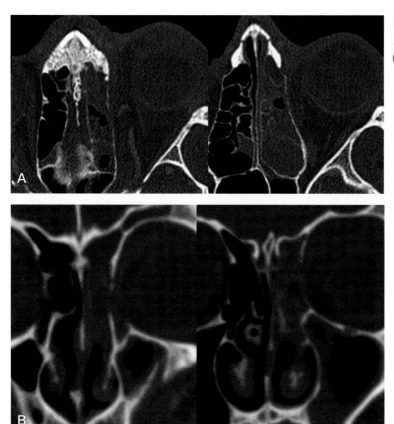

图 26.5　左侧眼眶蜂窝织炎和骨膜下脓肿的轴位（A）和冠状位（B）观

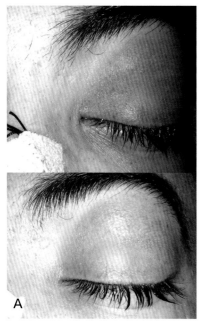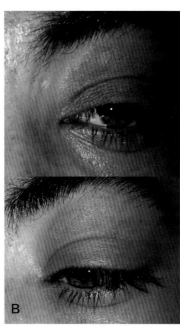

图 26.6　患者在术后即刻（A）和 48 小时后（B）的表现

否需要手术引流的基础，以预防严重并发症发生。

26.10 结论

尽管在某些情况下需要联合手术引流，药物治疗仍是治疗眶周骨膜下脓肿的主要方法。骨膜下脓肿手术引流的选择取决于是否存在视力障碍、眼肌麻痹和眼球前突等表现。疾病发生进展或抗生素治疗无法改善时也需要外科手术干预。多学科专家协作评估是避免眼眶蜂窝织炎严重并发症的基础。

内镜下经鼻入路治疗通常足以清除脓性物质，但对于向上及上外侧扩展的骨膜下脓肿病例，需考虑结合开放手术引流。

参考文献

［1］ Giusan AO, Kubanova AA, Uzdenova RKh. Rhinosinusogenic orbital complications: the prevalence and principles of treatment. Vestn Otorinolaringol. 2010(4):64–67

［2］ Chandler JR, Langenbrunner DJ, Stevens ER. The pathogenesis of orbital complications in acute rhinosinusitis. Laryngoscope. 1970; 80(9):1414–1428

［3］ Brook I. Microbiology and antimicrobial treatment of orbital and intracranial complications of rhinosinusitis in children and their management. Int J Pediatr Otorhinolaryngol. 2009; 73(9):1183–1186

［4］ Liao S, Durand ML, Cunningham MJ. Sinogenic orbital and subperiosteal abscesses: microbiology and methicillin-resistant Staphylococcus aureus incidence. Otolaryngol Head Neck Surg. 2010; 143(3):392–396

［5］ McKinley SH, Yen MT, Miller AM, Yen KG. Microbiology of pediatric orbital cellulitis. Am J Ophthalmol. 2007; 144(4):497–501

［6］ Barone SR, Aiuto LT. Periorbital and orbital cellulitis in the Haemophilus influenzae vaccine era. J Pediatr Ophthalmol Strabismus. 1997; 34(5):293–296

［7］ Sciarretta V, Macrì G, Farneti P, Tenti G, Bordonaro C, Pasquini E. Endoscopic surgery for the treatment of pediatric subperiosteal orbital abscess: a report of 10 cases. Int J Pediatr Otorhinolaryngol. 2009; 73(12):1669–1672

［8］ Yen MT, Yen KG. Effect of corticosteroids in the acute management of pediatric orbital cellulitis with subperiosteal abscess. Ophthal Plast Reconstr Surg. 2005; 21(5):363–366, discussion 366–367

［9］ Hongguang P, Lan L, Zebin W, Guowei C. Pediatric nasal orbital cellulitis in Shenzhen (South China): etiology, management, and outcomes. Int J Pediatr Otorhinolaryngol. 2016; 87:98–104

［10］ Oxford LE, McClay J. Complications of acute rhinosinusitis in children. Otolaryngol Head Neck Surg. 2005; 133(1):32–37

［11］ Arjmand EM, Lusk RP, Muntz HR. Pediatric rhinosinusitis and subperiosteal orbital abscess formation: diagnosis and treatment. Otolaryngol Head Neck Surg. 1993; 109(5):886–894

［12］ Tanna N, Preciado DA, Clary MS, Choi SS. Surgical treatment of subperiosteal orbital abscess. Arch Otolaryngol Head Neck Surg. 2008; 134(7):764–767

［13］ Harris GJ. Subperiosteal abscess of the orbit. Age as a factor in the bacteriology and response to treatment. Ophthalmology. 1994; 101(3):585–595

［14］ Garcia GH, Harris GJ. Criteria for nonsurgical management of subperiosteal abscess of the orbit: analysis of outcomes 1988–1998. Ophthalmology. 2000; 107(8):1454–1456, discussion 1457–1458

［15］ Brown CL, Graham SM, Griffin MC, et al. Pediatric medial subperiosteal orbital abscess: medical management where possible. Am J Rhinol. 2004; 18(5): 321–327

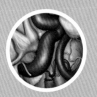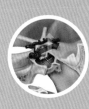

小儿颅底闭合技术、并发症处理和术后护理

第27章

小儿颅底手术中的闭合技术：带血管皮瓣

Cristine N.Klatt-Cromwell，Brian D.Thorp，Charles S.Ebert，Deanna M.Sasaki-Adams，Matthew G.Ewend，Adam M.Zanation

摘　要：近些年，内镜下经鼻入路手术快速发展，为颅底病变切除提供了多种选择。内镜下经鼻入路手术首先应用于成年患者，后来适应证扩展到儿童患者。儿童颅骨解剖上的变异，加之生长发育中的不断变化，使得儿童内镜下经鼻入路手术更具挑战性。细致的术前规划和适当的目标必不可少。本章讨论了多种颅底重建的策略及这些策略在成年患者中如何发展及研究的，同时还探讨了相关技术如何应用于儿童。

关键词：颅底重建，鼻中隔黏膜皮瓣，颅周皮瓣，颞顶筋膜瓣，脑脊液漏，内镜颅底外科，儿童

27.1　带血管皮瓣的介绍

近年来，内镜下经鼻入路手术有了长足的发展，为颅底病变的切除提供了多种选择。对解剖学的深入理解，加上器械和技术的进步，使得这些手术有了重大进展。扩大经鼻入路（EEA）被用于治疗许多复杂的硬膜内和硬膜外病变；虽然 EEA 首先应用于成年人，但该技术适应证已逐渐扩大到儿童。

对解剖学的深入理解使得内镜下经鼻入路手术范围不仅包括旁正中颅底，还包括眼眶和上颈椎。随着扩大颅底技术的使用，重建技术也应运而生。最初，大部分颅底重建是用含细胞或无细胞移植物进行的。Hegazy 等进行的荟萃分析[1] 报道了用含细胞或无细胞移植物修复创伤所致脑脊液（cerebrospinal fluid，CSF）漏共计 289 例，总成功率为 90%。随着技术的发展，学者们开始使用带血管组织修补颅底。在 Thorp 等的一项研究中，2152 例患者接受了带血管组织的颅底重建，主要包括鼻中隔黏膜皮瓣（nasoseptal flap，NSF）和颅周皮瓣（pericranial flap，PCF），以及一些其他带血管组织[2]。该研究发现，脑脊液漏发生率

为 3.3%，总体来说，重建算是成功的。相关重建技术将在本章后面内容进行进一步探讨。

与成年患者外科手术一样，利用内镜下经鼻入路进入儿童颅底的方法近年来有了很大的发展。优点包括没有外部皮肤切口、不需要开颅。虽然总体来说经鼻入路手术有许多优点，但是儿童和成年颅底解剖结构之间的差异需要高度注意，儿童发育中的颅骨经历着渐进性气化，透彻理解这些内容和关键解剖结构对手术成功至关重要。几项文献描述了通过 EEA 成功进入小儿患者颅底中线的方法[3-5]。本章将描述成人和儿童经鼻入路手术之间的差异，并讨论可用的外科重建技术。

27.2　儿童颅底

在儿童患者中，颅骨和经鼻颅底是不断变化的。鼻窦气化一般从 2 岁左右开始，持续到青春期，不同的鼻窦，气化时间和速率也不尽相同。在 Waitzman 等的一项研究中[6]，CT 证明儿童颅骨在 10 岁以内迅速生长，在约 10 岁时趋于平稳。该团队还发现，上中面部骨性结构在儿童仅在大龄阶段时显著增加。Shah 等

利用 CT 资料从放射解剖学角度回顾性研究了儿童经蝶窦 EEA 的解剖局限性[5]。研究中所有患者均按年龄划分，并与成年患者对照组进行对比，对 CT 检查进行评估，并由神经放射科医师和耳鼻喉科医师对预期的颅底缺损（包括经鞍入路、经筛入路和经斜坡入路）进行测量。对每个缺损都计算比较颅底重建所需的鼻中隔黏膜皮瓣面积。纳入研究的患者按年龄划分。研究得出结论，在 10 岁之前，鼻中隔黏膜皮瓣应谨慎使用，其大小可能不允许用于颅底重建；当然，是否合适还取决于缺损的大小。该团队强调，在手术前应仔细评估每例患者的预期颅底缺陷情况，以获得最佳的重建考量[5]。

与成年患者相比，儿童患者颅底相对更大的解剖差异可能使内镜下经鼻入路手术更具挑战性。在另一项研究中，Tatreau 等评估了颅底发育不成熟的影响及其与周围的神经血管的关系[7]。该研究主要讨论了 3 种不同的骨骼解剖局限性。第一个解剖学限制是梨状孔，这是颅底手术中遇到的第一个浅表骨性结构。儿童患者尚在发育中，软组织可能会移位；避免对这一区域损伤以避免可能影响正常发育的问题值得关注。此外，在颅底手术中，此区域的尺寸对器械通过也十分重要。Tatreau 等发现，对于年龄小于 24 个月的患儿来说，该区域尺寸过小，禁用扩大经鼻内镜入路手术。2~7 岁，这个空间较窄，但并不是绝对禁用。6~7 岁之后，该区域尺寸与成年患者相当。因此，在年轻患者中，经唇下入路更为适用[7]。

儿童颅底手术的第二个解剖限制是蝶窦不完全气化。蝶窦气化模式在文献中已有描述[8-10]。研究发现，蝶窦气化模式可分为鞍前型（又称甲介型）、鞍型和鞍后型 3 类，并遵循从前到后的气化模式。Tatreau 等发现，6~7 岁的患儿蝶窦前壁已完全气化，77% 的患者有鞍前壁气化 32% 的患者有鞍底气化；此外，88%±17% 的蝶骨平台也有气化。其他发现如鞍背气化，在 84% 年龄小于 16 岁的患者中并不明显。斜坡隐窝的气化在 10 岁之前很少见到，但在 15 岁以上的患者中 89% 存在这种改变[7]。虽然不完全蝶窦气化与手术期间需要更多钻孔相关，但这并不妨碍选择内镜下经鼻入路。在 Cavallo 等的一项研究中，还讨论了限制内镜手术使用的几种解剖情况。这包括在蝶骨平台和鞍结节上覆盖更厚的骨质，使得入路更为复杂[11]。然而，细致的手术计划和充分的影像学研究可以帮助克服这些挑战，使 EEA 在儿童患者中得到应用。

由于儿童经鼻颅底手术的优势显而易见，因此，思考与该区域神经、血管结构损伤相关的风险和发病率是很重要的。颈内动脉（ICA）与发育中颅底的蝶窦气化有着内在联系。Tatreau 等评估了纳入研究的儿童患者，利用 CT 测量了海绵窦水平和鞍底正下方上斜坡水平颈内动脉之间的最小距离。结果提示，在 12 岁左右，89% 的患者颈内动脉垂直部分有一定程度的突起；24 个月后上斜坡处的颈内动脉间距相对固定；在海绵窦，小于 24 个月、6~7 岁的患儿的颈内动脉间距明显小于 9~10 岁的患儿；与成年人相比，9~10 岁患儿的颈内动脉间距在统计学上没有显著差异[7]。总体来说，海绵窦水平的平均颈内动脉间距在成年为 12~18mm，3 岁和 4 岁患儿仅为 10mm。因此，除年龄最小的患者外，所有患者都可以进行内镜下经蝶鞍手术。Yilmazlar 等讨论了海绵窦水平狭窄的颈内动脉间距是为什么被视为经蝶手术的相对禁忌证的[12]。一些研究强调，是否属于禁忌，在很大程度上取决于外科医师的经验和偏爱。

27.3　颅底重建的入路

结合前文提及的解剖学思考，儿童颅底手术与成人颅底手术目标相同，具体包括安全切除病变，且水密关闭鼻腔与颅内空间／结构分离的缺损。这些目标旨在避免潜在术后并发症，包括气胸、脑脊液漏、脑膜炎或死亡。细致的患者筛选和术前规划对手术安全至关重要。细致的儿童颅底手术计划尤其重要，虽然儿童患者的一些共患病（如吸烟和肥胖）发病率不高，但是否有放疗史仍然是需要考量的重要因素。

Kassam 等还强调了儿童患者的体型大小的重要性,因为儿童患者一般血容量也较少。因此,手术可能需要分期进行,以保证患者安全[3]。此外,由于儿童仍在生长发育,手术对颅面生长的影响也应考虑在内。鼻内操作通常不会破坏鼻骨骨质生长中心,但联合开放手术可能会破坏儿童患者的生长板和牙列。即使有特殊的考虑,儿童患者的护理也应该尽可能标准化,以优化效果。

从历史上看,颅底手术涉及采用腰大池引流。如 Stokken 等所述,腰大池引流在颅底手术中经常用于术后脑脊液分流[13]。但随着内镜下经鼻入路手术领域的发展和变化,文献提示在颅底手术中不使用腰大池引流的偏好逐渐盛行,除非患者特定的因素需要使用。如 Ransom 等所述,对颅底手术采用了腰大池引流的患者进行了独立评估,发现并发症发生率为 12.3%[14]。重建技术的改良和腰大池引流并发症的存在,使得医师对腰大池引流持更加审慎的态度,特别是对于需要多次重建的复发性脑脊液漏患者,或混杂因素导致颅内压升高的患者。Zanation 等发现,斜坡和前颅底缺损的患者术后更容易出现脑脊液漏[15]。在儿童人群中,由于患者不适、相关并发症和置管困难,腰大池引流更为复杂。虽然对于哪些患者需要采用腰大池引流还没有真正的共识,但手术团队应在手术前仔细评估患者和预期的手术程序,以确定是否需要同时采用腰大池引流。

27.3.1　重建的选择

(1)非细胞移植物:在颅底重建方面,有大量文献介绍了多种重建选择。由于这些技术传统上是在成年患者中进行开发和研究的,因此本章将介绍的技术在儿童颅底外科文献中鲜有报道,但它们同样可以作为儿童颅底重建的主流方法。

脱细胞移植物在颅底重建中一直起着至关重要的作用。一些产品包括脱细胞真皮基质(AlloDerm LifeCell,Branchburg,NJ)和胶原基质(Duragen,Integra Life Sciences,

Plainsboro,NJ)已被用作颅底重建的辅助材料。对于嵌入技术,Alloderm 已用于硬脑膜下或硬脑膜外平面。对于覆盖技术,则必须去除所有颅底骨底层黏膜以防止黏液囊肿形成,并且在使用前必须充分水合。对于需要切除硬脑膜的外科手术,胶原基质硬脑膜可以作为脑组织与硬脑膜之间的硬膜下平面的嵌入物,也可以作为硬脑膜与骨性颅底之间硬膜外平面的嵌入物。这种人造硬脑膜已被用于封闭颅底缺损,消除硬脑膜切除术后的脑脊液漏。对于骨窗显露较大、骨边缘有限的患者,其也可以作为一种覆盖性材料。所有的脱细胞移植技术都必须结合使用自体组织以支撑到位,这将在下文中进一步描述。

(2)细胞移植物:除了脱细胞移植物,细胞移植物是颅底重建最早使用的移植物之一。与所有重建一样,强调多层封闭是非常重要的。在 Harvey 等的一项研究中,利用游离组织结合多层缝合修复较小的缺损(< 1cm),发现成功率大于 90%[16]。可以有如下几种选择。

1)游离黏膜移植物:黏膜移植物可从整个鼻腔组织获得,用于颅底缺损的重建。移植物可从鼻中隔、鼻底和(或)中鼻甲取下。这种重建技术不需要第 2 个手术部位取材。然而,由于担心潜在疾病的影响,一些情况下禁止使用鼻内黏膜进行重建,如鼻腔恶性肿瘤患者。在手术中,外科医师可以选择切除中鼻甲和(或)鼻中隔或切除一部分作为手术入路。通过这些切除术,从这些结构中获取的黏膜可以作为游离黏膜移植物。此外,经鼻入路技术提供了广泛的到达颅底的通道,这些部位的黏膜也可以用于重建。为了获取鼻底黏膜,利用弯曲 45° 的针尖单极做环形切口。黏膜移植物的大小可以通过延伸到鼻中隔和下鼻甲下方来改变。然后用剥离子小心剥离黏膜,并将游离黏膜保存在生理盐水中,以备重建之用。在使用游离黏膜进行重建之前,沿着黏膜供区进行细致止血。如前所述,为了防止黏液囊肿形成,清除重建部位所有下层黏膜是至关重要的。如下文所述,在放置游离黏膜后,使用多层支撑物进行闭合。

2）腹部脂肪：腹部脂肪移植物常被用作颅底重建的一个组成部分。传统上，脂肪移植物用于消除缺损内的空隙，以形成更为层叠的重建结构。脂肪移植物可与其他重建材料结合使用，包括脱细胞移植物和（或）带血管蒂移植物。脂肪移植物的取材切口必须在另一个手术部位，无论是脐周、下腹或髋外侧，必须单独准备、消毒和铺巾。必须进行环切，以获得重建所需的足够容积。手术完成后，冲洗伤口，确认止血彻底。这种颅底封闭是多层的。如果颅底缺陷较大，成年患者可以采用腰大池引流以促进修补更好愈合；但是，儿童患者很少需要进行该操作。在脂肪取材时必须小心，因为部分儿童患者偏瘦，脂肪较少。此外，若取材过于广泛，可能会导致皮肤畸形而不美观，所以建议脐周取材要适度。近年来，真皮层脂肪移植物被广泛应用于颅底重建。需要做一个椭圆形切口，去除表皮，让真皮附着于脂肪，以获得复合移植物。脂肪仍然可以在真皮成分周围解剖，但它仍然可以附着一起使用。真皮能够提供一个更强大的重建基础，使得移植物的插入和安置更容易。就像传统的脂肪移植物一样，真皮脂肪移植物可以配合脱细胞移植物和细胞移植物对颅底缺损进行重建，作为多层封闭的一部分。

值得注意的是，在 Hadad 等的一项研究中，发现在对大于 3cm 的缺损进行修补时，用游离组织移植物重建的术后脑脊液漏率发生率为 20%～30%，这是不可接受的。因此，他们推荐血管化重建技术[17]。这些将在下文进一步描述。

3）带血管黏膜皮瓣：血管化颅底重建技术已成为一种广泛应用的脱细胞移植物和细胞移植物修补术的辅助技术。鼻中隔黏膜瓣（NSF）重建技术由 Hadad 等于 2006 年首次使用，目前已经成为颅底重建的首选技术[17]。其由鼻中隔的黏膜骨膜和黏膜软骨膜组成，这种血管化的黏膜瓣从蝶腭动脉分支鼻后中隔动脉获得血液供应。在成人中，最大的优点之一是该黏膜瓣具有很强大的蒂和扩张性，能够从眼眶铺到眼眶，从鞍区铺到额窦[15]。该技术不需要做第二个手术切口，且并发症发生率也较低。其主要缺点在于，无论是成人或儿童患者，其黏膜瓣的获取必须在手术切除肿瘤前。此外，如肿瘤累及或血管损害，这一手术重建方法难以实现。既往鼻腔手术史并不是使用这种黏膜瓣的绝对禁忌证；但是，必须非常小心地提起黏膜瓣，如果需要，必须计划一种可替代的重建方法。这种黏膜瓣在小儿患者中有特殊的潜在缺点，必须在手术前加以考虑。在 Shah 等的一项研究中[5]，进行放射解剖学测量，假设了颅底切除和鼻中隔黏膜瓣的面积大小。在所有年龄组的患者中测量了经筛、经鞍和经斜坡入路颅底缺损重建所需的 5 个测量值。对患儿进行鼻中隔黏膜瓣大小和脑脊液漏率评估。根据 CT 测量结果，应用鼻中隔黏膜瓣重建经筛颅底缺损在 9～10 岁之前是不够的。在此之前，鼻中隔黏膜瓣的长度不会覆盖缺损的长度。对于经蝶鞍入路手术，6～7 岁的患者行鼻中隔黏膜瓣重建是足够的；而且鼻中隔黏膜瓣一般来说是足够长的，可以跨越颅底缺损。除了比较小的患者外，黏膜瓣的宽度一般是足够的。对于经斜坡入路手术，该研究队列中只有 3 名成人有足够的长度充分重建该区域。因此，所有儿童患者基本都没有足够的鼻黏膜间隔长度使其成为可行的重建选择。总体来说，研究指出，对于 10 岁之前接受颅底手术的患儿，鼻中隔黏膜瓣可能无法提供可行的重建选择[5]。然而，该研究并未考虑患者的具体变化，这可能进一步包括或排除鼻中隔黏膜瓣作为重建选择。因此，术前计划对手术是否成功至关重要。

27.3.2 鼻中隔黏膜瓣技术

对大量独立患者样本的资料进行广泛的回顾性分析，若数据结果较好，就可以选择鼻中隔黏膜瓣进行颅底重建。对患者进行体位摆放和手术准备，必要时利用影像学图像引导到位。手术首先将双侧下鼻甲轻度骨折，鼻中隔黏膜瓣侧的中鼻甲根据外科医师的喜好切除或推移到外侧。中鼻甲基板残余出血的控制必须小心，以防止损伤黏膜瓣的蒂。轻轻地外推上鼻甲，以便在蝶筛窦隐窝中确定蝶窦开口。确定了位置后，要注意切口的设计。用弯曲45°的加长针状单极烧灼器，在鼻中隔内做平行切口。第1个切口从后鼻孔缘开始，然后在鼻中隔与鼻底交界处过渡到鼻中隔。第2个切口位于鼻前庭内垂直方向，尽可能向前延伸至皮肤黏膜交界处。第3个切口从蝶窦开口开始，向前上方延伸。这些切口需要离鼻腔顶1~2cm，以防止损害嗅上皮。剥离子用于剥离抬起黏膜瓣，通常需从每个切口线开始，以防止撕裂。一旦黏膜瓣前部剥离开，就可以在不影响连续性的情况下进行黏膜瓣后部剥离。一旦黏膜瓣完全抬起，蒂被分离，黏膜瓣被塞进鼻咽部或同侧上颌窦。它可以保留在任何一个位置，直到手术切除完成，准备重建缺损，小心地将黏膜瓣取下，确保黏膜瓣蒂不会扭曲。然后将其用作多层重建的一部分，并且可以与先前提到的脱细胞移植物和细胞移植物一起使用。一旦黏膜瓣放置到位，必须与周围的骨缘直接接触，没有黏膜重叠，然后用后文描述的方式支撑。如果在手术中发现缺损比预期的要大，并且不能用鼻中隔黏膜瓣充分覆盖，则需要考虑其他重建选择，以防止发生术后并发症。

27.3.3　内镜辅助下颅面部皮瓣技术

在儿科患者中，开放性颅面手术传统上采用局部区域皮瓣重建技术，包括PCF或颞肌瓣[18]。虽然这些重建需要第2个手术部位和外部切口，但好处之一是取材组织不受潜在病理学的影响。此外，在年轻人群中，颅骨生长通常比面部生长快，故有丰富的组织以供重建使用[19]。正是出于此原因，鼻中隔黏膜瓣存在局限性，这在前面讨论过。如果手术切除范围广泛，或鼻腔组织不足以重建颅底，内镜辅助下PCF重建是一个很好的重建选择。Zanation等描述，这种坚固的皮瓣由眶上动脉和滑车上动脉供血[20]。其广泛的面积允许其

用于重建具有挑战性的较大缺损，并且可以用于鼻中隔黏膜瓣不足的儿童。皮瓣必须使用多种技术从另外的切口获取，包括内镜辅助、半冠状或冠状入路；然后通过眉间小切口将皮瓣填入鼻内，鼻内有潜在的骨缺损。当计划内镜辅助应用PCF重建时，头发和面部必须以标准无菌方式准备和覆盖。不是剃头发，是以头皮钉固定头发而使之远离标记的切口线。为了保护皮瓣的蒂，确定眶上切迹，每侧做1.5cm的标记，允许保留3cm的皮瓣蒂。此外，需标记中线以避免损伤对侧PCF；如有必要，可将其保留以供进一步重建。一旦切除肿瘤的手术完成，就开始评估PCF的获取及重建。切开切口并向下延伸到帽状腱膜下层面，在此过程中可使用内镜。完成切口后，用加长的针状单极将皮瓣从颅骨上剥离。侧切口向后方延伸并连接，要谨慎保护皮瓣，使其足够大并避免损伤同侧蒂及对侧PCF。然后根据所采用的入路决定使用或不使用内镜，小心地分离皮瓣。一旦皮瓣被剥离好，就仔细地在眉间切开并将其于骨膜下剥离。然后用高速磨钻打开鼻骨进入鼻腔。重要的是，这个骨性开口不能限制皮瓣通过，否则当皮瓣被放入鼻腔时，骨性开口可能损伤皮瓣的蒂。随着鼻腔内切除术的完成，皮瓣被移入鼻腔并放置到位，作为颅底重建的一部分。与其他移植瓣膜一样，PCF必须也与周围的骨缘接触。与鼻中隔黏膜瓣一样，该皮瓣可与其他脱细胞移植物和细胞移植物一起使用，具体见下文所述。对移植物来源的外部伤口进行大量冲洗并逐层缝合。引流管通常用于封闭头皮的无效腔，防止形成皮下积液或血肿。

27.3.4　鼻甲黏膜瓣

虽然鼻中隔黏膜瓣和内镜辅助PCF是儿童颅底重建的主要方法，但下鼻甲和中鼻甲黏膜瓣作为不常用的选择也可使用。Zanation等描述了这两个以各自动脉为蒂的黏膜瓣，这些动脉分别是鼻后外侧动脉的分支，蝶腭动脉的终末支[15]。下鼻甲黏膜瓣在较小的颅底缺损特别是在鞍旁和中斜坡区的缺损重建中发挥作

用。使用时，双侧下鼻甲黏膜瓣可以提供更好的覆盖。中鼻甲黏膜瓣由于黏膜薄、不易取材而不常用。

27.3.5　支撑技术

不论采用何种重建技术，一项标准化的方法用于支持产生可靠和一致的结果是至关重要的。一旦颅底重建完成，Surgicel（Ethicon US, LLC）在重建面边缘的周围使用。安置后，厚实的 Nasopore（Polyganics, Groningen, the Netherlands）被用来进一步支持修复的关键部分。上述材料填充在适当位置后，Duraseal（Confluent Surgical Inc.,Waltham, MA）像生物胶一样被涂抹在重建面上，提供一个三维支撑。然后将 Nasopore 分为多层使用，以进一步支持整个重建结构，防止在愈合初期出现任何移动，并确保重建物在颅底充分附着。最后，将不可降解材料或 Foley 球囊在可视化监控下妥善放置，以作为支撑物。此类支撑材料通常在手术后 3～7 天保持在原位，并在出院前取出。鼻腔盐水冲洗通常在手术后 1 周开始。

27.4　结论

如上所述，术前计划和充分准备对儿童患者的成功治疗至关重要。细致规划重建方案可减少术中并发症，并在手术切除量大于预期和（或）主要重建方案不足时提供备选方案。虽然医学上的"共病"在儿科经鼻颅底手术患者中不太常见，但手术前应评估患儿的年龄、体型大小和血容量。大肿瘤或预期出血量较多的肿瘤可能需要进行分期手术以保证患儿的安全。栓塞术应选择性地用于某些肿瘤病变，以减少术中出血。放疗史和其他已治愈的合并症对术中安全和手术成功也至关重要。考虑到所有的因素，标准化流程应该像在成年患者中应用的一样，应用于儿科患者。

如上所述，解剖学是小儿颅底外科的重要组成部分。因此，在所有的儿科患者手术过程中使用了图像引导系统，其中包含了精细的 CT 和 MRI 数据。仔细的麻醉诱导是至关重要

的，尤其是在高颅内压的情况下。此外，仔细控制血压，避免低血压和高血压，对减少术中失血和预防颅内并发症也很重要。应用 Foley 导管仔细监测体液情况。正确的体位摆放也是成功的关键。床通常与麻醉机成 90° 角，床头稍微抬高。注意适当的定位，以确保在手术开始前对所有压力点进行填充。对于需要不同手术部位（包括腹部、头皮或大腿）的任何重建手术，患者也以标准无菌方式充分准备和覆盖。一旦患者就位并做好准备，图像引导系统就完成了注册。

术后护理和并发症

对接受颅底手术和重建的儿科患者，进行标准化护理对减少并发症至关重要。虽然不同年龄的儿科患者比成人更具挑战性，但坚持常规流程有助于确定术后出现的问题。如前所述，在所有重建中强调多层闭合，包括使用 Foley 导管或不可降解材料作为修复的最终支撑。手术后对患儿进行严密监测，以尽快发现并发症。Patel 等发现，术中高流量脑脊液漏是术后脑脊液漏最可靠的预测因素[21]。因此，术后需要密切监测儿科患者。可通过卧床休息和 Foley 导管帮助减少术后颅底修补物松动，从而降低急性愈合期脑脊液漏的风险。儿童的体液平衡很脆弱；因此，对于术中大量失血的患儿，可能需要分期手术以确保患者安全。

内镜颅底手术和所有手术一样存在并发症。正如 Kassam 等所描述的，颅底手术后存在并发症，包括脑脊液漏、颅内气肿、脑膜炎和颅底修补失败[22]。这些并发症在儿科患者中同样存在。Harvey 等的荟萃分析对 38 项不同的研究进行了术后并发症的评估。在评估所有颅底重建技术时，术后总体脑脊液漏发生率为 11.5%（70/609）[16]。该团队进一步评估游离组织移植物的脑脊液漏发生率为 15.6%（51/326），带血管黏膜瓣的脑脊液漏发生率为 6.7%。虽然大多数数据通常是针对成人患者的，但结果也适用于儿科病例。

随着颅底手术适应证扩展至儿科患者，我

们探讨了潜在的颅底重建选择。总体来说，重点必须放在细致的术前规划与计划切除和重建的可行性。在手术前，尤其是在预计需要第 2 个手术部位的情况下，应告知儿科患者及其家属多种重建选择的可能性。对于需要大面积切除的患儿，也应讨论分期手术的可能性。此外，面部生长缺陷也构成了一种潜在的风险。面部生长缺陷是否会成为内镜颅底手术的真正风险仍然未知，因此与患儿家属交流和长期随访及未来关于面部生长的研究仍具有重要意义。虽然儿童在颅底手术和重建方面面临着复杂挑战，但目前技术非常适用，且疗效颇佳。此外，这些技术随着时间的推移也在不断发展。

参考文献

[1] Hegazy HM, Carrau RL, Snyderman CH, Kassam A, Zweig J. Transnasal endoscopic repair of cerebrospinal fluid rhinorrhea: a meta-analysis. Laryngoscope. 2000; 110(7):1166–1172

[2] Thorp BD, Sreenath SB, Ebert CS, Zanation AM. Endoscopic skull base reconstruction: a review and clinical case series of 152 vascularized flaps used for surgical skull base defects in the setting of intraoperative cerebrospinal fluid leak. Neurosurg Focus. 2014; 37(4):E4

[3] Kassam A, Thomas AJ, Snyderman C, et al. Fully endoscopic expanded endonasal approach treating skull base lesions in pediatric patients. J Neurosurg. 2007; 106(2) Suppl:75–86

[4] Pirris SM, Pollack IF, Snyderman CH, et al. Corridor surgery: the current paradigm for skull base surgery. Childs Nerv Syst. 2007; 23(4):377–384

[5] Shah RN, Surowitz JB, Patel MR, et al. Endoscopic pedicled nasoseptal flap reconstruction for pediatric skull base defects. Laryngoscope. 2009; 119(6): 1067–1075

[6] Waitzman AA, Posnick JC, Armstrong DC, Pron GE. Craniofacial skeletal measurements based on computed tomography: part II. Normal values and growth trends. Cleft Palate Craniofac J. 1992; 29(2):118–128

[7] Tatreau JR, Patel MR, Shah RN, et al. Anatomical considerations for endoscopic endonasal skull base surgery in pediatric patients. Laryngoscope. 2010; 120 (9):1730–1737

[8] Gruber DP, Brockmeyer D. Pediatric skull base surgery. 1. Embryology and developmental anatomy. Pediatr Neurosurg. 2003; 38(1):2–8

[9] Spaeth J, Krügelstein U, Schlöndorff G. The paranasal sinuses in CT-imaging: development from birth to age 25. Int J Pediatr Otorhinolaryngol. 1997; 39 (1):25–40

[10] Hamid O, El Fiky L, Hassan O, Kotb A, El Fiky S. Anatomic variations of the sphenoid sinus and their impact on trans-sphenoid pituitary surgery. Skull Base. 2008; 18(1):9–15

[11] Cavallo LM, de Divitiis O, Aydin S, et al. Extended endoscopic endonasal transsphenoidal approach to the suprasellar area: anatomic considerations: part 1. Neurosurgery. 2007; 61(3) Suppl:24–33, discussion 33–34

[12] Yilmazlar S, Kocaeli H, Eyigor O, Hakyemez B, Korfali E. Clinical importance of the basal cavernous sinuses and cavernous carotid arteries relative to the pituitary gland and macroadenomas: quantitative analysis of the complete anatomy. Surg Neurol. 2008; 70(2):165–174, discussion 174–175

[13] Stokken J, Recinos PF, Woodard T, Sindwani R. The utility of lumbar drains in modern endoscopic skull base surgery. Curr Opin Otolaryngol Head Neck Surg. 2015; 23(1):78–82

[14] Ransom ER, Palmer JN, Kennedy DW, Chiu AG. Assessing risk/benefit of lumbar drain use for endoscopic skull-base surgery. Int Forum Allergy Rhinol. 2011; 1(3):173–177

[15] Zanation AM, Thorp BD, Parmar P, Harvey RJ. Reconstructive options for endoscopic skull base surgery. Otolaryngol Clin North Am. 2011; 44(5): 1201–1222

[16] Harvey RJ, Parmar P, Sacks R, et al. Endoscopic skull base defects: a systematic review of published evidence. Laryngoscope. 2012; 122:452–459

[17] Hadad G, Bassagasteguy L, Carrau RL, et al. A novel reconstructive technique after endoscopic expanded endonasal approaches: vascular pedicle nasoseptal flap. Laryngoscope. 2006; 116(10):1882–1886

[18] Demonte F, Moore BA, Chang DW. Skull base reconstruction in the pediatric patient. Skull Base. 2007; 17(1):39–51

[19] Scott JH. The growth of the human face. Proc R Soc Med. 1954; 47(2):91–100

[20] Zanation AM, Snyderman CH, Carrau RL, Kassam AB, Gardner PA, Prevedello DM. Minimally invasive endoscopic pericranial flap: a new method for endonasal skull base reconstruction. Laryngoscope. 2009; 119(1):13–18

[21] Patel MR, Stadler ME, Snyderman CH, et al. How to choose? Endoscopic skull base reconstructive options and limitations. Skull Base. 2010; 20(6):397–404

[22] Kassam AB, Thomas A, Carrau RL, et al. Endoscopic reconstruction of the cranial base using a pedicled nasoseptal flap. Neurosurgery. 2008; 63(1) Suppl 1:ONS44–ONS52, discussion ONS52–ONS53

第28章　小儿颅底手术中的闭合技术：多层闭合

João Mangussi-Gomes，Felipe Marconato，Leonardo Balsalobre，Eduardo Vellutini，Aldo C.Stamm

摘　要：在儿科患者中内镜下经鼻颅底重建（ESBR）是一项艰巨的任务，尤其是通常与高流量脑脊液漏有关的大缺损。当然，最好的选择是尝试用多层方式修复缺损。"3F"技术帮助外科医师记忆内镜下经鼻颅底多层重建最常用的材料：脂肪（fat）、阔筋膜（fascia lata）和皮瓣（flap）。从大腿或腹部取得的脂肪对于填充大的空腔非常有用。放置大片阔筋膜和（或）人工硬膜替代品内衬和（或）外衬也是一个很好的选择。尽管可以使用鼻中隔骨和软骨作为游离移植物，但也有学者担心儿童鼻中隔手术操作可能会干扰其颅面生长。所有这些材料放置的顺序和位置可能会有所不同，但无论使用什么技术，封闭都应该尽可能严密不渗漏。鼻中隔黏膜瓣（NSF）的应用已成为内镜下经鼻颅底重建手术的主流，在可行的情况下，应将其置于重建平面之上。尽管如此，特别是在非常年幼的婴儿，鼻中隔黏膜瓣有可能不可用或不够长。其他的黏膜瓣和游离黏膜移植物是很好的替代。正确的鼻腔填充可以防止颅底重建材料移位，这是手术结束时的关键。

关键词：颅底重建，多层，儿童人群，儿童，颅底缺损，游离移植物，黏膜瓣

28.1　概述

内镜下经鼻入路是治疗小儿颅底病变的一个新兴领域。关于该领域的第一个临床研究成果约在最近10年才开始发表[1]。正因为如此，在这一领域还没有明确的指导意见或共识，儿童内镜下经鼻入路和内镜下经鼻颅底重建的原则和技术主要是从成人的经验中借鉴的[2]。

用于儿童内镜下经鼻颅底重建的技术可能有很大差异，主要取决于手术团队的经验和偏好及病例本身。无论采用何种策略，都必须将颅内内容物与鼻腔完全分离，从而预防术后并发症。这通常是在对颅底缺损进行多层水密封闭后实现的，特别是那些与高流量脑脊液漏相关的大块颅底缺损[3, 4]。

28.2　儿童内镜下经鼻颅底多层重建：原则、材料和特性

内镜下经鼻颅底多层重建本身作为一种技

术，更应该被认为是一种外科手术的原则，即当正确选择和放置更多的层次时，成功的机会就更大。"3F"技术帮助外科医师记忆内镜下经鼻颅底多层重建最常用的材料：脂肪（fat）、阔筋膜（fascia lata）和皮瓣（flap）[4]。

脂肪可作为自体移植物，用于填充大的手术腔隙。脂肪移植物最常见的获取部位如下。

● 腹壁，通过脐下或耻骨上切口获取，此部位可提供大量脂肪，造成的瘢痕是最小的和离散的。

● 大腿，通过外侧纵向切口获得，除了体重指数很低的患者，此部位能够提供大量脂肪。当也需要阔筋膜时，此部位是首选的位置，尽管它可能会导致不必要的瘢痕。

阔筋膜也很容易从大腿外侧获得。阔筋膜是一种很好的自体移植物，最常用作内衬和（或）外衬以封闭硬脑膜缺口。当阔筋膜不够用时（如有很大颅底缺陷的婴儿），或者

不想做大腿皮肤切口时，人工合成硬膜替代品（如 DuraGen）可作为阔筋膜的替代品或补充。

较硬的移植物也可以用来加强颅底的闭合。在这种情况下，从鼻中隔获取的骨和软骨是有用的。然而，目前人们仍然担心移除鼻中隔可能对儿童的鼻和颅面生长产生影响。最近研究表明，对于年龄≥6岁的儿童（也可能是更小的儿童），鼻中隔成形术可以安全地进行，不会对他们的鼻和颅面部发育产生不良影响[5]。因此，当需要在内镜下经鼻颅底重建前进行鼻中隔成形术时（如当鼻中隔偏曲妨碍选择内镜下经鼻入路时），或当非常需要加强颅底闭合时，最好使用这种移植物[6]。

自从鼻中隔黏膜瓣被应用以来，它已成为包括儿科人群在内的内镜下经鼻颅底重建的主力[7]。这是一个多功能的黏膜瓣，应该尽可能使用[8]。然而，众所周知，鼻中隔在10~13岁生长更快，只有≥14岁的儿童鼻中隔才能达到成人水平。因此，鼻中隔黏膜瓣可能不能覆盖很大的前颅底缺损，尤其是婴幼儿的鞍部缺损[9]。在这种情况下，可以使用其他黏膜皮瓣，如鼻侧壁黏膜瓣，并使用从鼻底或中鼻甲获取的游离黏膜移植物，以代替传统的鼻中隔黏膜瓣。

28.3　决策与操作技术

当决策如何在儿童中行内镜下经鼻颅底多层重建时，除了患者的年龄和诊断外，还必须考虑以下因素[8]。

● 既往放疗和（或）鼻部手术史。
● 颅底缺损的部位、宽度和深度。
● 术中发生硬脑膜破裂及高流量脑脊液漏的概率。
● 颅底缺损周围的骨和硬脑膜边缘是否存在及其厚度。
● 移植物、人工合成材料和局部黏膜瓣的可用性。

对于存在小的颅底缺损（直径＜1cm）伴低流量脑脊液漏者，通常不需要多层移植物和皮瓣重建。而对于位于颅前窝或鞍区直径≥1~3cm的中大缺损者，则需要采用双层或多层重建技术。图28.1[6, 10]展示了如何重建这些缺陷。

多层"3F"技术的最佳适应证是非常大的颅底缺损，如由斜坡脊索瘤引起的颅骨缺损，通常其与高流量脑脊液漏有关。像这样缺陷的内镜下经鼻颅底重建具有挑战性，特别是儿科患者。在这种情况下，进行水密闭合（包括使用带血管蒂的黏膜瓣）是很关键的[4, 11]。

重建应该从用脂肪消除大的手术空腔开始。除了防止无效腔形成，因为其疏水性质，脂肪移植也可以避免脑脊液从缺损的边界渗出。切除大的硬脑膜内肿瘤后，脂肪也可以小心地放置在硬脑膜内，而不会影响神经、血管结构。之后，阔筋膜和（或）硬脑膜替代物以内衬或外衬方式分层放置。在某些情况下，可能需要分层放置更多的脂肪或将其用于清除正常空腔，这增加了带蒂黏膜瓣的覆盖范围。最后，将鼻中隔黏膜瓣置于其他层之上。

图28.2和图28.3展示了多种其他多层放置方式的例子。

28.4　鼻腔填塞及术后注意事项

待重建的多层移植物放置到位后，进行鼻腔填塞（图28.4）[4]。

● 速即纱置于黏膜瓣的边缘，并控制微小出血。
● 流体明胶和明胶海绵直接覆盖在黏膜瓣上，以帮助确保各层不移位；纤维蛋白胶通常不是必需的。
● 鼻腔用浸过抗生素软膏的纱布填充。
● 使用鼻用卫生棉条（如 Rapid Rhino）帮助支撑填塞。

鼻用卫生棉条要放置3~5天再取出，纱布要在手术后5~7天才取出。不用常规放置腰大池引流管。然而，当术中发现高流量脑脊液漏时，必须考虑腰大池引流；如果使用，腰大池引流管应放置3~5天。广谱抗生素使用10天或更久。

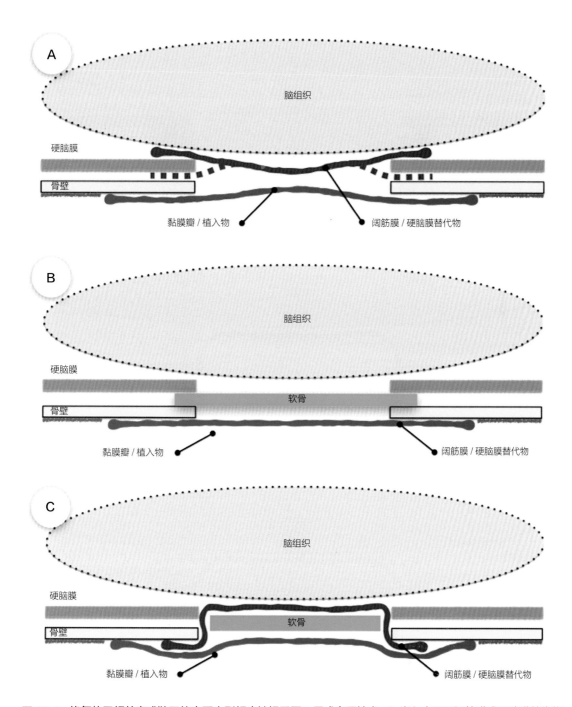

图 28.1　修复位于颅前窝或鞍区的中至大型颅底缺损需要双层或多层技术。A. 嵌入大面积阔筋膜或硬脑膜替代物；B. 当可以清晰识别骨壁时，小心地在硬脑膜外放置入鼻中隔骨或软骨是一个很好的选择；C. 阔筋膜和软骨的结合也可以使用类似于"垫圈密封"技术[6]。然后使用黏膜瓣来固定移植物并促进愈合

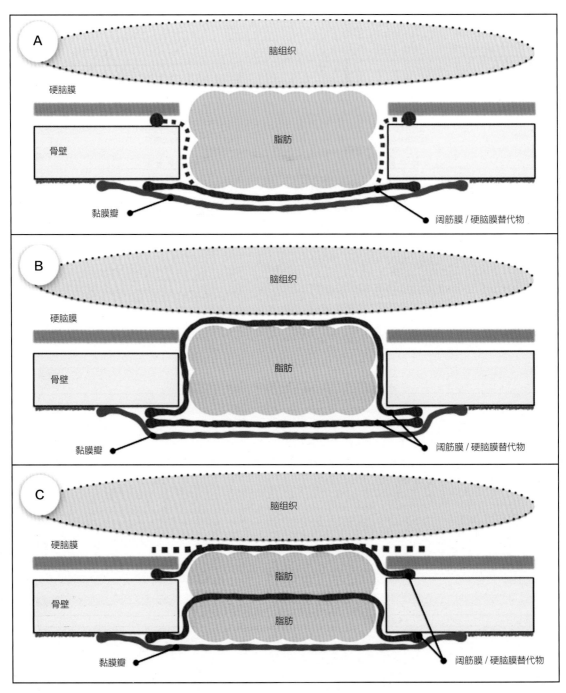

图 28.2   示例展示应用经典多层"3F"技术可以很好地重建儿童颅底的大型缺损（如位于斜坡）。A. 嵌入脂肪移植物和阔筋膜，同一类型的材料可以分层多次放置。B、C. 在任何情况下，最后闭合层都应该是带血管蒂的黏膜瓣。必须注意黏膜瓣的正确放置，黏膜瓣的骨面必须完全覆盖缺损，黏膜瓣的边缘必须与露出的骨表面密切接触[4,7]。

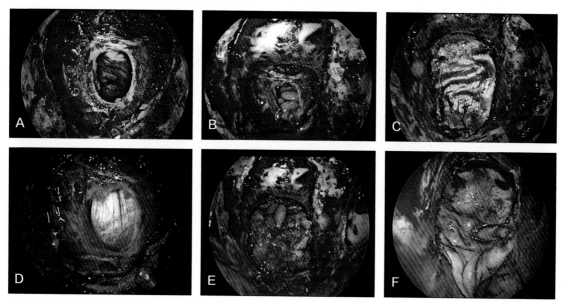

图28.3　1名14岁女性患者行斜坡脊索瘤切除术后多层颅底闭合的临床病例。A. 手术产生的硬脑膜缺损；B～D. 嵌入从患者的大腿上获取的脂肪和阔筋膜移植物；E. 另一层脂肪被置入；F. 最后，用鼻中隔黏膜瓣覆盖其他移植物

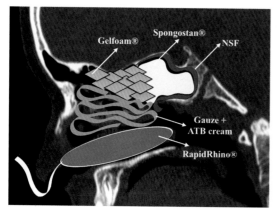

图28.4　手术结束时如何进行鼻腔填塞的教学示例[4]。Gauzet ATB Cream. 浸过抗生素较膏的纱布；NSF. 鼻中隔黏膜瓣

参考文献

[1] Kassam A, Thomas AJ, Snyderman C, et al. Fully endoscopic expanded endonasal approach treating skull base lesions in pediatric patients. J Neurosurg. 2007; 106(2) Suppl:75–86

[2] Khalili S, Palmer JN, Adappa ND. The expanded endonasal approach for the treatment of intracranial skull base disease in the pediatric population. Curr Opin Otolaryngol Head Neck Surg. 2015; 23(1):65–70

[3] Hachem RA, Elkhatib A, Beer-Furlan A, Prevedello D, Carrau R. Reconstructive techniques in skull base surgery after resection of malignant lesions: a wide array of choices. Curr Opin Otolaryngol Head Neck Surg. 2016; 24(2):91–97

[4] Mangussi-Gomes J, Beer-Furlan A, Balsalobre L, Vellutini EAS, Stamm AC. Endoscopic endonasal management of skull base chordomas: surgical technique, nuances, and pitfalls. Otolaryngol Clin North Am. 2016; 49(1):167–182

[5] Lawrence R. Pediatric septoplasty: a review of the literature. Int J Pediatr Otorhinolaryngol. 2012; 76(8):1078–1081

[6] Leng LZ, Brown S, Anand VK, Schwartz TH. "Gasket-seal" watertight closure in minimal-access endoscopic cranial base surgery. Neurosurgery. 2008; 62 (5) Suppl 2:E342–E343, discussion E343

[7] Hadad G, Bassagasteguy L, Carrau RL, et al. A novel reconstructive technique after endoscopic expanded endonasal approaches: vascular pedicle nasoseptal flap. Laryngoscope. 2006; 116(10):1882–1886

[8] Zanation AM, Carrau RL, Snyderman CH, et al. Nasoseptal flap reconstruction of high flow intraoperative cerebral spinal fluid leaks during endoscopic skull base surgery. Am J Rhinol Allergy. 2009; 23(5):518–521

[9] Shah RN, Surowitz JB, Patel MR, et al. Endoscopic pedicled nasoseptal flap reconstruction for pediatric skull base defects. Laryngoscope. 2009; 119(6): 1067–1075

[10] Patel MR, Stadler ME, Snyderman CH, et al. How to choose? Endoscopic skull base reconstructive options and limitations. Skull Base. 2010; 20(6):397–404

[11] Harvey RJ, Parmar P, Sacks R, Zanation AM. Endoscopic skull base reconstruction of large dural defects: a systematic review of published evidence. Laryngoscope. 2012; 122(2):452–459

第29章

小儿颅底手术中的闭合技术：垫片密封

Harminder Singh，Vijay K.Anand，Theodore H.Schwartz

摘　要：垫片密封是基于创建一个"垫片"的概念，形成一个水密密封，将颅内内容物与鼻腔空间进行隔离。本章将讨论这种闭合的适应证、技术技巧和局限性。

关键词：垫片密封，阔肌，刚性支撑，水密密封，鼻中隔瓣

29.1　垫片密封的介绍

随着内镜下经鼻入路手术在颅底的扩展，通过内镜实现水密闭合已成为颅底外科医师关注的焦点。大多数有效的闭合技术都基于一些简单的原则：①多层闭合（多层是有效的，如果只单纯采取任何一层闭合，则闭合不严密）；②支撑（术后早期颅内压波动可使闭合物脱出）；③血管化组织（可实现长期安全闭合）。

第一个原则最初是通过镶嵌和单纯的移植材料，如脂肪、阔筋膜、异体皮肤和基质材料解决。虽然脂肪一直是蝶窦封闭的主要材料，但它主要用于垂体腺瘤手术后封闭，即鞍区容纳脂肪，需要封闭的开口是一个小的蛛网膜开口。对于扩大经蝶入路，颅内填充脂肪可能有一定的缺点。首先，硬脑膜内脂肪可能会影响术后影像学检查解释和识别残留或复发肿瘤的能力。其次，脂肪移植物最初没有血管化，可能会受到感染，特别是当它被拖进鼻腔时。蝶窦内脂肪移植也有缺点，因为脂肪移植物体积庞大，会影响黏膜引流和发生坏死，产生恶臭。

阔筋膜是一种很有吸引力的颅底修复材料，因为它是一种自体移植物，具有适当的厚度和延展性。支撑及防止移植物移位也很重要，

可以通过几种方式解决。最初使用 Foley 球囊支撑是有效的，但很难确切知道球囊充气的程度，而且圆形轮廓未完全贴合蝶窦，因此很难控制施加在每个区域的压力。此外，利用球囊支撑的同时，患者鼻腔中有一根导管可能需要放置几天，这会使患者很不舒服，可能会影响鼻腔引流，延长患者住院时间。

与垂体术后鞍底重建一样，在开口周围楔入骨内的移植物有助于重建缺损并保持较软的移植物在位。自体犁片常用于颅底手术缺损的修补，但随着颅底入路的扩大，缺陷通常较大且形状不规则，不能完全依靠自体犁片移植。MEDPORE（Porex）提供了一个很好的替代方案，它可以根据需要切割成需要的大小，并且具有一定的灵活性，可以更容易地插入现有的骨缺损。骨水泥也是一种选择，但初始的软稠度使其难以控制，硬化的速度也难以控制。

带蒂鼻中隔黏膜瓣（NSF）的出现是治疗高流量脑脊液（CSF）漏的一个巨大进步。为了解决上述几个问题和限制，美国康奈尔大学开发了"密封垫"，作为扩展颅底入路的主要封闭材料[1, 2]。NSF 与垫片密封的结合使脑脊液漏的发生率是迄今为止所知的任何封闭技术中最低的[3-6]。本章将讨论这种闭合的适应证、

技术要点和局限性。

29.2　步骤

　　垫片密封技术是基于创建一个"垫片"的概念，形成一个水密密封，将颅内内容物与鼻腔空间分离。为了便于理解，将这个技巧可以分为 4 个步骤。

29.2.1　第一步：阔筋膜的获取

　　自术者站立的对侧大腿处取一块自体阔筋膜，以便在获取时不干扰鼻内手术。骨缺损边缘外周延伸 1cm 即需要获取阔筋膜移植物的大小。用尺子或棉线测量该缺陷的垂直和水平直径。如果阔筋膜因任何原因无法使用，牛心包膜或异体皮肤可以作为替代品。获取的移植物被放置在骨缺损处（图 29.1A、B）。

29.2.2　第二步：刚性支撑的成形

　　将一块坚硬的材料，如在显露过程中获得的犁骨或 MEDPOR 移植物（Stryker，Kalamazoo，MI）切成与骨缺损相同大小。不使用鼻软骨或生物可吸收板，因为它们可能持续时间不够长或不够牢固，不能确保闭合稳定。

29.2.3　第三步：创建"垫片"

　　移植物 MEDPOR 通过阔筋膜楔入缺损处，MEDPOR 压向阔筋膜中心并将其固定。移植物 MEDPOR 的内置手柄有助于垂体钳在鼻腔内使用。阔筋膜被沿周边展开覆盖 MEDPOR 支撑的周围缺损，形成一个水密垫片密封（图 29.1C）。理想的垫片是移植物 MEDPOR 楔入骨而不产生反凹陷时形成的。然而，在某些情况下不能形成完美的楔形，轻微反凹是可以接受的。为了使垫片密封有效，颅底缺损必须被骨缘包围，MEDPOR 可楔入其中（图 29.2）。

29.2.4　第四步：展开带血管蒂的鼻中隔黏膜瓣

　　垫片密封后由 NSF 覆盖。NSF 的边缘应超出阔筋膜移植物的边缘，这一点至关重要；除此之外，黏膜瓣与颅底骨并不是反向的。然后用聚合水凝胶（Duraseal，Integra）喷洒 NSF，将其固定在合适的位置。另外，纤维蛋白胶（Tisseel，Baxter）也可以使用。将可吸收鼻腔生物敷料（Stryker）留在鼻腔内，减少粘连，减少鼻腔内渗血。

29.3　优势

　　坚硬的支撑物不需要膨胀的鼻内球囊，其固有的风险是过度膨胀、局部感染、鼻窦炎和术后疼痛。颅底缺损以刚性方式重建，移植物移位少见。垫片密封技术使内镜下经鼻入路后颅底手术引起的高流量脑脊液漏发生率降至约 3%，甚至在处理后的后半部分接近 0%[2, 5, 6]。

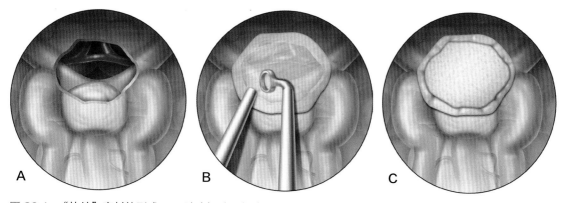

图 29.1　"垫片"密封的形成。A. 肿瘤切除后颅底缺损处，缺损的骨缘清晰可见；B. 阔筋膜在骨缺损边缘外沿缘延伸 1cm；C. 将移植物 MEDPOR 通过阔筋膜楔入缺损处，MEDPOR 压向阔筋膜中心并将其固定，阔筋膜被沿周边展开覆盖 MEDPOR 支撑的周围缺损，形成一个水密垫片密封

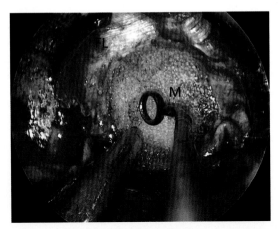

图29.2 用于颅底重建的垫片密封，使用阔筋膜（FL）和MEDPOR（M）移植物楔入骨缺损处。先前获取的带血管蒂鼻中隔黏膜瓣分层覆盖闭合

29.4 缺点

限制该技术应用的因素包括颅骨缺损周围缺乏实质骨，刚性支撑必须楔入其中。同样，如果缺陷穿过两个独立的几何平面，垫片可能会失效，因为支撑物不是弯曲的，只存在于空间中的一个平面。在这些情况下，使用双层纽扣移植（参阅第30章）可能是有利的。应用大腿外侧切口获取阔筋膜也有一些并发症，如伤口感染、伤口裂开和持续疼痛。

29.5 结论

鼻内镜硬脑膜内手术后，采用密封垫片技术进行前颅底水密闭合是一种有效的方法。将该技术与NSF修复和（或）术后短时间腰大池引流相结合，可进一步降低内镜下前颅底手术后脑脊液漏的风险。

参考文献

[1] Leng LZ, Brown S, Anand VK, Schwartz TH. "Gasket-seal" watertight closure in minimal-access endoscopic cranial base surgery. Neurosurgery. 2008; 62 (5) Suppl 2:E342–E343, discussion E343

[2] Garcia-Navarro V, Anand VK, Schwartz TH. Gasket seal closure for extended endonasal endoscopic skull base surgery: efficacy in a large case series.World Neurosurg. 2013; 80(5):563–568

[3] McCoul ED, Anand VK, Singh A, Nyquist GG, Schaberg MR, Schwartz TH. Long-term effectiveness of a reconstructive protocol using the nasoseptal flap after endoscopic skull base surgery.World Neurosurg. 2014; 81(1):136–143

[4] Hu F, Gu Y, Zhang X, et al. Combined use of a gasket seal closure and a vascularized pedicle nasoseptal flap multilayered reconstruction technique for high-flow cerebrospinal fluid leaks after endonasal endoscopic skull base surgery.World Neurosurg. 2015; 83(2):181–187

[5] Mascarenhas L, Moshel YA, Bayad F, et al. The transplanum transtuberculum approaches for suprasellar and sellar-suprasellar lesions: avoidance of cerebrospinal fluid leak and lessons learned. World Neurosurg. 2014; 82(1–2): 186–195

[6] Patel KS, Komotar RJ, Szentirmai O, et al. Case-specific protocol to reduce cerebrospinal fluid leakage after endonasal endoscopic surgery. J Neurosurg. 2013; 119(3):661–668

第30章　小儿颅底手术中的闭合技术：双层纽扣

Douglas R. Johnston，Alan Siu，Mindy R. Rabinowitz，Sanjeet V. Rangarajan，Marc R. Rosen，James J. Evans

摘　要：双层阔筋膜纽扣移植是一种实用的多层颅底重建技术。移植物的多功能性使其能够适应多平面的不规则性，如蝶鞍结节界面。

在笔者所在中心，当与鼻中隔黏膜瓣修复联合应用时，双层阔筋膜纽扣移植可将高流量脑脊液漏病例的术后脑脊液漏发生率降至 3% 以下。

关键词：双层纽扣，经鼻，多层闭合，移植物，颅底缺损，自体阔筋膜移植

30.1　双层纽扣介绍

内镜下扩大经鼻入路应用得益于多层封闭的发展，多层封闭极大地降低了内镜下经鼻入路手术术后脑脊液（CSF）漏的发生率。2010 年，笔者分享了在托马斯·杰斐逊大学研发的一种技术的初步经验，该技术利用阔筋膜的"双层纽扣移植"修复高流量脑脊液漏[1]。自 2010 年起，笔者主要应用该闭合技术修复高流量脑脊液漏病例的硬脑膜缺损，并辅以鼻中隔黏膜瓣修复，使脑脊液漏率 ≤ 3%[2]。

30.2　步骤

"双层纽扣移植物"是由两层阔筋膜缝合在一起形成的内嵌体和外嵌体组件。内嵌体部分位于硬脑膜下间隙，而外嵌体部分覆盖硬脑膜外间隙，形成紧密的硬脑膜初次闭合（图30.1）。带血管蒂的第 2 层黏膜，通常是鼻中隔黏膜瓣，可以覆盖于纽扣移植物和颅底缺损上以进行多层闭合。

首先使用垂体咬骨钳或类棉片测量硬脑膜缺损的大小。模板由一张与硬脑膜缺损大小相同的无菌纸制作而成。沿着大腿外侧在大转子和髂骨之间做一个 4～6cm 的线性切口。切口穿过皮下组织，去除脂肪，确定阔筋膜（图30.2）。采取钝性分离和锐性分离联合摘取一块阔筋膜。阔筋膜瓣的大小与缺损的大小相

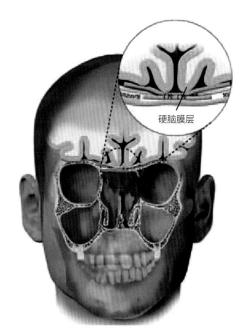

图 30.1　与硬脑膜缺损相关的双层纽扣冠状面图。硬脑膜边缘沿圆周方向夹在双层纽扣的两瓣叶之间

硬脑膜层

适应，有两块筋膜：一块比缺损的外嵌部分要大 10% 左右，另一块比缺损的内嵌部分要大 25%～30%。采用较小的外嵌部分是为了让鼻中隔黏膜瓣直接与硬脑膜周缘接触，因为根据笔者的经验，鼻中隔黏膜瓣对显露硬脑膜的愈合比显露骨的愈合更牢固。然后用 4 条 4-0 Nurolon 缝线（Ethicon, Bridgewater, NJ）缝合内嵌体筋膜层和外嵌体筋膜层，所有缝线都刚好放置在实际硬脑膜缺损的范围内（图 30.3A、B）。移植物一侧用手术标志物着色，以帮助放置移植物时定位（图 30.3C）。用垂体咬牙钳将双层纽扣移植物置入缺损处。然后用环状刮刀将其移至适当位置，使镶嵌部分穿过缺损并与周围硬脑膜内表面平齐，而外嵌部分仅位于缺损部分与外硬脑膜表面平齐（图 30.1）。由于两层缝合在一起，可以通过抓取和移动嵌体部分操纵和定位嵌体部分。随后取出外嵌体部分，以确认嵌体移植物完全接近硬脑膜。然后将鼻中隔黏膜瓣移植到纽扣移植片上，沿其边缘涂上生物胶，并沿皮瓣中央放置一块可吸收的填充物以保持稳定。

30.3　优势

大面积颅底缺损失败的主要原因是移植物移位，可塑纽扣设计不太可能造成这种情况，因为创建了水密密封，两个同种异体移植表面可以愈合到周围的颅内和鼻内表面。移植物的多功能性使其能够适应多个平面的缺损，如鞍

结节平面。双层纽扣移植显著降低了术后高流量脑脊液漏发生率，从 45% 降至 3%。通过使用附加的带血管蒂的移植物，如鼻中隔黏膜瓣，纽扣移植消除了围术期腰椎穿刺引流、放置气囊导管或蝶窦脂肪填充的需要，潜在降低了发病率。自体阔筋膜移植物通常可以在初次手术时同时获取，从而节省手术时间。

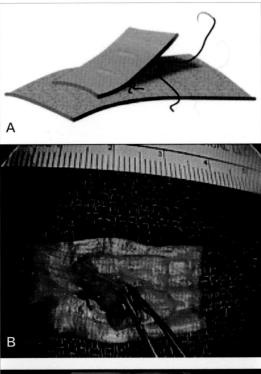

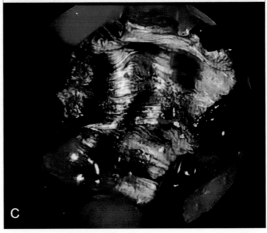

图 30.3　A. 双层纽扣示意图；B. Nurolon 缝合术中照片；C. 移植物用墨迹标记以帮助定位

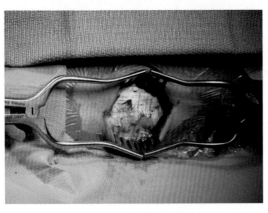

图 30.2　术中阔筋膜获取

30.4　缺点

大腿外侧切口的并发症和术后伤口护理是主要的缺点。然而，笔者没有遇到伤口并发症或持续的术后不适，同时也从未引起过人工移植物所引起的无菌性脑膜炎。

30.5　结论

双层阔筋膜纽扣移植是一种通用的颅底修复技术，其并发症发生率低，术后脑脊液漏显著减少。将其作为扩大经鼻入路多层颅底重建的一个重要组成部分，产生了牢固闭合，并获得了更好的结果。

参考文献

[1] Luginbuhl AJ, Campbell PG, Evans J, Rosen M. Endoscopic repair of high-flow cranial base defects using a bilayer button. Laryngoscope. 2010; 120(5):876–880

[2] Kassam AB, Thomas A, Carrau RL, et al. Endoscopic reconstruction of the cranial base using a pedicled nasoseptal flap. Neurosurgery. 2008; 63(1) Suppl 1:44–52, discussion 52–53

第**31**章 小儿颅底手术中的闭合技术：腰椎穿刺引流术

Nathan T.Zwagerman，Paul A.Gardner，Elizabeth C.Tyler-Kabara

摘　要：内镜下经鼻入路为颅底肿瘤的安全切除提供了新的机会；然而最难克服的障碍之一是硬脑膜缺损如何闭合。儿童尤其如此，因为他们的解剖结构和体型与成人不同，面临着独特的挑战。这一章重点讨论儿童人群中辅助使用腰椎穿刺引流防止术后脑脊液漏，并回顾了目前该做法的相关文献。许多已知关于腰椎穿刺引流的文献来自成人中的使用，但也可应用于儿科患者。笔者在本章中介绍了他们关于儿童鼻内镜颅底手术后正确使用腰椎穿刺引流的经验。

关键词：小儿，鼻内镜入路，腰椎穿刺引流，脑脊液漏

31.1　腰椎穿刺引流术概述

儿童颅底解剖结构对外科医师应用鼻内镜入路进行颅底肿瘤切除术提出了许多挑战。其中最困难的挑战之一是修复颅底缺损，因为许多患者处于颅底和鼻窦发育的不同阶段。很多时候，手术造成的缺损可导致高流量脑脊液（CSF）漏，手术修复可能受到儿童解剖学特点的限制。如果手术失败，可能会导致颅内积气、术后脑脊液漏、脑膜炎和其他并发症。为此，术后可采用腰椎穿刺引流的形式进行脑脊液引流，缓解术后脑脊液漏[1, 2]。腰椎穿刺引流术已成功应用于成人患者，然而，这项操作在儿科文献中很少被提及。此外，与患有类似肿瘤的成人相比，儿科患者的脑脊液漏风险似乎更高。在笔者的研究中（未发表的数据），笔者发现脊索瘤术后脑脊液漏在儿童中发生率为 40%，而成人为 22%。对于儿科人群，除了手术解剖方面的挑战外，还存腰椎穿刺引流使用方面的挑战。成人每天产生约 500ml 脑脊液，而儿童（4～13 岁）只产生 65～150ml[3]，这使得儿童特别容易出现过度引流。较小的体型

可能会增加针尖和针头过度穿透的风险，导致腹腔静脉丛出血甚至腹膜后腔穿透。在儿科人群中，穿刺针深度的一个有用建议是可以通过以下公式估计：穿刺深度 = 0.77cm + [2.56× 体表面积（BSA，m²）][4]。腰椎穿刺引流常见风险包括体位性头痛、恶心、脑膜炎、小脑扁桃体下疝、颅内低压和导管体内残留。此外，腰椎穿刺置管后的护理亦相当重要，如引流不当，常导致过度引流或引流不足，为了解决这个问题，一个经过专业培训的护理人员对成功术后引流至关重要[1, 5-7]。

尽管存在这些挑战，一些研究已经证明腰椎穿刺引流在儿童人群中的成功应用，包括暴发性/特发性颅内高压和创伤性/术后脑脊液漏[8]。Levy 等描述了 16 例儿童严重创伤性脑损伤患者成功采取腰椎穿刺引流脑脊液，均没有腰椎引流管放置或护理相关的并发症[9]。关于手术后腰椎穿刺引流的文献较少。但是在外伤性脑脊液漏的手术修复术后，腰椎穿刺引流常被使用[10]。在 Zhan 发表的 11 例接受鞍区内镜下经鼻入路手术的患者中 1 例患者术后出

现脑脊液漏，应用腰椎穿刺置管引流术后未出现并发症[11]。

Di Rocco 等报道了 28 例通过内镜入路修复前颅底缺损的儿科患者，对于术前脑脊液漏严重的患者，5 例行腰椎穿刺引流术。另外，对 1 例术后脑脊液漏的患者行腰椎穿刺引流术。腰椎穿刺引流管放置 3～8 天。他们发现腰椎穿刺引流增加了住院时间、限制了患者活动，增加了引流相关并发症的风险。他们建议在脑脊液大量漏出或早期脑脊液漏复发的情况下放置引流管，但他们没有得出明确的结论[12]。迄今为止最大一组病例研究中（内镜下经鼻入路手术 133 例患者），25 例患者围术期放置了腰椎穿刺引流管，但没有提到引流管管理的并发症[13]。后来重新回顾分析了这组病例并评估了这一人群中脑脊液漏的危险因素。术后是否腰椎穿刺引流与是否存在脑脊液漏无关，至少在本组病例中没有体现。但是，这也从侧面反映出腰椎穿刺引流只用于高流量脑脊液漏病例中，而在低流量脑脊液漏病例中，即使不用腰椎穿刺引流也可自行缓解。

笔者的临床实践是内镜下经鼻入路手术期间出现高流量脑脊液漏的病例才采取腰椎穿刺引流（图 31.1）。然后将这些引流管放置 72 小时后再将其移除，以降低引流相关脑膜炎的风险，因为这种风险会随着引流时间的延长而增加。一般情况下，脑脊液每小时流出 5～10ml，具体取决于患者的大小（成人类似）。虽然在上述分析中没有发现脑脊液漏和腰椎穿刺引流之间的联系（建议适当使用腰椎穿刺引流），但最近的一项随机试验[15-17]、表明腰椎穿刺引流在成人中可显著降低内镜下经鼻入路切除颅前窝 / 颅后窝病变后的脑脊液漏发生率，但是这一结论与术后颅底缺损程度有关，而与患者（BMI）或手术史无关。

当患者术后出现脑脊液漏时，腰椎穿刺引流管的使用是很有争议的。总体来说，笔者的理念是在这种情况下腰椎穿刺引流不作为首选。如果怀疑或证实术后脑脊液漏，建议早期再探查寻找病因。多项研究表明腰椎穿刺引流作为术后脑脊液漏的主要治疗方法的成功率为 50%[15, 16]。虽然这可能避免对少数患者进行再次探查，但是在未证实脑脊液漏的患者中盲目进行腰椎穿刺引流会延长患者住院时间，增加其患脑膜炎和术后并发症的风险。

腰椎穿刺引流的禁忌证也存在，认识到这一点很重要。颅后窝残存较大病变或颅后窝腔较小的患者在放置腰椎穿刺引流管后特别容易

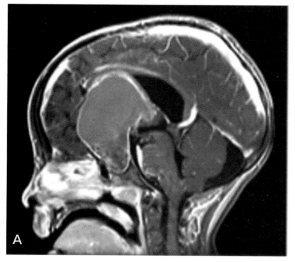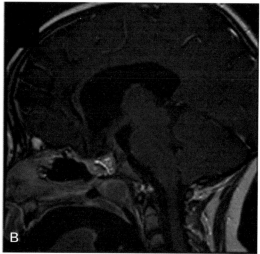

图 31.1　矢状 MRI T₁ 增强显示巨大颅咽管瘤在切除前（A）和切除后（B）。病变切除后会留下较大的颅底缺损，腰椎穿刺引流可防止术后脑脊液漏

发生脑疝。颅内积气的患者在放置腰椎穿刺引流管时也可能出现过度引流 / 脑疝。由于这些原因，在开放腰椎穿刺引流管之前进行脑成像是很重要的。脊髓脊膜膨出 / 脑膜膨出患者可能没有腰椎池，这种情况下腰椎穿刺引流是禁忌证。

内镜经鼻入路手术后是否放置腰椎穿刺引流管很大程度上取决于外科医师的习惯和肿瘤切除后导致的缺损程度。有一些 Ⅰ 级证据表明在成人颅前窝 / 颅后窝术后出现较大缺损时可进行腰椎穿刺引流，但这只能推断儿童亦适用。然而，考虑到儿童术后脑脊液漏出现较为普遍，在术后较大缺损和高流量脑脊液漏的情况下需谨慎使用腰椎穿刺引流。

参考文献

[1] Ackerman PD, Spencer DA, Prabhu VC. The efficacy and safety of preoperative lumbar drain placement in anterior skull base surgery. J Neurol Surg Rep. 2013; 74(1):1–9

[2] Rastatter JC, Snyderman CH, Gardner PA, Alden TD, Tyler-Kabara E. Endoscopic endonasal surgery for sinonasal and skull base lesions in the pediatric population. Otolaryngol Clin North Am. 2015; 48(1):79–99

[3] Bonadio WA. The cerebrospinal fluid: physiologic aspects and alterations associated with bacterial meningitis. Pediatr Infect Dis J. 1992; 11(6):423–431

[4] Bonadio WA, Smith DS, Metrou M, Dewitz B. Estimating lumbar-puncture depth in children. N Engl J Med. 1988; 319(14):952–953

[5] Kim YS, Kim SH, Jung SH, Kim TS, Joo SP. Brain stem herniation secondary to cerebrospinal fluid drainage in ruptured aneurysm surgery: a case report. Springerplus. 2016; 5:247

[6] Kitchel SH, Eismont FJ, Green BA. Closed subarachnoid drainage for management of cerebrospinal fluid leakage after an operation on the spine. J Bone Joint Surg Am. 1989; 71(7):984–987

[7] Samadani U, Huang JH, Baranov D, Zager EL, Grady MS. Intracranial hypotension after intraoperative lumbar cerebrospinal fluid drainage. Neurosurgery. 2003; 52(1):148–151, discussion 151–152

[8] Jiramongkolchai K, Buckley EG, Bhatti MT, et al. Temporary lumbar drain as treatment for pediatric fulminant idiopathic intracranial hypertension. J Neuroophthalmol. 2017; 37(2):126–132

[9] Levy DI, Rekate HL, Cherny WB, Manwaring K, Moss SD, Baldwin HZ. Controlled lumbar drainage in pediatric head injury. J Neurosurg. 1995; 83(3): 453–460

[10] Kumar R, Deleyiannis FW, Wilkinson C, O'Neill BR. Neurosurgical sequelae of domestic dog attacks in children. J Neurosurg Pediatr. 2017; 19(1): 24–31

[11] Zhan R, Xin T, Li X, Li W, Li X. Endonasal endoscopic transsphenoidal approach to lesions of the sellar region in pediatric patients. J Craniofac Surg. 2015; 26(6):1818–1822

[12] Di Rocco F, Couloigner V, Dastoli P, Sainte-Rose C, Zerah M, Roger G. Treatment of anterior skull base defects by a transnasal endoscopic approach in children. J Neurosurg Pediatr. 2010; 6(5):459–463

[13] Chivukula S, Koutourousiou M, Snyderman CH, Fernandez-Miranda JC, Gardner PA, Tyler-Kabara EC. Endoscopic endonasal skull base surgery in the pediatric population. J Neurosurg Pediatr. 2013; 11(3):227–241

[14] Stapleton AL, Tyler-Kabara EC, Gardner PA, Snyderman CH, Wang EW. Risk factors for cerebrospinal fluid leak in pediatric patients undergoing endoscopic endonasal skull base surgery. Int J Pediatr Otorhinolaryngol. 2017; 93: 163–166

[15] Dehdashti AR, Ganna A, Witterick I, Gentili F. Expanded endoscopic endonasal approach for anterior cranial base and suprasellar lesions: indications and limitations. Neurosurgery. 2009; 64(4):677–687, discussion 687–689

[16] Dehdashti AR, Karabatsou K, Ganna A, Witterick I, Gentili F. Expanded endoscopic endonasal approach for treatment of clival chordomas: early results in 12 patients. Neurosurgery. 2008; 63(2):299–307, discussion 307–309

[17] Zwagerman NT, Wang EW, Shin SS, Chang YF, Fernandez-Miranda JC, Snyderman CH, Gardner PA. Does lumbar drainage reduce postoperative cerebrospinal fluid leak after endoscopic endonasal skull base surgery? A prospective, randomized controlled trial. J Neurosurg. 2018 Oct 1:1-7

第**32**章 小儿经鼻颅底手术的并发症处理

Paul A.Gardner, Elizabeth C.Tyler-Kabara, Juan C.Fernandez-Miranda,

Eric W.Wang, Carl H. Snyderman

摘　要： 内镜下经鼻颅底手术（endoscopic endonasal skull base surgery，EESBS）在处理颅底腹侧病变（从额窦到齿状突）方面得到了广泛的应用。EESBS 应用于儿科患者有其自身的挑战，从鼻腔大小的限制到蝶窦气化不完全，再到有限的术后重建选择。上述挑战加上 EESBS 较长的学习曲线和儿科病例的罕见性，导致术后容易出现并发症。了解这些并发症的来源和处理方法可以减少它们的发生和影响。

关键词： 并发症，经鼻，小儿，脑脊液漏，损伤

32.1　概述

内镜下经鼻颅底手术（EESBS）彻底改变了颅底腹侧、中线肿瘤的治疗方法[1, 2]。虽然 EESBS 实现最小化神经血管操作影响和避免脑组织牵拉，但它也有其特异性并发症。虽然一些并发症可能与肿瘤有关，但多数情况下是手术的结果。在肿瘤多次复发和儿童鼻腔特殊解剖结构的背景下，手术相关并发症常被提及。

由儿科和颅脑外科联合手术团队共同制订手术方案有助于降低风险。此外，了解潜在的并发症、学会并发症处理方法是减少术后并发症的关键。

并发症可分为术中发生的（如神经或血管损伤）以及术中决策或技术间接导致的（如垂体功能障碍或脑脊液（CSF）漏）并发症可能从患者进入手术室的那一刻开始就会发生。因此，每次手术开始前思考有可能发生的所有并发症是一个有用的训练过程。本章将详细讨论此类并发症的预防和处理。

32.2　术中并发症

对于 EESBS，患者通常采用头钉固定（儿科患者使用小头钉或双马蹄形支架），以确保位置正确（轻微伸直和头部向外科医师方向倾斜），便于术中导航，并避免在术中关键时刻移动。对于儿科患者，头钉放置在薄的颞骨上可能导致颅骨骨折，并有损伤脑膜中动脉的风险。如果术中躯体感觉诱发电位（somatosensory evoked potential，SSEP）发生不明原因的变化，可能提醒外科医师硬膜外血肿可能。

在 EESBS 期间，出血量的监测极其困难。由于抽吸的血液与生理盐水冲洗液混合。在内镜下很难评估出血量，因此，要详细记录术中冲洗液量，以便从总量中减去冲洗液量，从而合理估计出出血量，并避免与失血过多相关的低灌注和凝血病。鉴于儿科患者的总血容量较少，仔细监测出血量更为重要。对于可能需要分步处理的病例，如青少年鼻咽血管纤维瘤（juvenile nasal angiofibroma，JNA），术前应确定最大失血量。

32.2.1　视力丧失

许多鞍上肿瘤，如垂体大腺瘤、颅咽管瘤甚至大脊索瘤，可能表现为隐匿但显著的视力

丧失。对于正式的视野测试，儿童通常不愿意合作，但是，简单的视觉刺激还是能检测到明显的视野缺陷。任何有临床或影像学证据显示存在明显视觉受损的患者都应密切监测，同时避免围术期低血压引起的低灌注，即使低灌注是短暂的，但是结果可能是毁灭性的，这种情况下可考虑使用皮质类固醇激素。

内镜下经鼻入路手术的一个优点是能够识别和保存垂体上动脉的交叉下穿支。任何在该区域进行手术的外科医师都应该仔细研究它们的解剖结构，并在术中识别和保留它们[3]。这对于像颅咽管瘤这样的肿瘤来说尤其具有挑战性，因为它的部分供血可能来自上述的分支。

32.2.2 脑神经损伤

避免颅底神经损伤是颅底手术的首要目标。内镜下经鼻入路的发展在很大程度上是为了在中枢神经系统范围内提供一条通道，从而利于操作和避免损伤。这一优势已在许多不同肿瘤类型的病例中得到证实[4-7]。然而，由于展神经起源于腹侧（椎基底动脉交界处），走行长、质地脆弱和经常累及适合 EESBS 的肿瘤（如脊索瘤），常处于损伤高风险状态。它特别容易在 Dorello 管处损伤（神经在该处位于硬膜间）。应用肌电图监测中枢神经系统可以帮助定位，并防止损伤[8-10]，也可以通过设定刺激阈值预测神经操作后的恢复情况。

32.2.3 血管损伤

血管损伤是颅底手术中最致命的并发症，出于担心术中出血难以控制，对 EESBS 并发症的恐惧程度增加然而，除了血管缝合存在差异之外，内镜下血管控制与开放手术血管控制的方法基本一致。在处理任何血管损伤时，两人四手操作技术是最关键的。这对于视野控制、解决问题等尤其重要。颅底肿瘤可能推挤或包裹血管，因此，对于颈内动脉（internal carotid artery，ICA）岩骨段或海绵窦段的处理方式和处理涉及颅内大脑动脉环病变的策略是不同的（图 32.1）。

在 ICA 损伤的情况下，控制出血和填塞棉状物是第一步。首先快速通知手术团队的其他成员和麻醉医师，对于优化患者管理至关重要。评估损伤范围和扩大显露视野，近端和远端控制及修复都是联合外科医师要考虑的。由于视野狭小，不能可靠地缝合，修复的选择是有限的[11]。非常小的裂孔（如穿支撕脱），通常可以在保证动脉很小或没有狭窄的情况下，通过仔细的侧壁双极电凝来封闭。清晰可见的动脉损伤通常可通过单轴夹持器用动脉瘤夹来夹闭，并有可能保持血流通畅。对于较大的损伤，或者难以控制的损伤，用肌肉组织填充是一个可靠的选择。肌肉组织可以在腹直肌、颞肌、胸锁乳突肌、股四头肌（阔筋膜）甚至鼻咽/头直肌获得。挤压肌肉使其变平，肌肉中的钙释放以加强止血。当对 ICA 有反复压迫或重复操作时，应考虑抗凝。在 ICA 损伤的情况下，这可能是违反常理的操作，但对于任何动脉损伤来说上述操作为标准做法。

ICA 的保留、修复是首要目标，实在难以控制出血时才可考虑牺牲。然而，在大多数患者中，如果出血难以控制，可以考虑牺牲 ICA。

颅内动脉损伤同样具有破坏性且难以控制。在这种情况下，填塞不是一个好的选择，因为它可能导致毁灭性颅内出血，首先需要吸引器清理出血区域以便明确出血部位。侧壁弯头双极电凝可以作为一种血管保存技术，微动脉夹是另一种选择。温盐水可以优化凝血级联反应的激活条件，非常小的穿孔伤出血通常可以通过该方法解决。尽量避免闭塞主要颅内动脉，牺牲部分交通动脉是可行的，通常不会造成任何后果。控制出血始终是首要目标，在凝血措施或动脉夹夹闭等实施之前，应尝试其他紧急技术，如上述提到的简单用棉花或其他类似材料压迫止血，如果患者有良好的后交通动脉，在颅咽管瘤切除术中大脑后动脉（PCA）损伤时可以通过牺牲 P1 段处理，但是，这样做会导致丘脑穿通动脉损伤，结果是相当严重的。

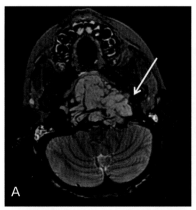

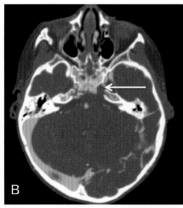

图 32.1　A. MRI T$_2$ 轴位图像显示一个广泛的脊索瘤与左侧咽旁颈内动脉（ICA，箭头）接触。B. 术前 CTA 显示左侧颈内动脉岩骨段受累。C. 在手术开始前通过颈部小切口获得左侧 ICA 近端控制，为潜在 ICA 损伤做准备。D. 术中内镜下显示颈内动脉岩骨段切口末端（箭头）。近端 ICA 闭塞后神经监测无变化，行双极电凝牺牲 ICA

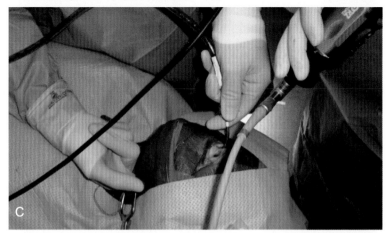

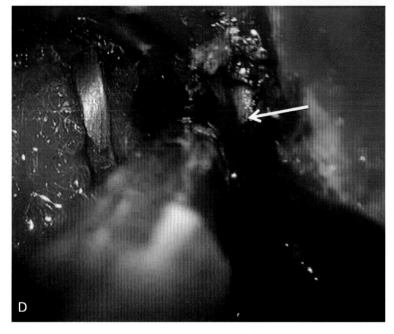

只要有血管损伤的危险，就应进行神经电生理监测。简单的 SSEP 可以提供术中决策（如牺牲重要动脉）的关键信息，并帮助指导术中决策，特别是在没有预先实施球囊闭塞试验（BTO）的情况下。

任何血管严重损伤后立即进行血管造影随访是必要的。除非手术中出血动脉处理满意，否则，应暂停继续切除肿瘤，让位于血管造影。狭窄、血栓（或栓塞）和假性动脉瘤都需要紧急治疗，而肿瘤切除术会延误这些治疗。大多数血管损伤出血首选血管内治疗，紧急血管旁路移植仅作为备选方案。血管损伤高危肿瘤（如脊索瘤有明显 ICA 累及，特别是有复发或放疗史的），应在术前进行 BTO 评估，通常依赖神经生理学监测 [SSEP 或经颅多普勒超声（transcranial Doppler，TCD）]，并评估年龄较小、不太合作儿童的麻醉下充血时间或静脉输送时间。

32.3　术后并发症

32.3.1　脑脊液漏

脑脊液漏是内镜下经鼻入路硬膜内操作最常见的并发症，应用保留蝶腭动脉后鼻支的鼻中隔黏膜瓣重建，术后脑脊液漏发生率显著下降，许多开放手术使用这种方法 [12-15]。儿童脑脊液鼻漏发生率高于成人，原因如下：首先，随着鼻部发育，前期所做的黏膜瓣变小，缺损覆盖面降低；其次，鼻腔填塞和术后限制较多，导致儿童依从性差 [16]。在斜坡或颅颈交界区脊索瘤等肿瘤中，缺损较大且常靠近皮瓣边缘，结果导致脑脊液漏表现为咽后引流。

脑脊液漏应立即评估和处理。如果可行，可用 β_2 转铁蛋白试验确定透明引流液的性质。CT 检查可用于评估颅内积气的程度，如果术后连续 CT 检查显示颅内积气不断增加，则证明有脑脊液漏口。如果鼻腔持续有液体流出（鼻喷雾剂应停止），应假定为脑脊液漏并进行积极治疗。腰椎穿刺引流不推荐作为主要治疗方法，因为它不但在大多数病例中无效，而且延迟整体治疗并增加脑膜炎的风险。相反，脑脊液漏应尽快进行再探查治疗（图 32.2）。

鼻中隔黏膜瓣坏死是一种罕见的事件，但如果不能正确诊断，会有毁灭性后果 [17]。术后约 2 周表现为脑膜炎症状，经常从手术部位散发恶臭。MRI 可确诊，显示为黏膜瓣缺乏强化。治疗包括腰椎穿刺和腰椎穿刺置管引流、再次探查、皮瓣清创，尽可能覆盖附加的血管化组织，同时静脉注射抗生素，大部分预后良好，发生迟发性脑脊液漏的风险低。

32.3.2　血肿

术后肿瘤区域血肿短期和长期影响显著。术中精心止血，辅以长时间、大量的温水冲洗，并结合术后血压控制，是处理该并发症的良好措施。如果肿瘤残余，特别是垂体腺瘤，可发生瘤内出血，应考虑分期或次全切除术。

血肿的表现因部位不同而不同。迟发性视力丧失常见于鞍上间隙，而肌力下降或四肢瘫痪可发生于斜坡区。较小的血肿未突破颅底重建层，介于骨、硬脑膜和血管化黏膜瓣之间。任何程度的颅内出血都可能增加颅内血管痉挛的风险，而血管痉挛的发生通常是延迟的，因此，相对来说是无法治疗的，通常是事后诊断。

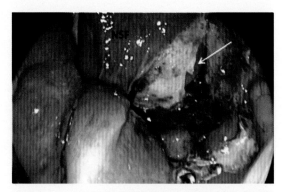

图 32.2　一例术后脑脊液漏患者内镜下经鼻入路探查视图。同种异体移植物已脱离硬脑膜，显露胶原移植物（Duragen，箭头）。这种类型的缺损单靠腰椎穿刺引流无法愈合，需要早期再次手术，NSF. 鼻中隔黏膜瓣

32.3.3 垂体功能障碍

早期激素功能的丧失会产生严重的长期后果甚至导致寿命缩短。因此，在切除垂体相关肿瘤时，应尽量保留其功能。垂体腺瘤发生功能障碍的风险低，因此应该对其进行治疗。上斜坡肿瘤的手术（如脊索瘤），术中可能需要牵拉垂体（柄）增加显露范围，但这最好通过硬膜间方法完成，但这一过程在保留腺垂体的同时，会有损伤神经垂体的风险[18]。颅咽管瘤常累及垂体柄，为了保留功能而不完全切除会导致多次复发，因此，对于许多儿童，颅咽管瘤导致垂体功能丧失是不可避免的，术后有极高的功能障碍风险[6, 19, 20]。一般来说，应尽量保留垂体柄和垂体腺体，但如果这是完整切除的唯一障碍，那么牺牲是合理的。如果患儿接近青春期，腺垂体功能很难正确模拟。除了保留垂体柄，保留垂体上动脉也很重要，因为它们对视神经器官和垂体柄功能都很重要。

32.3.4 鼻窦并发症

所有手术都是有创的，直接经鼻窦进入颅底腹侧对鼻窦解剖和功能是有影响的。针对成人的研究表明，EESBS 后的生活质量整体很好，鼻腔症状在 3～6 个月后才能基本恢复到基线水平，特别是使用鼻中隔黏膜瓣后，症状恢复时间更长[21]。去除局部填塞物是 EESBS 术后常规操作的一部分，但幼儿对内镜检查的耐受性不佳，可考虑手术室麻醉状态下去除局部填塞物。棉线应完全切断，这样家长就不会去牵拉。经鼻入路术后患儿愈合很好，很少有长期问题。术中正确识别和电凝蝶腭动脉或其分支，可避免术后明显的鼻出血。由鼻背塌陷引起的鞍鼻畸形约占所有患者的 5%，且与鼻中隔黏膜瓣有关[22]。

32.4 长期影响

任何手术的长期影响通常是并发症的反映，EESBS 也是如此，罕见持续性鼻部或神经系统障碍。值得注意的是，EESBS 似乎对面部生长没有任何影响。最近笔者所在中心开展的一项研究（关于儿童 EESBS 及其对面都长期影响）发现，在 7 岁以上或以下儿童中，手术组和对照组没有明显差异[23]。未来应该就该问题开展前瞻性研究，特别是针对应用鼻中隔黏膜瓣的患者。

32.5 避免并发症

花费在避免并发症上的时间和精力总是有回报的。有许多辅助工具可以降低一些更常见的并发症。自经鼻入路引入手术时起，鼻腔局部并发症就如影随形，因此，促使鼻保护套管的研发，可以使鼻内镜进入更方便，也避免黏膜损伤。脑脊液分流（腰椎穿刺引流）推荐用于任何大面积硬脑膜缺损的患者，特别是在颅前窝或颅后窝病变处理中[24]。已经存在的梗阻性脑积水应采用低分流阈值的脑室外引流治疗。

当并发症发生时，即使当时没有发现，事后总结原因并进行系统性回顾，也有助于分析并发症来自系统操作、技术、外科医师、设备还是患者本身。这种反复练习有助于提高对并发症的警惕性，防止类似并发症重复发生。

内镜下经鼻入路主要应用于中线肿瘤将正常神经、血管向一侧推移的患者。这样一来可完全避免对正常结构的干扰。该入路选择病例严格，主要适用于非跨中线肿瘤，除此以外常采用鼻外 / 经颅入路或综合入路。

32.6 学习曲线

内镜下经鼻入路具有显著的学习曲线。这是由于不熟悉相关解剖学、二维内镜视图不习惯、新的技术技能不熟练及两名外科医师团队学习共同工作配合不协调等。所有这些因素都要求任何外科团队或外科医师要经历从较简单的病例（如垂体腺瘤和脑脊液漏）到更复杂的病例（如硬膜内 / 鞍上颅咽管瘤），然后再到涉及包裹血管的颅底复杂病变（如广泛脊索瘤；表 32.1；图 32.3～图 32.6）的自低到高的练习过程。尊重这一学习曲线对应用该手术入路的同时有效避免主要并发症至关重要。

表 32.1　鼻内镜手术培训计划
Ⅰ级
• 鼻窦手术
Ⅱ级
• 高级鼻窦手术
• 脑脊液漏
• 蝶鞍 / 垂体（鞍内）
Ⅲ级
• 蝶鞍 / 垂体（鞍外）
• 视神经减压
• 眼眶手术
• 硬膜外颅底手术
Ⅳ级
• 硬膜内颅底手术
Ⅴ级
• 冠状面平面（颈动脉剥离）
• 血管外科

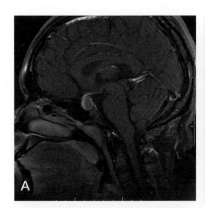 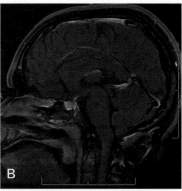

图 32.3　术前（A）和术后（B）矢状 MRI 显示 1 例 Ⅱ 级手术病例，Rathke 囊肿，内镜下经鼻入路治疗

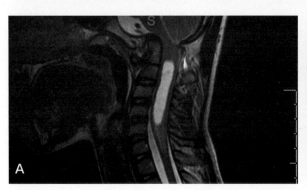 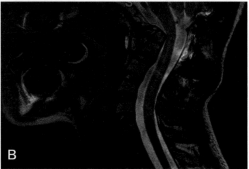

图 32.4　术前（A）和术后（B）颈椎 MRI T₂ 矢状面显示明显的颅底凹陷伴脊髓空洞，应用内镜下经鼻入路行枕 – 颈固定成功治疗。这种硬膜外手术属于 Ⅲ 级手术病例

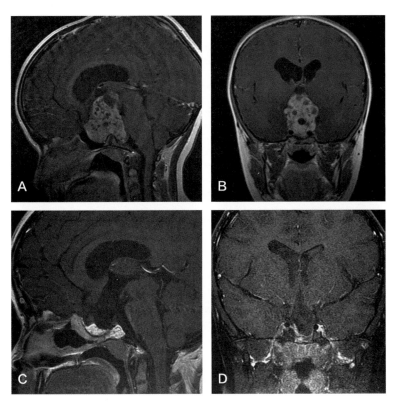

图 32.5　Ⅳ级手术病例。术前矢状面（A）和冠状面（B）增强 T$_1$ MRI 显示一个大的硬膜内颅咽管瘤，并延伸至第三脑室底。术后矢状面（C）和冠状面（D）增强 T$_1$ MRI 显示颅咽管瘤完全切除

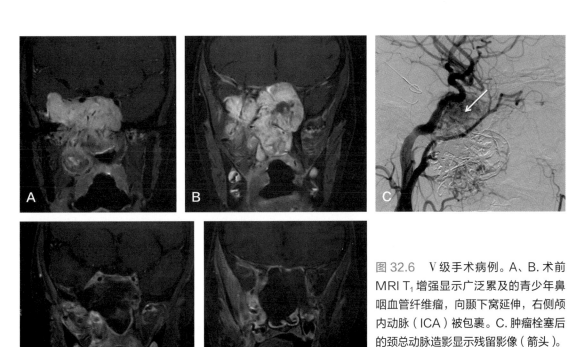

图 32.6　Ⅴ级手术病例。A、B. 术前 MRI T$_1$ 增强显示广泛累及的青少年鼻咽血管纤维瘤，向颞下窝延伸，右侧颅内动脉（ICA）被包裹。C. 肿瘤栓塞后的颈总动脉造影显示残留影像（箭头）。MRI T$_1$ 增强（D、E）显示该肿瘤经两次手术达到完全切除，一次经内镜下经鼻入路和一次内镜下经鼻前上颌入路

参考文献

［1］ Kassam A, Snyderman CH, Mintz A, Gardner P, Carrau RL. Expanded endonasal approach: the rostrocaudal axis. Part I. Crista galli to the sella turcica. Neurosurg Focus. 2005; 19(1):E3

［2］ Kassam A, Snyderman CH, Mintz A, Gardner P, Carrau RL. Expanded endonasal approach: the rostrocaudal axis. Part II. Posterior clinoids to the foramen magnum. Neurosurg Focus. 2005; 19(1):E4

［3］ Patel CR, Fernandez-Miranda JC, Wang WH, Wang EW. Skull base anatomy. Otolaryngol Clin North Am. 2016; 49(1):9–20

［4］ Koutourousiou M, Gardner PA, Tormenti MJ, et al. Endoscopic endonasal approach for resection of cranial base chordomas: outcomes and learning curve. Neurosurgery. 2012; 71(3):614–624, discussion 624–625

［5］ Koutourousiou M, Fernandez-Miranda JC, Stefko ST, Wang EW, Snyderman CH, Gardner PA. Endoscopic endonasal surgery for suprasellar meningiomas: experience with 75 patients. J Neurosurg. 2014; 120(6):1326–1339

［6］ Koutourousiou M, Gardner PA, Fernandez-Miranda JC, Tyler-Kabara EC, Wang EW, Snyderman CH. Endoscopic endonasal surgery for craniopharyngiomas: surgical outcome in 64 patients. J Neurosurg. 2013; 119(5):1194–1207

［7］ Khattar N, Koutourousiou M, Chabot JD, et al. Endoscopic endonasal and transcranial surgery for microsurgical resection of ventral foramen magnum meningiomas. Oper Neurosurg (Hagerstown). 2018; 14(5):503–514

［8］ Thirumala PD, Mohanraj SK, Habeych M, et al. Value of free-run electromyographic monitoring of lower cranial nerves in endoscopic endonasal approach to skull base surgeries. J Neurol Surg B Skull Base. 2012; 73(4):236–244

［9］ Thirumala PD, Potter M, Habeych ME, et al. Value of electromyographic monitoring of cranial nerve V during endoscopic endonasal surgery. Neurosurg Q. 2013; 23:264–267

［10］ Elangovan C, Singh SP, Gardner P, et al. Intraoperative neurophysiological monitoring during endoscopic endonasal surgery for pediatric skull base tumors. J Neurosurg Pediatr. 2016; 17(2):147–155

［11］ Gardner PA, Tormenti MJ, Koutourousiou M, Fernandez-Miranda JC, Wang EW, Snyderman CH. Carotid injury during endoscopic endonasal surgery: incidence and outcomes in 2015 cases. J Neurol Surg B Skull Base. 2012; 73 Suppl 2:127–128

［12］ Harvey RJ, Parmar P, Sacks R, Zanation AM. Endoscopic skull base reconstruction of large dural defects: a systematic review of published evidence. Laryngoscope. 2012; 122(2):452–459

［13］ Zanation AM, Carrau RL, Snyderman CH, et al. Nasoseptal flap reconstruction of high flow intraoperative cerebral spinal fluid leaks during endoscopic skull base surgery. Am J Rhinol Allergy. 2009; 23(5):518–521

［14］ Prevedello DM, Barges-Coll J, Fernandez-Miranda JC, et al. Middle turbinate flap for skull base reconstruction: cadaveric feasibility study. Laryngoscope. 2009; 119(11):2094–2098

［15］ Choby GW, Pinheiro-Neto CD, de Almeida JR, et al. Extended inferior turbinate flap for endoscopic reconstruction of skull base defects. J Neurol Surg B Skull Base. 2014; 75(4):225–230

［16］ Stapleton AL, Tyler-Kabara EC, Gardner PA, Snyderman CH, Wang EW. Risk factors for cerebrospinal fluid leak in pediatric patients undergoing endoscopic endonasal skull base surgery. Int J Pediatr Otorhinolaryngol. 2017; 93: 163–166

［17］ Chabot JD, Patel CR, Hughes MA, et al. Nasoseptal flap necrosis: a rare complication of endoscopic endonasal surgery. J Neurosurg. 2018; 128(5):1463–1472

［18］ Fernandez-Miranda JC, Gardner PA, Rastelli MM, Jr, et al. Endoscopic endonasal transcavernous posterior clinoidectomy with interdural pituitary transposition. J Neurosurg. 2014; 121(1):91–99

［19］ Patel VS, Thamboo A, Quon J, et al. Outcomes following endoscopic endonasal resection of craniopharyngiomas in the pediatric population. World Neurosurg. 2017

［20］ Chivukula S, Koutourousiou M, Snyderman CH, Gardner PA, Tyler-Kabara EC. Endoscopic endonasal skull base surgery in the pediatric population. Skull Base. 2012; 22 Suppl 1:28

［21］ Pant H, Bhatki AM, Snyderman CH, et al. Quality of life following endonasal skull base surgery. Skull Base. 2010; 20(1):35–40

［22］ Rowan NR, Wang EW, Gardner PA, Fernandez-Miranda JC, Snyderman CH. Nasal deformities following nasoseptal flap reconstruction of skull base defects. J Neurol Surg B Skull Base. 2016; 77(1):14–18

［23］ Chen W, Gardner PA, Branstetter IV BF, Liu SD, Chang YF, Snyderman CH, Goldstein JA, Tyler-Kabara EC, Schuster LA. Long-term impact of pediatric endoscopic endonasal skull base surgery on midface growth. J Neurosurg Pediatr, accepted for publication, August 2018.

［24］ Zwagerman NT, Wang EW, Shin S, Chang YF, Fernandez-Miranda J, Snyderman CH, Gardner PA. Does lumbar drainage reduce postoperative cerebrospinal fluid leak after endoscopic endonasal skull base surgery? A prospective, randomized controlled trial. J Neurosurg, accepted for publication, April 2018.

第33章 小儿颅底手术患者的术后护理：神经外科的观点

Jonathan A. Forbes，Georgiana Dobri，Theodore H. Schwartz，Jeffrey P. Greenfield

摘　要： 小儿鼻内镜手术伴随一组特异性并发症，因病变类型和个体差异而不同。虽然所有内镜下经鼻入路手术治疗的儿童病变均存在异质性，但仍会遇到一些共性的术后并发症，包括术后脑脊液漏、新发腺垂体内分泌障碍、暂时性 / 永久性尿崩症、垂体功能减退、抗利尿激素分泌不当综合征、术后脑积水及包括血肿和鼻出血在内的紧急术后并发症。适当的术后护理需要及时发现和治疗这些并发症，这一章将对此进行讨论。

关键词： 鼻腔内，术后并发症，内分泌障碍，脑脊液漏，尿崩症，抗利尿激素分泌不当综合征，血肿，鼻出血

33.1　概述

小儿鼻内镜手术有一系列特异性并发症，因病变 / 肿瘤类型和治疗方法选择差异而不同。虽然所有经鼻入路治疗的儿童病变存在相当大的异质性，但仍会遇到一些共性的术后并发症。在一项针对 133 例接受经鼻入路治疗的儿童患者的研究中，术后脑脊液（CSF）漏 14 例（10.5%），新发腺垂体内分泌障碍 14 例（10.5%），全垂体功能减退 2 例（1.8%），永久性尿崩症（permanent diabetes insipidus，DI）12 例（9.0%），暂时性尿崩症 8 例（6.0%）。3 例（2.3%）出现抗利尿激素分泌不当综合征（syndrome ofinappropriate antidiuretic hormone，SIADH），6 例（4.5%）出现脑积水[1]。此外，术后出现血肿和鼻出血的分别为 3 例（2.3%）和 8 例（6.0%）。对于身体条件差的患者来说，这是一个严重的并发症。

术后 DI 和 SIADH 可被归类为与神经垂体功能障碍相关的液体和电解质平衡障碍。腺垂体内分泌功能障碍和垂体功能减退是术后腺垂体功能障碍。脑脊液漏和脑积水属于术后脑脊液平衡紊乱。术后血肿和鼻出血属于紧急术后并发症。适当的术后护理需要及时发现和治疗这些并发症，这将在接下来的章节中讨论。

33.2　术后神经垂体功能障碍的监测和处理

认识正常生理功能有利于诊断和处理术后电解质平衡障碍。特别是全面了解渗透平衡的相关知识是必不可少的。血浆渗透压升高刺激下丘脑前外侧的渗透压受体，这些受体通过释放抗利尿激素（antidiuretic hormone，ADH）发挥生理功能。ADH，又称 L- 精氨酸加压素，由下丘脑视上核和室旁核产生，并通过垂体柄向下运输储存在神经垂体。释放到血液中后，循环抗利尿激素与肾脏中的 V_2 受体结合，从而发挥促进水重吸收功能。这个反馈回路将血浆渗透压保持在 $280 \sim 290 mOsm/kg$[2]。

血清渗透压升高导致循环中抗利尿激素水平升高，这有助于促进肾脏重吸收水分，降低血清液体张力。有时，儿童鼻内镜术后上述内分泌调节功能障碍，这在垂体柄被破坏的患者中特别常见。对垂体柄的创伤会导致暂时性或永久性不能合成和（或）释放抗利尿激素。在

评估中枢性抗利尿激素分泌障碍时，最重要的是患者口渴提示机制的完整性。在口渴提示机制受损的情况下（如患者处于昏迷状态或年幼的患者无法表达口渴或饮水需求），无法做到原尿重吸收，迅速导致高钠血症，危及生命。在这些患者中，确保及时诊断和治疗中枢性DI是必要的。

在接受经鼻入路手术的儿科患者中，下丘脑、垂体柄、腺垂体或垂体上动脉受到手术干扰后，针对尿崩症要做到早诊断、早治疗。对于这一人群，手术后继续使用导尿管测量每小时排尿量。尿液样本至少每6小时送检1次。动脉监测在手术后也要保持，以便每6小时测量1次血钠含量。在术后即刻，低尿比重（≤1.005）和高尿量 [> 4ml/（kg·h）连续2~3小时] 需警惕DI的早期发生。如果口渴提示机制是完整的，允许患者不受限制地喝水，任何微小的致渗透压因素都会导致口渴感觉增加，而大量口服游离水可以恢复正常的渗透压 [3]。重度DI有时会导致大量水分丧失，单依靠口服摄入不足以补充；此外，大量排尿，尤其是在夜间，会对患者的休息和舒适度产生不利影响。在这种情况下，通常建议使用抗利尿激素类似物治疗，如去氨加压素（dDAVP），以帮助改善患者的舒适度。当积极接受dDAVP治疗时，需要定期监测血清钠和渗透压，以帮助评估治疗的疗效。对于口渴提示机制不完整的术后患者，使用dDAVP和静脉补充液体是必要的。

对于术后需要中枢性抗利尿激素替代治疗的患儿而言，有很多选择。Pitressin是L-精氨酸加压素的合成形式，具有强大的抗利尿作用。然而，由于其半衰期短和对血压的影响，它很少被使用。dDAVP是一种替代药物，没有Pitressin的致高血压作用，且半衰期更长 [4]。dDAVP非常适合治疗DI，且给药途径多样。在接受经鼻入路手术的患者中，术中就要为术后给药做好鼻腔内准备。因为在幼儿中，鼻腔内给药剂量更低，低剂量dDAVP（≤5μg）即可发挥作用。当采用这种策略时，术中要最

大程度保持鼻黏膜未被破坏，以确保药物最大程度吸收。使用双侧鼻中隔黏膜瓣是鼻内应用dDAVP的禁忌证。4岁以上儿童患者的初始口服dDAVP剂量通常为0.05mg（0.1mg片剂的一半）。根据年龄和体重，儿科患者的初始静脉或皮下注射剂量为0.1~0.5μg。抗利尿激素作用持续时间通常为6~12小时。随后的剂量通常每天2次，根据初始剂量的效果而定。开始使用去氨加压素后，建议采用分级方案监测血钠水平，在开始的24~48小时每6小时测量1次血清钠水平，在接下来的24小时内每8小时测量1次，之后每12小时测量1次，直到稳定。对于一过性DI而言，过度治疗可能导致不必要的住院时间延长，在许多情况下，仅当尿量增加时再给予药物控制。

应用dDAVP治疗会导致不可抑制的抗利尿激素活性增加。因此，与治疗相关的最大风险可能是进行性低钠血症和相关后遗症（如低钠血症相关癫痫发作）。DI的发病高峰出现在术后第2天，而以往的研究发现术后第11天可出现第二次高峰 [5]。在这种情况下，液体出入量的计算有助于指导补水策略制订。总缺水量计算公式：缺水量 = 0.6× 术前体重 × （1 − 140/ 血清钠浓度）。高钠血症应在较长时间内缓慢纠正，以避免与脑水肿有关的问题发生 [6]。也可以口服或静脉补充5%葡萄糖注射液（D5W）。除了颅咽管瘤术后或垂体柄切除的病例，多数患者术后DI是短暂的，并在术后几天内消退。如果≥90%的垂体后叶加压素分泌神经元被破坏，可能导致永久性DI，需内分泌科长期随访 [7]。

除了DI，还需要小心SIADH。在Chivukula等的研究中，2.3%的经鼻入路手术患者术后出现SIADH [1]，而与DI相比，SIADH的发病率在术后第7天达到峰值 [8]。相对而言，在经鼻入路手术中，SIADH比DI少见得多。然而，由于患者在SIADH发病前多数已经出院，因此，出院前告知患者这种情况发生的可能性至关重要。告知其在经鼻入路手术回家后发现任何形式的尿量减少，要及时监测血清钠水平。

笔者在术后第 6 天出院的所有鞍区病变患者中常规监测血清钠水平。在这种情况下早期诊断低钠血症有助于避免严重的临床后遗症。

症状性低钠血症需要再次入院进行评估和纠正。如果存在 SIADH，建议限制液体摄入，可以偶尔静脉或口服补充钠。在严重的病例中，血管加压素受体拮抗剂也可以考虑单独使用。应该排除甲状腺功能减退和肾上腺功能不全，因为这两种疾病都可能导致低钠血症，不应将低钠血症错误地全部归因于 SIADH。有时存在双重病因，可使纠正和管理低钠血症变得烦琐。脑性耗盐（cerebral salt wasting，CSW）有时会发生在开颅后，经鼻入路手术后比较罕见。虽然在统计学上 SIADH 更常见，但将 SIADH 与 CSW 区分开有时是具有挑战性的。CSW 主要由于颅内手术后肾脏排钠增加，导致特征性低血容量性低钠血症。这种现象可能与断发性下丘脑脑利钠肽（brain natriuretic peptide，BNP）释放增加有关 [2]。与 CSW 相比，SIADH 患者表现出等容性低钠血症。血容量大小是区分这两种病理状态的最重要特征；体重增加和水平衡的趋势，中心静脉压（CVP）和尿钠含量有助于确诊。如果导致 CSW 的问题是可逆的（如脑膜炎、脑积水、肾上腺功能不全），在控制血容量的同时以治疗原发病为主。如有必要，可反复口服或静脉补充钠和（或）氢化可的松。低钠血症治疗过程中，应注意避免过度纠正低钠血症，以免导致脑桥中央髓鞘溶解。

33.3　术后腺垂体功能障碍的监测和处理

所有拟行经鼻入路手术的儿童患者术前均常规评估下丘脑和垂体功能。如果该评估显示某些不足，应在手术干预前进行补充。在术前垂体功能正常的患者中，经鼻入路手术通常与术后腺垂体功能不全有一定程度的风险相关性。除了手术的具体细节外，这种风险在很大程度上取决于疾病的发生机制（如颅咽管瘤术后很大程度上会出现腺垂体功能不全）。在疾病的发生机制和手术相关操作两大高危因素作用下，出现术后腺垂体功能障碍高风险的患者通常要术后应用糖皮质激素维持，在术后 4～12 周后门诊进行临床再评估。先前存在腺垂体功能不全的患者有时在手术后恢复垂体功能。在这些患者中，激素补充应持续到第一次门诊内分泌检查有恢复的迹象时。

对于内镜下经鼻入路处理鞍区病变的患者，笔者的做法是在手术前用单剂量氢化可的松进行预处理。如果术中对垂体柄和腺垂体的干扰较小，术后内分泌功能障碍风险较低时，则可尝试在术后早期停止激素补充，因此，术后下丘脑 - 垂体 - 肾上腺（HPA）轴完整性的确定至关重要 [9]。在成年人群中进行的多项研究试图用皮质醇水平阈值（10～17μg/dl）预测 HPA 轴的完整性 [10, 11]；然而，其他人继续支持胰岛素低血糖测试，认为这可能是一个更准确的评估方式 [12]。在术前已知 HPA 轴完整的患者中，笔者倾向在手术前立即给予单次大剂量氢化可的松。随后，在初始剂量后至少 24 小时内再次监测皮质醇水平。如果皮质醇水平小于 15μg/dl，患者将被纳入日常糖皮质激素补充计划当中，手术后 6 周通过促肾上腺皮质激素（ACTH）刺激试验重新评估 HPA 轴。

内镜下经鼻入路手术术后评估腺垂体功能极为重要，平时要注意皮质醇缺乏的体征和症状，包括低血压、恶心、不适、低钠血症和温度调节困难与其他症状。虽然有多种皮质类固醇制剂可供选择，但氢化可的松口服剂量为 7～20mg/（m^2·d）（5～15mg/d），分 2 次或 3 次口服，被认为是最具生理学意义的替代。甲状腺功能减退通常在手术后 3～7 天发现，可通过检测血清游离 T_4 评估。通常在发现甲状腺功能不全后立即开始补充甲状腺激素，左甲状腺素剂量为 100μg/（m^2·d）。然而，由于垂体 - 甲状腺轴障碍通常是不完全的或短暂的，笔者的实践是在起始阶段应用小剂量甲状腺素替代，并在必要时提高剂量。生长激素缺乏和性腺功能减退在手术后 4～12 周的第 1 次内分泌评估时解决，因为在术后立即诊断可能不准确，也没有紧急激素替代的必要。

33.4 术后脑脊液漏的发现和处理

另一个影响经鼻入路手术疗效的并发症是术后脑脊液漏。在使用扩大经鼻入路的病例中，缜密的术前计划和术中术式调整是减少这种并发症发生率的重要组成部分。术后需要再次手术治疗脑脊液漏的病例相对较少。在一项592 例接受经鼻经蝶入路手术的成年患者中，26 例（4.4%）在术后平均 25 天时（4～180 天）出现脑脊液漏[13]。在另一项针对儿童经鼻经蝶入路的小规模研究中，9.1% 的患者术后出现脑脊液漏（值得注意的是，在该系列研究中未使用鼻中隔黏膜瓣）[14]。在上述 133 例因各种颅底病变接受鼻内入路治疗的患儿中，术后发现脑脊液漏 14 例（10.5%）[1]。一般而言，扩大经鼻入路（特别是伴有蛛网膜剥离过多的入路）比常规经鼻入路脑脊液漏率高。应用带血管的鼻中隔黏膜瓣可降低脑脊液漏的发生率[15]。已经在 3 岁患者中得到证实有效[16]。

在术后脑脊液漏患儿中，笔者的做法是在手术前进行腰椎穿刺引流并鞘内注射荧光素。在注射荧光素之前给予苯海拉明和糖皮质激素。根据荧光素可以很容易地识别术中脑脊液漏，术后亦可以检测密闭效果。在大多数情况下，手术后以预定的 5ml/h 的速度引流脑脊液24～48 小时。围术期继续使用抗生素，直到引流管拔除。

经鼻入路手术后要常规检查是否存在脑脊液漏。当术中发现纱布上有荧光素时要考虑早期脑脊液漏发生。在未使用荧光素前，术后脑脊液漏的早期诊断可能较为困难。患者通常会被询问鼻腔是否有异常液体流出，口腔后部是否有咸味，或者咽喉后部是否有持续滴液的感觉，患者会被问到是否存在体位性头痛等问题。在临床评估过程中，患者被要求前倾并屈曲头部，如果有聚集在蝶窦的脑脊液，通常会在此操作后从鼻腔内流出。如果液体足够，可以将液体收集在一个管中，送去分析标志物（如β 转铁蛋白、前列腺素 D 合成酶和转甲状腺素），

以帮助区分脑脊液和术后鼻腔分泌物。然而，在大多数情况下，术后脑脊液漏的诊断仅依靠临床表现判断。

当术后怀疑脑脊液漏时，下一步是进行头颅 CT 检查以评估是否有颅内积气。如果存在严重的颅内积气，最好返回手术室进行修补。如果没有颅内积气，这时可考虑行腰椎穿刺引流。长时间脑脊液漏会增加患者细菌性脑膜炎的危险。由于脑脊液鼻漏可能直到出院后才变得明显，因此，对患者进行适当出院宣教是非常必要的。

在少数情况下，潜在的脑积水可导致术后脑脊液漏，随后的脑脊液漏修复失败。Fraser等报道，术前脑积水，是鼻内手术后脑脊液漏的一个重要危险因素[17]。在这项研究中，35例术前发现脑积水的患者中有 25 例（71.4%）在围术期采用脑室 - 腹腔分流（VP）进行脑脊液分流治疗。

33.5 急诊术后并发症

儿童经鼻入路手术常出现致命性并发症。常规经鼻入路手术中颈动脉损伤粗略估计发生率为 0.9% 左右[18]。然而，在扩大经鼻入路和某些病理情况下，损伤的风险似乎增加。例如，扩大经鼻入路治疗脊索瘤和软骨肉瘤过程中，颈动脉损伤的风险估计是单纯常规经蝶入路的10 倍[19]。

当术中遇到颈动脉损伤时，撕裂伤很少能通过单独采取鼻内双极烧灼治疗。在大多数病例中，一般采取鼻腔紧急填塞止血材料（提倡使用肌肉作为止血材料）止血，并紧急将患者送往血管造影室。神经介入科医师权衡利弊考虑牺牲血管或尝试使用覆膜支架等方式进行腔内血管重建[18]。血管内干预后，患者接受抗血小板药物治疗并进行监测。

除了颈动脉损伤的风险外，鼻内手术偶尔会导致新的术后神经功能障碍，如新出现的视觉障碍、脑神经功能障碍或精神状态改变，出现上述体征时要紧急行头部 CT 检查。当发现这种神经功能障碍与血肿或填塞物（如脂肪）

的占位效应有关时，应立即返回手术室进行内
镜下探查。亚急性发展的轻度神经功能障碍可
考虑进行 MRI 检查。

33.6　结论

　　小儿经鼻入路手术后主要并发症为腺垂
体、神经垂体功能障碍和脑脊液漏。其他较不
常见的并发症包括术后血肿、颈动脉损伤、继
发性术后神经功能障碍等。正确理解这些并发
症出现背后的相关生理学知识有助于对其及时
识别和治疗。同时，内分泌科和耳鼻喉科的保
驾护航同样重要。

参考文献

[1] Chivukula S, Koutourousiou M, Snyderman CH, Fernandez-Miranda JC, Gardner PA, Tyler-Kabara EC. Endoscopic endonasal skull base surgery in the pediatric population. J Neurosurg Pediatr. 2013; 11(3):227–241

[2] Greenfield JP, Anad VJ, Schwartz TH. Post-operative management of patients undergoing endonasal endoscopic transsphenoidal surgery. In Anand VJ, Schwartz TH, eds. Practical Endoscopic Skull Base Surgery. San Diego, CA: Plural Publishing; 2007

[3] Johnson AK, Buggy J. Periventricular preoptic-hypothalamus is vital for thirst and normal water economy. Am J Physiol. 1978; 234(3):R122–R129

[4] Seckl JR, Dunger DB, Bevan JS, et al. Vasopressin antagonist in early postoperative diabetes insipidus. Lancet. 1990; 335(8702):1353–1356

[5] Kristof RA, Rother M, Neuloh G, Klingmüller D. Incidence, clinical manifestations, and course of water and electrolyte metabolism disturbances following transsphenoidal pituitary adenoma surgery: a prospective observational study. J Neurosurg. 2009; 111(3):555–562

[6] Gullans SR, Verbalis JG. Control of brain volume during hyperosmolar and hypoosmolar conditions. Annu Rev Med. 1993; 44:289–301

[7] Mishra G, Chandrashekhar SR. Management of diabetes insipidus in children. Indian J Endocrinol Metab. 2011; 15 Suppl 3:S180–S187

[8] Ausiello JC, Bruce JN, Freda PU. Postoperative assessment of the patient after transsphenoidal pituitary surgery. Pituitary. 2008; 11(4):391–401

[9] Inder WJ, Hunt PJ. Glucocorticoid replacement in pituitary surgery: guidelines for perioperative assessment and management. J Clin Endocrinol Metab. 2002; 87(6):2745–2750

[10] Auchus RJ, Shewbridge RK, Shepherd MD. Which patients benefit from provocative adrenal testing after transsphenoidal pituitary surgery? Clin Endocrinol (Oxf). 1997; 46(1):21–27

[11] Marko NF, Gonugunta VA, Hamrahian AH, Usmani A, Mayberg MR, Weil RJ. Use of morning serum cortisol level after transsphenoidal resection of pituitary adenoma to predict the need for long-term glucocorticoid supplementation. J Neurosurg. 2009; 111(3):540–544

[12] Erturk E, Jaffe CA, Barkan AL. Evaluation of the integrity of the hypothalamicpituitary-adrenal axis by insulin hypoglycemia test. J Clin Endocrinol Metab. 1998; 83(7):2350–2354

[13] Han ZL, He DS, Mao ZG, Wang HJ. Cerebrospinal fluid rhinorrhea following trans-sphenoidal pituitary macroadenoma surgery: experience from 592 patients. Clin Neurol Neurosurg. 2008; 110(6):570–579

[14] Zhan R, Xin T, Li X, Li W, Li X. Endonasal endoscopic transsphenoidal approach to lesions of the sellar region in pediatric patients. J Craniofac Surg. 2015; 26(6):1818–1822

[15] Soudry E, Turner JH, Nayak JV, Hwang PH. Endoscopic reconstruction of surgically created skull base defects: a systematic review. Otolaryngol Head Neck Surg. 2014; 150(5):730–738

[16] Ghosh A, Hatten K, Learned KO, et al. Pediatric nasoseptal flap reconstruction for suprasellar approaches. Laryngoscope. 2015; 125(11):2451–2456

[17] Fraser S, Gardner PA, Koutourousiou M, et al. Risk factors associated with postoperative cerebrospinal fluid leak after endoscopic endonasal skull base surgery. J Neurosurg. 2017; 9:1–6

[18] Sylvester PT, Moran CJ, Derdeyn CP, et al. Endovascular management of internal carotid artery injuries secondary to endonasal surgery: case series and review of the literature. J Neurosurg. 2016; 125(5):1256–1276

[19] Gardner PA, Tormenti MJ, Pant H, Fernandez-Miranda JC, Snyderman CH, Horowitz MB. Carotid artery injury during endoscopic endonasal skull base surgery: incidence and outcomes. Neurosurgery. 2013; 73(2) Suppl Operative: ons261–ons269, discussion ons269–ons270

第**34**章 小儿颅底手术患者的术后护理：耳鼻喉科的观点

Patrick C. Walz，Daniel M. Prevedello，Ricardo L. Carrau

摘　要： 内镜下经鼻入路手术在儿科人群中的应用，扩大了其适应证和实施范围。然而，在儿童中使用这些技术也有其自身的一系列挑战，包括将已在成人中实施的手术和术后技术加以调整以便解决儿科患者的具体需求。虽然内镜下经鼻颅底手术患者的术后护理有许多相似之处，但本章将侧重讲解小儿患者术后护理的细微差别。

关键词： 小儿颅底，术后护理，小儿颅底内镜手术

34.1　概述

　　内镜技术的发展和进步及其在颅底疾病中的应用对颅底病变患者术后护理来说是一个大的变革。内镜技术最初仅用于成人患者，但是，随着时间的推移，内镜技术经过改良逐步在儿科患者中应用，随之而来的新挑战应运而生。小儿鼻腔和颅底的解剖学限制在本书的其他地方已经提及，在颅底手术后安全有效的护理中，儿科患者的心理和人际关系处理是很重要的。

34.2　术后一般措施

34.2.1　住院地点和住院时间

　　内镜颅底手术（ESBS）后患儿在儿科重症监护治疗病房（PICU）进行常规监护。在术后 24 小时内，ICU 护理是必要的，可以进行神经监测，密切评估体液是否平衡和血压是否变化。此外，在有可能术中干扰到垂体腺体和（或）垂体柄的病例中，术后密切监测体液平衡（内外）和血清电解质是必要的，以帮助早期识别激素功能障碍 [尿崩症（DI）和抗利尿激素不当综合征（SIADH）]。如有可能，患者应在术后影像学检查无异常后立即拔管

（术后立即行非增强 CT 检查），以方便其神经功能评估。对于需要机械通气的患者，笔者通常每小时停止镇静以便完成一次神经系统检查。

　　当神经系统检查、体液平衡和内分泌功能确定稳定后，患者应转移到普通外科病房。这通常发生在术后第 1 天或第 2 天，但因病理、手术方式和并发症而异 [1]。患者总体住院时间取决于手术部位的愈合时间和需要调整内分泌功能的时间，无并发症的患者住院时间为 3～7 天 [1]，如有并发症，住院时间将大大延长。

34.2.2　疼痛控制

　　ESBS 后疼痛管理的目标是使患者获得最大的舒适度，同时保持适当的反应性，以确保可靠的神经系统评估。口服对乙酰氨基酚作为主要镇痛药，必要时辅以麻醉药，静脉麻醉药用于顽固性疼痛。虽然适当的疼痛控制是目标，但如果发生对麻醉镇痛药剂量没有反应的进行性头痛，必须彻底排除脑脊液（CSF）漏导致的颅内积气，以及其他可能的颅内并发症，如出血和血管痉挛 [2]。

　　麻醉可引起恶心、呕吐和便秘，进而引起颅内压（ICP）升高，从而导致颅底重建材料

移位，引发脑脊液漏。因此，麻醉镇痛药必须谨慎使用，并尽可能使用最小的剂量。通常术后常规使用大便软化剂和非刺激性泻药。

术后应避免使用非甾体抗炎药，以减少出血并发症发生。同时还可以采用非药物疼痛控制策略，如分散注意力，可有效缓解患儿术后急性疼痛。因此，出于疼痛控制的目的，可以给患儿提供一些生活、娱乐上的放松[3]。

34.2.3　饮食

术后应尽快将患者的饮食恢复至术前常规状态。涉及颅后窝区域的手术，考虑后组脑神经功能可能受损，在自主进食之前要进行吞咽功能临床评估。在尿崩症（DI）患者的医疗管理中要密切监测液体摄入量，以防止低钠血症或脱水。

34.2.4　监测

术后入住 ICU 时要密切监测血氧饱和度以确保任何血流动力学变化的迅速识别。动脉血压监测通常在术中进行，并在术后 24 小时继续进行。术后第 1 天，除非需要频繁抽血（如频繁监测血钠水平），否则应取消动脉有创监测，改为袖袋监测血压。术后应每 4~6 小时继续进行血流动力学监测和生命体征测量。

神经系统状态评估通常在术后 24 小时内每小时 1 次，之后每 4~6 小时评估 1 次。由于患儿术后的焦虑、对不适的恐惧和不熟悉环境的不安，准确评估患儿的神经状态具有挑战性。在这个过程中需要保持耐心，建立融洽的关系，可以利用一些辅助道具引起患者的兴趣。例如，一个带闪光灯的小玩具可以引起患者的兴趣，可顺利完成视野检查。

与成人一样，大多数 ESBS 患儿应避免使用影响神经系统的镇静药物。在极少数情况下，患者可能变得非常激动，由于紧张和 Valsalva 动作而影响术后结果。在这种情况下，应选择适当的短效镇静药，并减少检查类操作。

34.2.5　急性期影像学检查

术后即刻行 CT 平扫，排除颅内并发症，

如血肿、蛛网膜下腔出血、张力性颅内积气或脑室扩张。如发现或为了排除术后脑脊液漏可能，应反复检查。术后脑脊液漏可表现为颅内积气量增加，这种情况下扫描基线很重要，以方便比对[4]。需要分期治疗的患者每次进行 CT 扫描的图像引导方案：轴向精细切割图像（1mm 或更薄的层厚），扫描范围从头顶到上颌切牙。

对于恶性肿瘤、复发性肿瘤和其他病理类型肿瘤患者，应在 24 小时内进行 MRI 检查（避免伪影），以评估神经血管完整性和切除是否充分。第二个重要原因是，MRI 可以评估重建黏膜瓣放置的位置（图 34.1，图 34.2）。

34.2.6　鼻部注意事项

ESBS 术后，必须避免盲目的鼻内操作。与护理人员多沟通是必要的，以防止过多鼻内操作影响颅底修复材料的位置，从而导致脑脊液漏，甚至损伤大脑或其他神经、血管结构[5]。此外，应指导患者避免用鼻通气，因为压力变化可能导致气颅发生，并在愈合早期对颅底修复材料的位置造成影响。在手术后的最初 4~6 周，尽量避免擤鼻涕和闭口打喷嚏。清晰地向

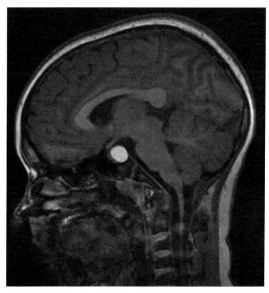

图34.1　15岁男孩MRI T₁平扫显示鞍后高信号病变。术后病理证实黄色肉芽肿

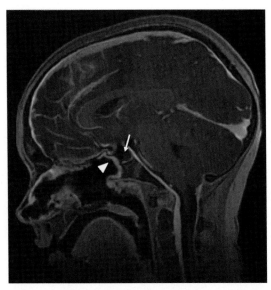

图 34.2　与图 34.1同一患者，术后矢状位 T$_1$增强 MRI显示血管化鼻中隔黏膜瓣（箭头）和鞍内病变（箭）

患者及其护理人员解释这些限制背后的理由可以提高依从性。鼻腔盐水喷雾剂应作为擤鼻的替代品。

由于担心负压产生，术后使用吸管一直存在争议。然而，吸管产生的压力与呼吸过程中产生的压力相似，使用吸管产生的负压在口腔中产生，极少转移到鼻咽部。因此，允许在术后使用吸管。

34.2.7　活动程度

ESBS 术后的活动程度取决于颅底缺损的程度和修复的类型。

（1）无脑脊液漏或硬脑膜损伤：如果术中无脑脊液漏或硬脑膜侵犯，则仅限制进行剧烈活动。在康复期间，鼓励患者走动和起床，以避免肺部或其他部位血栓栓塞。

（2）低流量脑脊液漏：通常是鼻窦和颅内间隙之间的细微沟通造成的。例如，在骨折线上有小的硬脑膜撕裂，或经鞍膈或围绕鞍膈的间歇有脑脊液漏出，这种情况下将患者的床升高到 30° 是可以的，可以鼓励轻微的活动，如步行。但要避免进行增加 ICP 的活动（如弯腰、举重和紧张）。大便软化剂通常用于避免

Valsalva 动作。

（3）高流量脑脊液漏：高流量脑脊液漏一般指的是术区与脑室系统或多个脑池沟通，如果遇到这种情况就需进行修复（图 34.3），可以采用低流量脑脊液漏时的体位和使用大便软化剂，但活动幅度要进一步限制，卧床 / 椅子休息 3～5 天。当固定修复的填充物 / 引流物被去除时无脑脊液漏发生后，活动幅度可缓慢增加。

从依从性的角度考虑，低年龄患者 ESBS术后因为难以遵守鼻部预防措施和忍受活动限制，加上理解能力有限，都会对其整体预后产生影响。因此，可以分散患者注意力以提高其依从性。在极少数情况下，尽管做出了这些努力，依从性仍然很差。在这些情况下，需要对患者的潜在风险进行进一步评估。如果手术失败的风险很高，或者患者依从性很差，则需要在愈合早期使用一段时间的镇静药。

34.2.8　鼻腔内盐水的使用

手术当日应于鼻腔喷洒盐水以减少鼻腔内结痂。大多数儿科患者可以耐受鼻盐水喷雾剂。

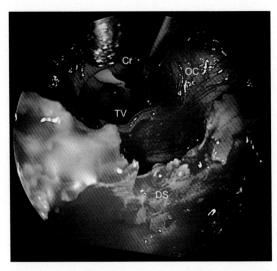

图 34.3　30° 神经内镜下一名 14 岁青少年颅咽管瘤（Cr）切除术。病变延伸至第三脑室（TV），术后导致高流量脑脊液漏，需要鼻中隔黏膜瓣重建。前方可见鞍背（DS），视神经交叉（OC）向左移位

术后 5～7 天（或在取出鼻腔填塞材料后），将喷洒鼻腔盐水喷雾剂变为鼻腔盐水冲洗[6]。如果不能耐受鼻盐水冲洗或冲洗导致严重刺激，危及颅底修复的完整性，可继续采用鼻盐水喷洒并密切监测。

34.2.9　手术部位护理

在手术时为了稳定鼻中隔黏膜瓣修复（如果需要）或防止粘连的填充支撑物在术后第 5～7 天可以去除。同时也要去除任何不可吸收的材料，如指套或 Merocel 海绵（Medtronic, Minneapolis, MN）。如果在手术时遇到脑脊液漏，此时要立即进行修复，让患者将头向前悬垂几分钟（头部倾斜试验），并做轻度 Valsalva 动作。去除填充物后，应用鼻内镜检查结痂程度并进行鼻腔清创。注意避免在修复物（黏膜瓣或移植物）或其周围进行清创，以避免无意中对修复物造成伤害。虽然内镜下清创是成人术后护理的标准程序，但在儿童患者中，尤其是年龄小于 10～12 岁的患者，这通常是不可取的[6]。由于上述原因，在全身麻醉后的 5～7 天，在清除填充物、结痂及不直接覆盖在移植物或皮瓣上的残留填充物或止血材料时，不需

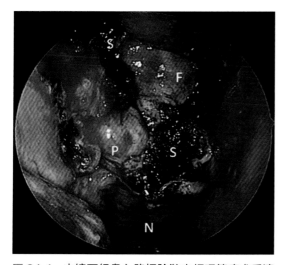

图 34.4　内镜下经鼻入路切除鞍内颅咽管瘤术后清创。鼻中隔黏膜瓣的蒂（P）位于手术缺损右侧，并向上延伸至黏膜瓣处（f）。黏膜瓣周围留有可吸收的填充物（S）。鼻咽部（N）位于图像下方

要勉强完全去除（图 34.4）。

34.3　感染预防

由于术中鼻腔与颅内直接沟通，手术部位感染的预防至关重要。尚没有过多文献指导具体如何实施，正如最近的一份研究所言，目前没有相关荟萃分析，因为它只包括观察性研究[7]。因此，在围术期选择抗生素时应考虑专家意见和预防目标。通常情况下，在手术中开始使用抗生素，并持续到术后填塞物去除，以降低中毒性休克的风险[6]。笔者的标准做法是，如果术前筛查或临床存在甲氧西林耐药金黄色葡萄球菌（MRSA）感染，使用第四代头孢菌素和万古霉素，一方面可以覆盖假单胞菌，另一方面兼顾中枢神经系统渗透性。可鼻腔内使用莫匹罗星进一步降低中毒性休克综合征的风险，提高 MRSA 的覆盖率。建议避免使用含有新霉素的软膏，因为有相当一部分人对这种药物敏感。

34.4　影像

在本章前面已经回顾了术后急性期的影像。在急性期之后，通常在肿瘤切除后 6～12 个月进行 MRI 检查，复查影像学间隔取决于病理类型（图 34.5）。如果侵袭性肿瘤或肿瘤次全切除，复查影像学间隔时间可缩短至 3 个月。除非计划进行额外的手术干预，否则 CT 检查通常不会在术后急性期之后进行。

34.5　脑脊液漏的预防和处理

如前所述，ESBS 术后采用分层封闭方法，以最大限度地降低术后脑脊液漏的风险，最大限度提高颅底修复的潜力。除了已经讨论的措施，腰椎穿刺引流在儿科人群中更常用，但是，最近的研究显示腰椎穿刺引流对预防脑脊液漏意义不大[8,9]，这些研究回顾分析的文献有限，并且集中在成人患者，其结论有待商酌[9]。尽管如此，Tien 及其同事还是支持在特定情况下行腰椎穿刺引流，且报道 19%～45% 的患者使用腰椎穿刺引流管[10,11]。在儿童人群中，对有

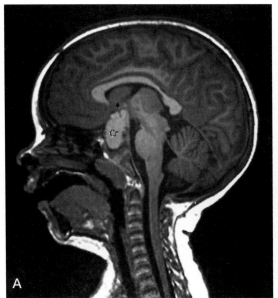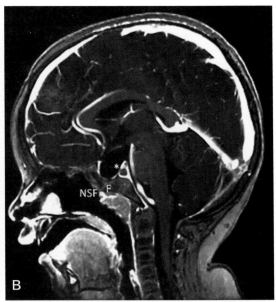

图 34.5　肿瘤切除后的影像随访图像。A. 术前矢状面 T_1 MRI 显示鞍区颅咽管瘤（Cr）延伸至鞍上间隙（*）;B. 术后 6 个月随访未发现肿瘤复发。该患者术后出现脑脊液鼻漏，并加用腹部脂肪移植（F）给予漏口封闭

害刺激的反应、避免 Valsalva 动作和坚持鼻腔预防措施可变性较大，依从性低，所有这些都可能对修复的完整性造成挑战。由于这个原因，在需要修复脑脊液漏的儿科患者中，经常用到腰椎穿刺引流，以减少颅底修复的压力。十几岁的患儿或能够配合术后预防措施的患儿应避免腰椎穿刺引流。如果采用腰椎穿刺引流,（放置时间）通常持续到填充物去除时，在填充物去除前 24 小时夹住引流管，以便评估修复的完整性（是否有脑脊液漏）。

如前所述，如果患儿尽管采取上述步骤，但仍有明显的液体引流，则需要进行体格检查并进行探查重建（使用或不使用 Valsalva 动作的倾斜试验），同时 CT 以评估颅腔积气是否增加。如果观察到明显的连续透明液体流出，则推定为脑脊液漏，需要再次手术。如果鼻腔液体是偶然出现的，或者尽管以前出现过液体，但是目前没有观察到液体，这种情况下则需要进一步调查[2]。可以通过观察头部 CT 上有无新发的气脑以佐证脑脊液漏，检测鼻分泌物中 β_2 转铁蛋白，甚至直接对年长患者进行床边鼻内镜评估。

脑脊液漏一经确诊，立即再次手术处理。在绝大多数病例中，多层修复物（鼻中隔黏膜瓣和移植物）由于放置不当、脑疝或 Valsalva 动作而移位[2]。简单的黏膜瓣复位和填塞通常就足够了，但有时需要用腹部脂肪来加强重建。这是根据具体情况来决定的。

34.6　内分泌管理

由于 ESBS 术中对垂体和下丘脑干扰，内分泌异常术后并不少见。某些病变（以颅咽管瘤最为显著）与 ESBS 术后的内分泌障碍高度相关，因为这些病变起源与下丘脑和垂体柄/腺体密切相关。垂体和下丘脑极有可能受到暂时或永久性损伤而导致功能障碍[10, 12]。ESBS 术后最常见的内分泌障碍是尿崩症（DI），其特征是产生大量低渗尿液，约 15% 的儿童 ESBS 术后出现[10]。其次是局灶性腺垂体功能障碍，约 10.5% 的儿童 ESBS 术后出现，特征为选择性腺垂体激素功能障碍，而不是垂体全功能障碍。SIADH 是第三种最普遍的内分泌障碍，在 133 例儿童颅底手术患者中出现率约为 2.3%[10]。任何涉及蝶鞍操作的病例，都应

尽早进行内分泌科会诊,主动评估内分泌功能,并根据需要进行替换或治疗。

34.7　并发症和发病率

在 ESBS 患者的护理中,适当和准确的手术操作只是必要护理的一部分,以最大限度减少并发症和发病率。表 34.1 介绍了潜在并发症和发病率,它们与发病的时间联系及预防和处理并发症的措施。

34.8　辅助治疗

对于手术治疗的肿瘤,根据肿瘤的特点和切除程度,术后可能需要放疗或化疗。在开始治疗前,确保患者的颅底修复是完整的并愈合良好。辅助放疗后,结痂可能增加,需要额外清创。尽量在病房内完成清创,以使麻醉风险

表 34.1　经鼻内镜颅底手术 (ESBS) 术后并发症及其预防、处理策略				
ESBS 并发症出现时间	并发症	相对发生率	预防	处理
即刻发生	结痂	+++++	• 盐水洗鼻 • 可用黏膜覆盖暴露的骨和软骨	• 盐水洗鼻 • 内镜检查和清创术
	鼻出血	+++	• 鼻甲基底部切除后充分烧灼 • 保持前鼻中隔黏膜化	• 羟甲唑啉 • 局部止血剂 • 内镜下烧灼
	嗅觉缺失症	+	• 确保筛状通道通畅 • 可能的情况下保留 1cm 以上鼻中隔黏膜	• 排除神经损伤 • 如果有流出道梗阻,清除梗阻源
	脑神经损伤	+	• 在已知的脑神经位置仔细解剖	无
	脑血管意外	罕见	无	• 如出血,应查明出血来源 • 如果发生脑缺血,恢复灌注,避免低血压
随时发生	感染	+	• 预防性抗生素 • 手术期间充分冲洗	• 根据细菌培养结果调整抗生素 • 确保颅腔和鼻腔不相通 • 如有脓肿充分引流
	内分泌功能障碍	+	• 在蝶鞍和鞍上间隙周围分离时要仔细解剖	• 识别和激素替代
	脑脊液漏	+	• 大的带血管蒂皮瓣术中修复 • 确保皮瓣覆盖住去黏膜化的骨周围	• 快速判断是否有脑脊液漏的存在及脑脊液漏的部位 • 用皮瓣或腹部脂肪手术修复
延迟发生	鼻塞	+	• 保留前 1/3 鼻中隔 • 避免切除下鼻甲	• 评估是否存在鼻中隔偏斜、空鼻综合征或结痂,并给予相应治疗
	慢性鼻窦炎	+	• 确保鼻窦流出道通畅 • 鼻盐水冲洗以帮助清理黏膜	• 急性加重的治疗 • 鼻窦翻修手术确保鼻黏膜充分清洗
	颅面生长受限	罕见	• 避免不必要的鼻中隔切除	无

注：每种并发症的相对发生率根据既往文献总结 [10,11]

最小化。

34.9　结论

　　ESBS 儿科患者的术后护理大量借鉴了成人颅底病变手术患者的经验，其特有差异主要与儿科患者潜在的理解能力和（或）遵守 ESBS 所需的限制动作的能力有关。为每名患儿提供周到的、以患儿为中心的术后护理，关注患儿对手术的预期，从而提供适当的护理和最佳的结果。

参考文献

[1] Stapleton AL, Tyler-Kabara EC, Gardner PA, Snyderman CH. Endoscopic endonasal surgery for benign fibro-osseous lesions of the pediatric skull base. Laryngoscope. 2015; 125(9):2199–2203

[2] Ditzel Filho LF, Prevedello DM, Kerr EE, Jamshidi AO, Otto BO, Carrau RL. Endonasal resection of craniopharyngiomas: post-operative management. In: Evans JJ, Kenning TJ, eds. Craniopharyngiomas: Comprehensive Diagnosis, Treatments, and Outcomes. Oxford: Elsevier; 2014:271–279

[3] Oliveira NC, Santos JL, Linhares MB. Audiovisual distraction for pain relief in paediatric inpatients: A crossover study. Eur J Pain. 2016

[4] Nadimi S, Caballero N, Carpenter P, Sowa L, Cunningham R, Welch KC. Immediate postoperative imaging after uncomplicated endoscopic approach to the anterior skull base: is it necessary? Int Forum Allergy Rhinol. 2014; 4(12): 1024–1029

[5] Paul M, Dueck M, Kampe S, Petzke F, Ladra A. Intracranial placement of a nasotracheal tube after transnasal transsphenoidal surgery. Br J Anaesth. 2003; 91(4):601–604

[6] Tien DA, Stokken JK, Recinos PF, Woodard TD, Sindwani R. Comprehensive postoperative management after endoscopic skull base surgery. Otolaryngol Clin North Am. 2016; 49(1):253–263

[7] Rosen SA, Getz AE, Kingdom T, Youssef AS, Ramakrishnan VR. Systematic review of the effectiveness of perioperative prophylactic antibiotics for skull base surgeries. Am J Rhinol Allergy. 2016; 30(2):e10–e16

[8] Ahmed OH, Marcus S, Tauber JR, Wang B, Fang Y, Lebowitz RA. Efficacy of perioperative lumbar drainage following endonasal endoscopic cerebrospinal fluid leak repair: a meta-analysis. Otolaryngol Head Neck Surg. 2017; 156(1): 52–60

[9] Tien DA, Stokken JK, Recinos PF, Woodard TD, Sindwani R. Cerebrospinal fluid diversion in endoscopic skull base reconstruction: an evidence-based approach to the use of lumbar drains. Otolaryngol Clin North Am. 2016; 49 (1):119–129

[10] Chivukula S, Koutourousiou M, Snyderman CH, Fernandez-Miranda JC, Gardner PA, Tyler-Kabara EC. Endoscopic endonasal skull base surgery in the pediatric population. J Neurosurg Pediatr. 2013; 11(3):227–241

[11] Quon JL, Hwang PH, Edwards MS. Transnasal endoscopic approach for pediatric skull base tumors: a case series. Neurosurgery. 2016; 63 Suppl 1:179

[12] Duff J, Meyer FB, Ilstrup DM, Laws ER, Jr, Schleck CD, Scheithauer BW. Longterm outcomes for surgically resected craniopharyngiomas. Neurosurgery. 2000; 46(2):291–302, discussion 302–305

索 引